「食べる」が変わる「食べる」を変える

豊かな食に殺されないための普通の方法

Bee Wilson
ビー・ウィルソン
堤 理華❖訳

THE WAY WE EAT NOW

原書房

とこしえに食べては飲む人間、とこしえに昇っては沈む太陽、
とこしえの大気、絶えることなき潮の干満
――ウォルト・ホイットマン『わたし自身の歌』

「食べる」が変わる　「食べる」を変える

豊かな食に殺されないための普通の方法

［……］は訳者による注記である。

序章　食物に「追いつめられる」現代人

　白ブドウの房を手に取り、洗って、一粒口に入れてみよう。舌でブドウを感じ、その冷たさとさわやかさ、締まった果肉、とろりとした、やさしい甘さの内奥を味わってみよう。

　ブドウを食べると、いにしえの時代のよろこびがそのままよみがえってくるような気がする。古代ギリシャ人とローマ人はワインを飲むのと負けず劣らず、ブドウを食べることを好んだ。ホメロスの叙事詩『オデュッセイア』には、「勢いよく茂る蔓《つる》にたわわに実る熟れたブドウ」という記述がある。また、おいしいブドウをぷつんと蔓からもぐとき、一七世紀オランダの静物画――牡蠣と半分皮を剥いたレモンの上にこぼれかかる、黄金色のブドウの絵――を思い浮かべる人もいるかもしれない。

　しかし、冷蔵庫で冷えた白ブドウの房をじっくり調べてみると、この果物が昔と同じではないことに気づくだろう。ほかの無数の食物と同じく、ブドウも現代人の嗜好にあうように改良されてきた。十中八九、始末に困る種――うっかり噛んでしまったり、吐き出さなければならなかったり――がないはずだ（スペインや中国など、種ありブドウを食べる文化が多少は生き残っている地域は別である）。種なしブドウの系統は数世紀前から栽培されてきたが、細かい種をいちいち口から出すという醜悪な行動を解消するために「種なし」が一般化されたのは、この二〇年間のことにすぎない。

ブドウには新たにもうひとつ、不可解な特徴が加わっている。トンプソンシードレスやクリムゾンフレームなど、スーパーマーケットの主力商品はつねに甘いのだ。苦くもなく、すっぱくもなく、コンコードグレープのようにキツネくささもなく［コンコードはアメリカ原産のブドウの一種でキツネ様《よう》の強い香りを放つとされる］、イタリアのマスカット種のような芳香もなく、ただただ砂糖のように甘い。昔の人は目の前のブドウが熟れているのかすっぱいのか、口に入れるまでわからなかった。わたしの経験でも、一九九〇年代後半まではそうだった。ブドウを食べるのは、ルーレットの賭けのようなものだった——本当に甘いものはまれで、だからこそ特別だった。

今日、ブドウの甘さは保証されている。なぜなら、赤いグレープフルーツやリンゴの「ピンクレディー」などの現代品種と同じく、甘い食品で育ってきた消費者の好みにあわせてブドウも入念に改良されているからだ。糖度が高い品種の栄養価がかならず低くなるとはかぎらないが、苦みをおさえた現代の果物は、果物や野菜のさまざまな健康保護効果の源となる植物性栄養素の含有量が少なくなりやすい。たとえば白ブドウの植物性栄養素の大半は、種の部分に含まれていた（ただし種なしであっても、赤ブドウはフェノール成分——ある種のがんのリスクを減らす栄養素——の量を維持するだろう。これは皮由来の色素だからである）。しかし種なしの白ブドウには、本来ならばあったはずの植物性栄養素が存在しない。もちろんエネルギーの補給には役立つにしろ、期待するほどの健康効果は得られないといっていい[1]。

そもそも、種なしブドウを気軽に食べること自体、新しいのである。わたしと同世代の人なら——ブドウの生産がとくに盛んな国に住んでいないかぎり——ブドウが高価で特別な果物だったことをおぼえているだろう。ところが今は、平均的な所得がある人ならば、テレビでよく見る寝そべったローマ皇帝よろしく、次から次へとブドウをぽんぽん口に放りこめる時代になった。世界的に見ても、現在は二〇〇〇年に比べ、ブドウの生産量も消費量も二倍に増えている。ブドウは繁栄を象徴する食物だ。というのも、自由に使える収入を得た人々が最初に求めるささやかな贅沢品のひとつが、果物だからである。一年中ブドウが手に入るという状況も、世界農業の大幅な変化を物語っている。五〇年前、ブドウは数少ない国で生産される「季節の果物」であり、一年のうちの決まった時期にしか食べられなかった。ところが今ではブドウは世界中で生産されており、季節とは無縁のものになっている。[2]

ブドウを取り巻く状況はがらっと、しかもあっという間に変わった。とはいえ、食物のなかでもブドウは、懸念しなくてもよいほうの部類に入る。わたしたちが何をどう食べるかに関して、激変する近年の食環境の微細な部分にすぎない。すでにこうした変化は、大地に、わたしたちの身体に、皿の上にきざまれているのである（皿の出番はかなり少なくなってきたが）。

世界の多くの人々の生活環境は少しずつよくなってきている。しかし食生活はだんだん悪くなっている。これは現代の食におけるほろ苦いジレンマだ。不健康な食品を大急ぎで腹に詰めこむ習慣は、開放的な現代社会で生活することの代価なのかもしれない。ブドウ——あまりにも甘く、手軽で、画一的——は、制御不能になった食料供給システムの現状の一端を映しだす。現代人の多くが、祖父母の頃よりも自由で快適な生活を楽しみ、飢餓が激減した世界でのびのびと暮らせるようになった。こうした生活の質の向上は、さまざまな角度からも検証できる。たとえば識字能力の高さやスマートフォン所有者の増大、食器洗浄機をはじめとする省力化機器の普及、同性婚を認める国の増加……。しかし、この自由で快適な生活は、「食物がわたしたちを殺す」という事実によってそこなわれている。これは食物が足りないという話ではない。食物が大量に――戦慄するほど大量にあることが原因となっている[*]。

＊ 急性感染症よりも慢性的な非感染症で死ぬ現代人のほうが多いという現状は、わたしたちが幸運な証拠だと主張する人もいるだろう。あらゆる生物はなんらかの原因で死ぬ運命にある。したがって二五年前に比べ、大勢の人々の寿命が延び、突然の飢餓や不潔な飲料水のせいで子供時代に死ぬのではなく、心疾患や悪性腫瘍で命を終えるようになったのは「進歩」なのだ、と。しかし不健康な食生活に基づく、予防可能な病気によって死亡する人が世界で急増していることは、進歩とはいえない。世界全体で、非感染症はすべての障害調整生存年数（ＤＡＬＹ）――疾病《しっぺい》が早期死亡と存命中の障害期間にかかわる程度を示した指標――の八割を占めるという。

わたしたちが口にするものは、タバコや酒以上に世界の疾病や死亡の原因となっている。二〇一五年の場合、七〇〇万人がタバコの煙で死亡し、三三〇万人がアルコール関連で死亡したが、一二〇〇万人の死因はおそらく「食事のリスク」に由来するものと考えられる。すなわち、野菜、ナッツ、全粒穀物、魚介類の少ない食事、塩分過多（おもに加工食品由来）の食事、糖分過多の飲料などである。これはなんとも皮肉で悲しい。というのも、よい食物――風味や栄養をはじめ、あらゆる意味でよい食物――は、生活の質を判断する基準だったからだ。「よい食物」のない「よい人生」は、理論的にはありえないはずなのである。[3]

かつて人間はペストや結核の恐怖にさらされながら生きていたが、いまや世界の死因の主役は食事になった。[4] 現代の食に関する問題の大部分は、わたしたちが生物学的にも精神的にも、「食物が豊富」

という新たな事態に適応しきれていないところから来ている。昔ながらの食事法の多くは、もはや現代には通用しない。それなのに、わたしたちの食欲や日々の食事を現代生活のリズムにどう合わせればよいか、いまだにはっきりわかっていないのだ。わたしたちは自分の周囲の世界から「何を食べるか」という合図を受け取る。したがって、現代の食料供給システムが「何が正常か」について支離滅裂な信号を送りはじめると、問題が発生することになる。今日の世界では、最適な食べ方を知るのはかなりむずかしい。過食に走る人もいれば、節制に努める人もいる。また、従来の食物からは摂取できない栄養効果を謳う高額な「スーパーフード」を信奉する人もいる。その一方――これは極端化を象徴する話だが――固形食物への信頼を失い、かわりに新種のミール・リプレイスメント飲料（栄養を補給する不可思議なベージュ色の液体）を選ぶ人もいる。

祖父母の世代にとって、人間とは食べずにいられないものだった。「食べない」ことのほうがよい選択肢だという考え方は、ありえなかったに違いない。しかし祖父母はわたしたちのように、困惑するほど複雑な食文化に生きていたわけではない。

多種多様の食品がこれほど簡単に入手できる時代は、かつてなかった。これはすばらしいことである。人間はつねに戸外へ出て食料を集めてきた。だが、いつであろうとどこに住んでいようと、袋詰めの冷凍イカから冬のイチゴまで、ほしいものをすぐに採集できる時代などはなかった。わたしたちはブエノスアイレスで鮨を、東京でサンドイッチを、世界中でイタリア料理を食べられる。そう遠くない昔、高温の窯で焼いた、縁がふっくらと膨らんだ本式のナポリピザを食べたければ、ナポリに行くしかなかった。ところが今は、ソウルやドバイといった遠隔地でも正真正銘のナポリピザを提供する店がある。また、「デリバルー」や「シームレス」といった新しい宅配アプリのおかげで、ほぼあらゆる種類の料理をすぐに家まで届けてもらえる。

世界の採集者たちの生活はもっときびしかった。太古の狩猟採集者たちは、果物より甘いものがほしければ、勇敢な同行者を集めてグループを作り、危険に満ちた長い旅に出かけて、野生のハチミツを得るために岩をよじ登って隙間を探った。成果なく、から手で戻ることも多かった。現在は、なにか甘いものがほしくなったら、小銭を持って近くの店へ行けばよい。から手で戻ることはない。


簡単に食物を得られるということは、裏を返せば、食物から逃れられないということにつながる。

わたしたちは「食物に狩られる」最初の世代だ。一万年前に農耕がはじまって以来、狩猟に出かける人間はめっきり減ったが、自分たちが生産した食料にここまでしつこく狩られる人間は存在しなかった。食物のカロリーは、食物を求めていないときでさえ、わたしたちを追いつめる。スーパーマーケットのレジ横の棚から、コーヒーショップのカウンターの上から、それはわたしたちを誘惑してくる。テレビをつければ広告にのって歌いだす。ソーシャルメディア上でわたしたちを追跡し、食欲を刺激する動画を見せる。無料サンプルとして口のなかに入りこむ。悩みや苦しみを一時的にやわらげては、新たな後悔の温床となる。「不健康なおやつ」と同じくらい糖分が高いにもかかわらず、子供用の「健康的なおやつ」の謳い文句でわたしたちを欺く。

「現代の食の落とし穴」はデリケートな話題だ。食物というものは、扱いがむずかしい主題だからである。誰だって、自分の食生活に○とか×を付けられるのはおもしろくない。巷《ちまた》にあふれる健康食指南法が功を奏さない理由は、そこにもある。わたしたちの健康を蝕みつつある食物は、しばしば心の深奥でわたしたちの感情と密接につながっているからだ。たとえばそれは子供時代の思い出として存在する。また、誰かの楽しみを軽蔑することにつながるから「ジャンクフード」という言葉は使うべきではない、と主張する人もいる。しかし、栄養の偏った食事が世界の死因のトップになりはじめた今、こうした蔑称の使用も許されるのではないだろうか――もちろん、それを口にする人に対してではなく、人々の健康をそこねる製品に対して、である。[5]

世界中で増えている肥満と食事関連の疾病は、ファストフードや甘い炭酸飲料、加工肉や有名スナック食品と手と手を取りあっている。現在、わたしたちの文化は、ジャンクフードを食べる人に対してきわめてきびしく、ジャンクフードを販売して利益を得ている企業に対しては、さほどきびしい言葉を浴びせない。「個人の責任」論や「意志の弱さ」などの観点で不健康な食を論ずることに時間を費やし、世界の最貧困層にまで不健康な自社製品を売りつけている大企業や、それを許している政府のモラルのほうには、あまり目を向けない。世界の政策立案者三〇〇人以上を調査したところ、彼らの九〇パーセントが、肥満の原因には個人の意欲――すなわち意志力――が大きな割合を占めるといまだに信じていた。[6]これはナンセンスだ。

一九六〇年代から現在まで、年齢も民族も男女もいっさい関係なく突然の意志力崩壊が起きている、とでもいうのだろうか。六〇年代以降でもっとも変わったことは、集団の意志力ではない。エネルギー過多で栄養に乏しい食品が販売され、かつ安定的に供給されるようになったことである。すべてではないにしろ、そうした変化はあまりにもめまぐるしく、直近の全貌を把握するのは困難だ。二〇一一年から一六年まで、世界のファストフードの売上は三〇パーセント、加工食品の売上は二五パーセント増加した。二〇一六年には、ドミノ・ピザの新しい支店が世界のどこかで七時間ごとにオープンしている。[7]

五年前と比べてさえ、常識外のお菓子が売られている。ビッグサイズのチョコレートバーはめずらしくないが、このあいだ、近所のスーパーマーケットで売られていた「スニッカーズ」を見て仰天した。それはもはやチョコバーでもなければ特別サイズのバーでもない。「一メートル」もの長さがあり、一〇本のチョコバーをつなげたものだった。全体で二三四〇キロカロリー、値段は二〜三ドルの特別価格。これは食べすぎの誘因以外の何物でもない。

　買うつもりや必要のない食品まで買う気にさせることが、あらゆる大手食品会社の重要なビジネス戦略である。ハンク・カルデロは、一九九〇年代なかばまで世界最大手の食品会社のいくつかで顧問を務めた人物だ。カルデロは、加工食品会社の合い言葉は「売り方さえ間違えなければアメリカ人にはなんでも食べさせられる」だったと明かしている。加工食品に対する西洋人の需要がついに飽和状態に達すると、会社は海外に新市場を求めた。ブランド食品はいまや、発展途上国や中所得国の個人の家庭まで狙い撃ちしている。直接販売という形式を介して、多国籍食品企業は、世界の辺境の村に住む低所得者層を貪欲に手中におさめている。[8]

　とはいえ食品業界の経営陣は、顧客をわざと肥満にさせようとたくらむ悪人の集団ではない。カルデロが述べるように、彼が参与したような大手食品会社や飲料会社の方針に、そもそも「顧客の健康」が含まれていなかっただけだ。「わたしたちの頭にあったのは、市場の拡大と自社の損益だけでした」[9]。食品飲料メーカーのあいだでは、彼らの顧客の要となる層は「ヘビーユーザー」と呼ばれている。甘い飲料とお菓子の場合、売上の八〇パーセントは顧客の二〇パーセントが支える。[10]「ヘビーユーザー」は、「むちゃ食い障害」にかかった人々をあらわす業界用語なのである。

　とはいえ、肥満の原因をジャンクフードだけに求めるのは間違いだ。その原因は複雑で多岐にわたる。全般的にあらゆる階層でほとんどの人々が——新鮮な食材で豪華な夕食を作るのであれ、ファストフードのチェーン店から手軽に持ち帰るのであれ——祖父母の世代よりもずっと多く食べたり飲んだりしている。皿は五〇年前よりも大きくなり、料理をよそう量は必然的に増え、ワインのグラスは巨大化した。間食をほおばり、青汁やデトックスショット［血液浄化や解毒作用効果が高いとされる飲料］にしろ、クラフトソーダ［職人が作る本格志向の炭酸飲料］にしろ、カロリーの多い飲み物でのどをうるおすのが普通になった。たとえそれが有機栽培のリンゴを用いた高級なタルトとミルクコーヒーの大カップの組み合わせであっても、安いフライドチキンとコカコーラを口にしたときと同様に体重は増える。ブドウの項で示したように、わたしたちが祖父母よりも食べているのはハンバーガーやフライドポテトだけではない。もっと多くの果物を食べ、さらにはグラノーラバー、アボカドトースト、フローズンヨーグルト、サラダドレッシング、おびただしい量の「カロリーひかえめ」のケールチップスを食べているのだ[11]。

過去五年、一〇年、五〇年のあいだに、ほとんどすべての国の食生活は劇的に変わった。総合的に見ればこうした変化はもはや食物革命といってよく、昔ながらの食の知恵にのっとった、たしかなものなどもうなくなってしまったように感じられる。栄養学者は長いあいだ、全世界の人が見習うべき健康的な食事の代表は「地中海式食事」だとしてきた。しかし世界保健機構（ＷＨＯ）の最近の報告によると、スペインやイタリア、クレタ島でさえ、大半の子供はオリーブ油や魚介類、トマトをふんだんに用いた地中海式料理を食べていない[12]。二〇一七年の時点では、地中海の子供たちはヨーロッパでもっとも過体重が多い部類に入っており、甘いコカコーラや加工スナック類を好むようになっている。彼らは魚介類やオリーブ油への嗜好を失ってしまったのだ。あらゆる大陸で、栄養のある食品から甘いものへ、食事からスナックへ、地域の個人商店から大型スーパーマーケットへ、家庭料理から外食やテイクアウトへの転換が常態化している。

何を食べたらいいかわからない困惑の時代になった感があるが、それに加えて大勢の「専門家」が食に対する恐怖をあおり、流行の解決策を次々に打ちだすために、人々の不安はいっそう増している。いつの時代も、転換期はあつかましい策略家に活躍の場を与える。[13] あらゆることが変化していくように感じられ、過去の常識をよりどころにできなくなったとき、わたしたちは甘言に引っかかりやすくなる。すべての穀物に用心せよと説く食の指導者もいれば、乳製品から肉、コーヒーにいたるまで、「酸を産生」すると考えられる食品を敬遠すべきだと説く指導者もいる。こうした新手の食事療法は、機能不全に陥った食料事情への無意味な応答、あるいは有毒な世界で清浄の幻影を見せる偽りの約束と考えるのがいちばんだろう。一方、摂食障害は世界中で、女性ばかりでなく男性にも増加している。

幸福に食べるには、食物に対する安心感がなければならない。「全部かゼロか」方式で食をとらえる現在の風潮は憂うべきことだ。これほど殺気だって、食物を美徳と悪徳、万能薬と毒物に分類する時代はなかった。どの町のどの通りにも、数段重ねの肉にソースをかけた巨大ハンバーガーを食べる人がいる一方で、美容と健康に最適とされるケールや海藻で食事をすませ、醗酵飲料の紅茶キノコ〔紅茶を乳酸醗酵させたもので、欧米では「コンブチャ」という〕を飲む人がいる。ある指導者は「万が一」にそなえてグルテンを避けよと説き、別の指導者はチーズを恐れよと諭す。こうした論にあおられて完璧な食事を追求するあまり、まったく問題のない食事まで敵視する傾向が強まっているのではないだろうか。あれこれと食材の危険度ばかりに注意を向けて、肝心の夕食の魅力が失せているのに人々は気づいていないように思える。

　こうした問題が起こる背景には、自分の感覚を頼りに食べるものを決める自信がなくなったことがある。においをかぐだけで食物かどうかを判断できるなら、このような極端な論法にこれほど簡単になびかなかったはずだ。どうやら人間は――集団的にも個人的にも――食べ物を見分ける能力がかなりなくなってきているらしい。その原因のひとつには、わたしたちの文化が加工食品と偽装食品で人々の味覚を飼いならしてしまったことがあげられる。

　わたしたちが「実際に食べているもの」に関する知識を失っているのなら、それをどうやって食べるかという昔の基準も失っているに違いない。これは「自由」にもなり得るし、「カオス」にもなり得る。調査によれば、一九五八年には、イギリスの成人の四分の三近くは、夕食時に熱い紅茶を飲んでいた。そうするのが当たり前だと考えられていたからである。現在、食に関する昔ながらの共通認識は、ほぼ雲散霧消してしまった。「ランチタイム」とは何時から何時までかを間違いなく定義できる人がどこにいるだろうか？　わたしたちは何を食べるかだけでなく、どのように食べるかについても劇的な変化を遂げてきた。かつての食事は窮屈なもので、作法という目に見えない縛りが幾重にもあり、ナイフとフォークを持っているときの振る舞いを規定していたものだ。今となっては、そうした作法のほとんどが消え失せた。ナイフとフォークもまたしかりである。[14]

　根本的な変化を遂げたものには、食事の栄養価と、食に関する心理があげられる。現在の食の大部分は混沌とした状況下にあり、これまでの多くの規則が無意味になった。そうなった原因のひとつは、昔のように生の食材を使って毎日料理するのが当然ではなくなったことである。どの食材を組み合わせればよいか、あるいは組み合わせてはいけないかという共通理解をはぐくむことも、伝統料理の役割だった。ときに、こうした規則はわずらわしくてイライラさせられる。たとえば、魚とチーズは絶対にあわない、というイタリア人の断固とした思いこみなどである（チェダーチーズをかけて焼いた、おいしいフィッシュパイを楽しんでいる最中にそんなことを聞かされる）。とはいえ、こうした料理の規則は、したがうにしろ無視するにしろ、食に対する構造感覚を養うものだった。現在、わたしたちの多くは、指標にする枠組みを持たないまま、奇妙なスナックをなんとなく口にしながら一日を送っている。二〇一七年にイギリスの大手スーパーマーケットの商品開発担当者にインタビューしたことがある。この一〇年間のイギリス人の食行動の最大の変化は、人々から一貫性が失われ、分類しがたくなったことだと彼女は述べた。買い物客のバスケットのなかには、オートミルク［オート麦で作ったミルク］などのヴィーガン向けの健康食品があるかと思えば、プルドポーク［低温調理した豚の肩肉ほかをほぐしたもの］をたっぷり使ったピザなどの肉中心の食品が入っていたりというように、両極端のものが混在するようになっている。

このあいだの夕方に電車に乗っていたとき、ふと見ると周囲の乗客のほとんどが何かを飲んだり食べたりしていた。しかも、以前であればありえないとされていたような組み合わせばかりだった。ある男性はカプチーノのカップと炭酸飲料の缶を両手に持ち、交互にすすっていた。ヘッドフォンをした女性は、パティスリーの箱からアプリコットタルトをつまんで食べたあと、固ゆで玉子二個でタンパク質を補給し、それから生のホウレンソウ少々をかじりはじめた。彼女の向かいに座っているのは、年季の入った革のブリーフケースを持った男性だ。彼は鞄のなかに手を突っこむと、ストロベリーミルクシェイクの瓶と食べさしのチョコレートキャラメルの包みを取りだした。

ほかの現代人と同じく、この乗客たちは彼らが身につけた食のルールを無意識に体現していた。しかし何よりもびっくりするのは、これがバーミンガムからロンドンに向かう車内に特有な光景ではなく、世界中のどの都市の車内で見られてもおかしくないという点だ。わたしは当初、世界の食の違いをテーマにした本を書くつもりだった。ところがさまざまな国の人々に取材してみると、不思議なことに、どの話もみな似かよっているのである。これもまた、現代の逆説のあらわれなのだろう。大半の人々が昔よりも多様な食事ができるようになったのに、その多様さが「一様」なのだ。ムンバイからケープタウン、ミラノから南京にいたるまで、人々は両親の時代と比べ、とりわけ祖父母の時代に比べ、食生活は大きく変化したという。伝統的な家庭料理が消え去り、マクドナルドが進出し、液晶画面を見ながら食べる人が増えた。その一方、超加工食品に対する反動は強まり、ある種の「健康的な」食品（とくにキヌア［南米原産の雑穀。スーパーフードとして近年注目されている］）が絶対視されるようになってきた。体重を減らす食事法や、低炭水化物ダイエットの人気も高い。そして時間に追われ、料理をしたいのにする時間がない。

わたしたちはよりよい食品を選択したいと望んでいるにもかかわらず、現在口にしているのは巨大企業が販売すると決めた製品であり、消費者がそうしてくださいと頼んだわけではない。アメリカの食料システムは四〇〇〇種類以上のスナックバーを提供しているが、バナナはたったの一種類、キャベンディッシュのみである。わたしたちがくだす選択は、それが製品として流通しているのかどうか、また多忙な生活のなかにどのような制約があるのかによって、あらかじめ限定されている。

「これさえなければ」もっとバランスのよい食事ができるのに――という制約は人の数だけある。たとえば、仕事、学校、お金の心配、車やバスや電車での通勤、買い物の時間、都会生活、子供優先の食事、コンピュータやスマートフォンの画面、早起き、夜更かし、路上の自動販売機、気分の落ちこみ、薬剤の服用、食物アレルギー、ろくなものが入っていない自宅の冷蔵庫……朝食に何を食べることになるか、いったい誰にわかる?

今のままの食べ方が長続きしないことは——地球にとっても人間の健康にとっても——ますますあきらかになってきている。土壌浸食——つまり土地の荒廃により農業で生計を立てられない人々の急増であれ、甘いものの食べすぎで歯を全部抜かなければならない子供たちの出現であれ、着目する問題点は人によって異なるだろうが、現代の食が持続不可能なサインはそこかしこに存在する。食物を作り、食べる——それはこの世でもっとも水を使う行為であり、かつ生物多様性が急速に失われつつある分野のひとつである。このままの食べ方を続けていたら、かならず人類と環境を取り返しのつかないほど傷つけてしまうだろう。将来、気候変動が否応なく各国政府に改革を迫り、もっと無駄の少ない、健康に配慮した食料システムができてくるかもしれない。望みは——これから本書で見ていくように——すでに一部の政府や都市が活動を開始し、健康的に楽しく食べていける環境を整えようとしていることだ。また、多くの個人消費者がこの問題を自分のこととしてとらえ、過剰な商品であふれかえった現代の食から逃れる自分なりの戦略を打ち立てようとしている。

わたしたちの文化は完璧な体型に執着するあまり、より大切な問題を見逃している。つまり、体のサイズを気にする前に、アンバランスな食料供給で健康をそこなわないようにするためには何を食べればよいか、という問題だ。食で完全な健康を手に入れることや、永久に死を回避することは、誰にもできない。むしろ、そうしようという試みは人を狂わせてしまう。人生とは本当に不公平なもので、緑色野菜を積極的に食べている人でもがんになる場合がある。しかし食物が、あらゆる病気を治したり防いだりすることはできなくても、わたしたちに死をもたらすものにまでなる必要はない。

今日の食でもっとも失われているのは、バランスの感覚である。一日をとおしてのバランス、あるいは料理の栄養のバランスだ。一部には、今日の栄養学は末期的な混乱状態にあり、人間の健康を増進する食行動について科学は何ひとつわかっていないと主張する人々がいる。これは真実ではない。世界の第一線で活躍する――ただし清涼飲料水やベーコン製造業などとはかかわりを持たない――栄養学者たちがさまざまな角度から過去のデータを再検討したところ、ある種の食物を定期的に摂取することにより、心疾患、糖尿病、脳卒中などの慢性疾患のリスクが有意に低下するという確実な因果関係を発見している。[15]

どのような原材料よりも重要なのが「食べるもののバランスと多様さ」だが、それは各人の好き嫌い、信条、消化力、食物不耐性や食物アレルギーの有無などによって異なってくるだろう。健康を保護する栄養食品は、加工製品でないものがほとんどである。たとえば、ナッツや種、豆、魚。魚は脂肪分が多いほうがよい（缶詰のサーディンは手頃な代替品になる）。ヨーグルト、ケフィア「コーカサス地方の伝統的な醱酵乳」、キムチなどの醱酵食品は、その健康保護作用についてはまだわかりはじめたばかりだが、腸内環境の整備から2型糖尿病のリスク減少まで、さまざまな形で効果を発揮するらしい。また、野菜、果物、本物の全粒穀物（箱に「全粒粉使用」と書いてある加工食品のたぐいではない）など、食物繊維を多く含むものにも数々の効能がある。高いお金を払って今はやりのケールなどのスーパーフードを買う必要はない。どんな野菜でもかまわない。そしてできるだけ多くの種類を摂取するのがよい。

よい食事の基本は、絶対主義を排して割合の原則を尊重するところにある。タンパク質をとろう。

肥満危機で見逃されている点のひとつが、食事に占める炭水化物の割合に比べ、タンパク質が少ないことだという。この現象――二〇〇五年に生物学者のデヴィッド・ローベンハイマーとスティーヴン・シンプソンが初めて発表した――は、タンパク質影響力仮説（Protein leverage hypothesis）［タンパク質テコ仮説ともいう］と呼ばれている。絶対量からみると、富裕国の人々のほとんどはタンパク質を十分以上にとっている。その大半は肉からだ。それでは何が問題かというと、炭水化物や脂肪と比較した場合、食事中のタンパク質の「割合」が少ないのである。現在の食料システムは安い脂肪や精製炭水化物（砂糖を含む）を大量に供給するので、平均的なアメリカ人が摂取しているタンパク質は、総摂取カロリーの一四～一五パーセント（ボディビルダーでもなければこれで十分だが、それでも少なめ）から、一二・五パーセントに落ちている。このため、必要以上のカロリーを摂取していてもタンパク質に飢えている人が多い。ローベンハイマーとシンプソンは、タンパク質渇望が人間以外のさまざまな生物に作用をおよぼすことを観察してきた。コオロギはタンパク質が欠乏すると、共食いをはじめる。イナゴはタンパク質が理想的なバランスになるまで、異なる種類の食物をあさり続ける。人間はイナゴほどかしこくもなければ、コオロギほど無慈悲でもない。わたしたちはタンパク質が不足すると、炭水化物からそれを引き出そうとし、結果的に食べすぎてしまう。ローベンハイマーとシンプソンが正しいとすれば、肥満は――ほかにも多くの原因があるものの――タンパク質欠乏の症状といえる。[16]

タンパク質影響力仮説は、現在の食環境において、低炭水化物ダイエットで――少なくとも短期間は――体重減少に成功している人が多いことの説明にもなるだろう。低炭水化物ダイエットがうまく働く仕組みのひとつが、タンパク質摂取量を増やす（そして糖質を減らす）ことだからだ。しかし一生涯パンを食べないと誓う前に、もっと手軽な方法でタンパク質の比率を補正する方法がある。たとえば加糖飲料を飲む量を減らす、朝食にヨーグルトや卵を加える、心おきなく炭水化物を食べるのは一日一回とする、などである。また、緑色野菜や豆類から摂取するタンパク質量を増やしてもいい。こうした食物には、これまで考えられていた以上にアミノ酸があることがわかっている。[17]

本来、炭水化物は（糖尿病やインスリン抵抗性をわずらっていないかぎり）悪さをするわけではない。なんだかんだといっても、これまでわたしたちは炭水化物の多い食事で満ち足りてきた。そして栄養学者のデヴィッド・カッツが指摘するように、それこそ「レンズ豆から棒付きキャンディーにまで」炭水化物は含まれている。栄養学に夢中のわれわれ現代人は、あらゆる食物を何かに分類したがる。しかしレンズ豆などのマメ科の植物は、二五パーセントが炭水化物で、二五パーセントがタンパク質なのである。わたしたちはレンズ豆をタンパク質として歓迎すべきなのか、あるいは炭水化物として却下すべきなのか？　おそらく、そうしたレッテルを貼るかわりに、レンズ豆をおいしく食べるレシピを考えて（わたしだったらクミンを混ぜてバターで風味をととのえる）、食べ物と呼べばいいだけのような気がする。なぜなら、そうなのだから。

わたしたちは今、食の転換期にいる。たとえ少なくても一定数以上の消費者が、原状を少しでもよくするために新たな変化を起こし、この狂騒曲から抜け出して、現代社会にきちんとあった食べ方を創造する準備を整えているように思える。一世代前の人々にとっては、現代に即した食べ方というものは、ほとんどが常識はずれであるに違いない。それでも、今の食べ方も将来になれば常識はずれになるだろうと考えると、いくらか心が慰められる。わたしたちの食のパターンがより健康的で幸福な方向へ回帰する可能性を示すよろこばしいサインが、世界各地に存在する。本書の最後では、生まれたばかりの異なる食文化を紹介しよう――栄養と風味がとうとう一体となった、と思わせてくれるものだ。

現代の食生活がわたしたちに与えたダメージから回復するには、農業のやり方から野菜に対する考え方まで、今日の社会全体で変えていかなければならないことが山ほどあるに違いない。また、人類の繁栄の基準を、銀行の預金高を増やすことから、良質な食品の入手しやすさに調整していく必要があるだろう。食品マーケットと都市のあり方も新しくする必要があるだろう。教育や日々の生活をとおして現状とは異なる食欲を各自が身につけ、わたしたちを病気にさせるジャンクフードへの依存から脱却する必要もあるだろう。現時点ではどれも簡単ではなさそうだ。が、不可能なはずはない。現在起きている食の変化がわたしたちに何かを教えてくれているとすれば、それは人間には、食に関するほぼすべてを一世代のうちに変化させる能力がある、ということだろう。

第1章 食の変貌——栄養転換と均質化

今日の食の物語は大きくふたつにわけられる。これほど両極端の内容もめずらしいだろう。ひとつはおとぎ話のようで、もうひとつはホラーに近い。しかし、どちらも本当の話なのである。

◉「そして、彼らは二度とひもじい思いをすることはありませんでした」

食の物語のハッピー版は、ひとことでいうとこんな感じである。人類史上、現在ほど食べ物があふれている時代はない。数十年前の一九六〇年代でさえ、発展途上国では、ほとんどすべての病院にクワシオルコルに苦しむ子供たちの姿があった。これは極度のタンパク質不足が原因で発症する症候群で、全身がむくみ、おなかが大きくふくれるのが特徴だ。現在、幸いにもほとんどの国でクワシオルコルはめったに見かけない（ただし、アフリカ中部では今も数百万人が苦しんでいる）。また、壊血病（ビタミンC欠乏）、ペラグラ（ナイアシン欠乏）、脚気（ビタミンB_1欠乏）などの欠乏症も——まだ認められる地域はあるにしろ——過去の恐怖となった。飢餓の減少は、現代性《モダニティ》の偉大な奇跡のひとつである。多くのおとぎ話のハッピーエンドは、「そして、彼らは二度とひもじい思いをすることはありませんでした」が決まり文句となっている。[1]

二〇世紀まで、飢餓は全人類共通の脅威だった。作物の収穫量が減れば、地域全体が飢えた。富裕層を除き、食物は誰にとっても不確実なものだった。イギリスやフランスなどの豊かな国でも、庶民は空腹のまま床につく不安を抱えながら日々を送り、パンや穀物などの主食を買うために収入の半分を使った。米を経済の中心にしていたアジア圏では、大規模な飢餓で村が全滅することもめずらしくなかった。

国際連合の食糧農業機関（ＦＡＯ）によれば、一九四七年には、地球の全人口の半分が慢性的な栄養不良だった。しかし二〇一五年までに、その数は九人にひとりに減った――この期間内に全人口数のほうは天文学的に増加したにもかかわらず、である。二〇一七年には、極貧層――物価変動補正後、ひとりが一日一・九ドル未満で衣食住をまかなっている人々と定義される――は減少を続け、二五万人になった[2]［二〇一八年の世界銀行の報告によると、極貧状態は減少しているものの、貧困の定義を一日五・五ドル以下の収入に設定した場合、世界人口の半数近くがこれに該当するという］。

昔に比べると、絶対的な飢餓はひじょうに少ない。二〇一六年、スウェーデンの歴史家ヨハン・ノルベリは著書『進歩――人類の未来が明るい10の理由』［山形浩生訳／晶文社／二〇一八年］のなかで、食料問題はすでに解決されているとまで述べた。二〇世紀のあいだに着実に進歩した農業技術のおかげで、莫大な量の食物が厖大な数の人々に提供されるようになった。現代のコンバイン収穫機は、かつては二五人の男が一日がかりでやっていた仕事を六分で終わらせてしまう。また現代の低温貯蔵は作物の腐敗を防ぎ、収穫後の無駄をなくしてくれる。[3] 食物は年を追うごとに増えていっているのである。

おそらく、こうした飛躍的進歩のすべては、一九一〇年のハーバー・ボッシュ法の発明に端を発するといえるだろう。ハーバー・ボッシュ法はアンモニアを化学合成する方法だ。これにより、ひじょうに有用な窒素肥料を初めて安価に製造できるようになった。土地利用と食料生産の専門家ヴァッラフ・スミル（カナダ人）の試算によれば、二〇〇二年の時点で、世界人口の四〇パーセントがハーバー・ボッシュ法のおかげで生存しているという。しかし、ハーバー・ボッシュの話を聞いたことのある人が世界にどの程度いるだろうか？　この発明がなかったら、わたしたちの多くは今日存在していなかったろうが、アイスクリームの「ハーゲンダッツ」という、一九六一年にブロンクスのビジネスマンが考案したデンマーク風の商品名の知名度に比べたらおよぶべくもない。ハーバー・ボッシュに無関心でいられるのも、わたしたちの幸運さを示しているともいえる。わたしたちの大半は、「いかに生存するか」よりアイスクリームに熱中できる段階に到達したということなのだから。[4]

一九七〇年にノーベル平和賞を受賞した農学者ノーマン・ボーローグは小麦の矮化《わいか》栽培と高収量の品種の開発で一〇億人を飢餓から救ったといわれる。ボーローグの「奇跡の小麦」——と現代の農業技術の相乗効果——により、インドとパキスタンでは、一九六五年から一九七〇年までに作物の収穫量がほぼ倍増した。

食の古きよき時代——自宅でパンを焼いたり、あるいは詰め物パスタのトルテッローニを自宅で作ったりするのが普通だった頃——に憧れる人は多い。だが飢饉になってもかまわないと思う人は誰もいない。わたしたちはつい、歴史上のほとんどの時期で、比較的豊かな国でさえ平均寿命は短く、ときに食べ物に困窮し、小麦に樹皮をまぜて量を増やすこともあったという事実を忘れてしまう。しかし、たとえ実際に飢饉に直面していなくても、平均的な家計では食事は貧しく質素なのが普通だった。とくに——冷蔵庫が登場する前の——冬場の食事は穀類と塩漬け肉が中心であり、新鮮な野菜はほとんどなかった。辛かろうがまずかろうが、問題ではなかった。

今日、わたしたちの多くは祖父母世代には想像もつかないほど新鮮で多彩な食物の「山」に一年中簡単にアクセスできる。わたしの自宅からでも、三分も歩けばたくさんの商品をならべた食料品店に行きあたる。東に行けば中華食材のスーパーマーケット、精肉店、そして南アジアの食料品店がある。この店はありとあらゆるものを売っており、新鮮なミントの葉や世界各地のスパイスから、手作りのファラフェル［つぶしたヒヨコ豆などで作る肉なしの中東式コロッケ］やサモサ［豆やひき肉などを小麦粉の皮で包んで揚げたインド料理］まで手に入る。北に行けば、地元のサワードウ［乳酸菌と酵母を主体とした伝統的なパン種］や古代穀物、有機栽培のリンゴなどを売る健康食品協同組合の店舗や、名前がわかるものもわからないものも含め、ヨーロッパ中のチーズを売るハンガリーのデリカテッセンがある。西と南では四軒のスーパーマーケットがしのぎを削っており、いずれも新鮮な果物、シリアル、肉や魚、油や酢、ジンジャーやガーリックなどをそろえている。

まるで魔法のようだ。そして、わたしはこの豊かさに慣れている。ごくまれに、こうした店のどれかで買いたいものが売り切れていた場合——日曜の夜なのにパルメザンチーズがないですって！やめてよ！——わたしは軽いショックを受ける。食べたいときに食べたいものが食べられるという予想が裏切られたからだ。

先進国では多くの人々が新たな美味の時代に生きている。第二次世界大戦後の耐乏生活から解き放たれて飢えが背景に退くと、風味の輝かしい夜明けがはじまった。人々がピクルスを漬ける方法や醱酵のさせ方をふたたび学んでいるのは愛情からそうしているのであり、必要にかられてではない。うっとりするほどおいしいコーヒーに個性的な絵が浮かんだカフェラテがいたるところで飲める。創意工夫に富む人々は、自宅で意欲的かつオープンに料理を作る。複雑で手間のかかるフレンチソースや貝のスープを六種類マスターしなければ料理上手とはいえない、などという昔の戯言は姿を消した。インターネット上では大規模に、そして目のまわるようなスピードでレシピが日々交換されている。祖父母たち（英米の場合）は、味気ない肉に二種類の野菜を添えた皿の前におとなしく座っていたが、わたしたちは新たな異国料理を次から次へと味わっている。たとえばスーマック（ウルシ科の植物の実を乾燥粉末にした香辛料）を振りかけたスパイシーなターキッシュエッグ［トルコ料理のひとつで「チュルブル」といい、ヨーグルトソースをかけたポーチドエッグのこと］。あるいはグリーンマンゴーとライムのさわやかなサラダ。食物は、手に入れがたい、そしてさほど魅力もないエネルギー源から、少なくとも大都市では、いつでも手に入る、風味豊かな、しばしばエキゾティックなものになった。わたしたちはカラマタオリーブ（ギリシャ産の黒いオリーブ）やクスクス（アフリカの細かい粒状パスタ）などの異国の食材を、どれほど当たり前のように食べていることか——まるで生まれたときからそうしているように。

だが、食物がどこにでもあるという状態は、これまで人類が遭遇したことのない困難を発生させる原因となった。安い食物がいつでも手に入るのは夢のよう——であるにしろ、それは悪夢にもなりうる。食物の問題は解決されたというノーボーグの主張は、食事が世界の死亡や病気の主因となっている現状を考えると、賛成はできない。わたしたちを飢えから救ってきた食物が、今ではわたしたちの命を奪っているのだから。

二〇〇六年、絶対数において、世界中の過体重と肥満者数が栄養不良者数をはじめて上まわった。

この年、世界には満足に食べられていない人が八億人いたが、一〇億人を超える人が過体重か肥満だったのである。空腹に悩まされた祖先にとっては、食べまくることは燦然と輝く虹の終点だったかもしれないが、現代のカロリーがわたしたちの身体におよぼしている影響は、ハッピーエンドではない。[6]

ただしこの問題は、食べすぎの人がいる一方で、苦しい空腹を癒やすための基本的カロリーすら摂取できない栄養不良者がいる、という単純な図式ではない(もちろん飢餓による栄養不良は深刻な現実問題として存在するが)。この新たな危機は、世界の一〇億人が「食べすぎであると同時に栄養不足——カロリーは過剰だが低栄養」の状態にあることだ。現在の食生活には砂糖と精製炭水化物が氾濫しているのに、鉄分やビタミン類などの必要不可欠な微量栄養素が欠けている。栄養失調は、もはや飢餓と成長阻害だけではなく「肥満」にも直結する問題になったのである。「栄養失調」の字義どおりの意味は、飢餓ではなく「栄養の摂取が不十分」なことだ。だからさまざまな種類の「不適当な食事」は、まさに栄養失調の原因となる。政府が現代の食生活による不健康対策に乗り気でないとしたら、栄養失調の既成概念にとらわれているせいかもしれない。

飢餓の減少にもかかわらず、現在、地球上の三人にひとりがなんらかの栄養失調状態にある。多くの国々で——中国、メキシコ、インド、エジプト、南アフリカを含め——食べすぎと低栄養が見られ、大勢の国民がカロリー過多だが健康に不可欠の必須微量栄養素とタンパク質の不足に苦しんでいる。その結果、高血圧や脳卒中、2型糖尿病、予防可能ながんの患者数は西洋ばかりでなく、世界中で増えている。これらの疾患の主因は、栄養学者が定義する「非最適食」——一般人にはたんなる「食べ物」にしか見えないものである。[7]

わたしたちの祖先の時代、食物とは手に入るかどうかわからないものだった。現代の食物は、これとは異なる形でわたしたちの期待を裏切る。たしかにスーパーマーケットの品ぞろえは豊富だ。しかしそこで売られている商品には「食物」の基準を満たしていないもの、つまり「栄養を与えること」に失敗しているものがあまりに多い。

ごく普通のスーパーマーケットに行けば、生鮮食料品はもちろん、脂肪分の多いスナック菓子や砂糖がけのシリアル、醗酵させないで作ったパン、色とりどりの清涼飲料水、普通のヨーグルトより糖分の多い「ヘルシーヨーグルト」などがわたしたちを出迎えてくれる。さまがわりした現代の食生活は、食物以外の大きな社会変化と手をたずさえている。自動車、電動式フードミキサー、テレビやコンピュータ、スマートフォンなどの普及により、人間はスポーツジムの会員証があろうとなかろうと、前の世代よりも運動量が少なくなった。農作業の近代化によって数十億人を養う食物を生産できるようになったが、農場で働く人々も（それ以外の人々と同じように）座ってすごす時間が増えた。

ほんの数十年のあいだに、わたしたちを取り巻く食の激変は人間の健康に明白な刻印を残した。たとえば2型糖尿病を考えてみよう。疲れやすくなる、頭痛、空腹感の増強、口が渇くなどの症状が出るこの慢性疾患の原因は、科学者のあいだでまだ議論されているが、たしかな証拠――遺伝は別にして――がある。すなわち、日常的に糖分の多い飲料、精製炭水化物、加工肉の多い食事をとり、全粒穀物、野菜、ナッツの摂取量が少ないと、2型糖尿病になるリスクが高まるのである。[8]

二〇一六年、イギリスでは六〇〇人以上の子供が2型糖尿病にかかっていると報告された。少し前の二〇〇〇年には、この病気の子供は国内にひとりもいなかったにもかかわらず。[9]

わたしたちはいったい、食の天国に住んでいるのだろうか？　あるいは地獄に住んでいるのだろうか？　現代のこの両極端の食の物語を調和させることは不可能なようにも思える。しかし二〇一五年、アメリカ、イギリス、そしてヨーロッパの科学者グループが、世界の食生活を総合的に評価する方法を考案し、どちらの物語も現実であることを示した。世界の食生活は、好転すると同時に悪化しているのである。

◉どこでバランスが崩れるか

日差しが弱い、ある凍てついた冬の日。わたしはケンブリッジ大学大学院生ユニオンの最上階にあるカフェで、三八歳の科学者今村文昭《いまむらふみあき》と一緒にいた。今村が飲んでいるのはブラックコーヒー。わたしはイングリッシュ・ブレックファストティーである。今村はビートルズ風のマッシュルームカットの髪型に、明るい紫色のネクタイをしめている。東京出身だが一五年来西洋で暮らしており、食生活と健康の関係を研究している。「食物には無数の神話があります」と今村はいう。今村がそうした神話のひとつとしてあげたのが、「完璧に健康的な食生活」という概念である。

地球上のどの人間社会の食生活も、健康的なものと不健康なものが混ざっているが、重大な問題は、どこでバランスが崩れるかということだ。今村の研究によれば、世界のほとんどの国で、最近は健康的な食品と不健康な食品の摂取が両方とも増加しているという。わたしたちの多くは食物に対して矛盾した行動をとる。だがそれも、現在の食料供給の支離滅裂さを考えれば、さほど驚くにはあたらない。現在は新鮮な果物がかつてないほど手に入る一方、砂糖がけのシリアルもフライドポテトも簡単に手に入るのだから。

今村は栄養疫学者である。栄養疫学とは、さまざまな集団の食の傾向を調べ、食と健康の関係をより正確に導きだそうとする学問だ。勤務先はケンブリッジ大学生物医学キャンパスのＭＲＣ（医療研究会議）疫学ユニット。アメリカとイギリスの複数の大学にまたがる大規模な研究チームにも所属している。その全体を統括するのはボストンのタフツ大学で、プロジェクトを率いるダリウシュ・モザファリアン教授は、厖大なデータを用いて世界の国々の栄養状態を調べる研究の第一人者といわれている。

二〇一五年、今村が筆頭著者として医学誌『ランセット』に発表した論文は、栄養科学の世界に一石を投じた。彼らのチームの目的は、一九九〇年から二〇一〇年の二〇年間に全世界の人々がどのような食生活を送り、その結果健康がどのように変化したかという健康度——もしくは不健康度——の地図を作ることだ。[10]

ここで、良質な食生活とは何か、という疑問が生じるに違いない。積極的な観点で健康的な食を定義する人もいるだろう。たとえば、野菜や脂肪分の多い魚をどれだけ食べるか、ということを考えるのである。一方、糖分の多い飲料やジャンクフードを飲んだり食べたりしない、という消去法で定義する人もいるかもしれない。あきらかに、このふたつの視点は異なっている。だが食と健康に関する研究のほとんどは、両方を一緒くたにしてきた。「健康的な魚」をたくさん食べる人は、自動的に「不健康な塩分」摂取もひかえるだろう、と考えてしまうのだ。しかし悲しいかな、人間は一貫性のある生き物ではない。

一般に、豊かな国なのに驚くほど健康的な食生活を送っているとされる日本人は、魚と塩分——つまり「健康的なもの」と「不健康なもの」の両方を大量に摂取する。また、精製した白米（不健康）と緑色野菜（健康）の消費量も多い。今村自身の食生活も魚と野菜が中心だが、疫学者として塩分過多は高血圧につながるとわかっているにもかかわらず、醤油という形式で塩分をたくさんとるという。

だが今村がいうには、栄養学者が勧めるような健康的な食材のみで構成された食生活を送る集団は、地球上のどこにも存在しない。

世界の食生活の健康度はこれまでにもたびたび調査されてきたが、たいていの研究は人間を現実以上に理性的な存在として扱ってきた。以前の研究は、健康的な食物摂取の多さと不健康な食物摂取の少なさを合計している。今村の論文の革新的な点――そしてわたしたちの実際の食行動にきわめて近い点――は、彼の研究チームが健康的な食物と不健康な食物をふたつの並列したデータセット（データの集まり）として解析したことだった。

今村のチームは、まず健康的な食物を一〇項目のリストにした。果物、魚、豆類、種実類《しゅじつ》、全粒穀物、ミルク、全多価不飽和脂肪酸（ヒマワリなどの種油《たねあぶら》に含まれる脂肪）、植物性オメガ3脂肪酸、食物繊維である。次に、不健康な食物もリストした。糖分の多い飲料、加工していない赤身肉、加工肉、飽和脂肪、トランス脂肪、コレステロール、塩分である（この食材リストに異論のある人はいるだろう、と今村はいう。飽和脂肪が健康的か否かについては、栄養学者のあいだで議論されている最中だ。どうやら飽和脂肪のおもな問題点は、ほかの栄養素と同じく、飽和脂肪が絶対的な意味で不健康かどうかではなくて、その摂取量を減らしたときに「何を食べるか」にあるらしい。飽和脂肪を減らしたぶんを精製炭水化物で補うと心臓の健康に害をおよぼす可能性がある一方、オリーブ油かクルミに置き換えると有益になるとの報告がある。[11] いずれにしろ、食事と健康の因果関係について現在疫学的にわかっていることを総合した場合、このリストが最善との判断だった）。その後、研究者たちは、どれくらい健康的な食品と不健康な食品を各国が摂取しているかを調査した。

「実際のところ、人々が何を摂取しているかについてはあまりわかっていません」と、今村はブラックコーヒーを飲みながらおだやかに述べた。「食事の評価というものはとてもむずかしいのです」。人々が何を食べているかというデータは、ほとんどすべてが市場統計から算出される。つまり、調査対象の年にどんな商品が国内に流通していたか、人々が何をどれだけ買ったか、ということだ。この供給と生産のデータは、人々が実際に食べたものの代用として使われる。これは時間の経過にともなう食事内容の変遷を調べるのに有効だ——たとえば、サーモンが増えてニシンが減った、などである。往々にして、食料供給データは日々の買い物と料理に追われているわたしたちにはわからない、実際の食生活についての重要な真実を明かしてくれる。本書の内容の大部分も市場データに基づいている。入手しうる確実なデータはそれしかないことが多いからだ。

しかし、この種の市場データには欠点もある。ひとつは、国の平均的な内容しかわからないこと。もうひとつは、個人が購入した食材の運命がわからないことだ。購入者は緑豆を蒸して、焼いたイワシと一緒に食べたのか？　あるいは、冷蔵庫に放置して腐らせてしまったのか？

食事調査のもうひとつの方法は、二四時間や七日間など、一定期間内に食べたものを人々に尋ねることだ。今村は、人々の実際の食行動が詳細にわかるため、市場データよりも調査データのほうがずっと好きだという。ただ人間には、自分の食べたものを正直に申告しない癖があることが潜在的な問題となる。「まさか！　エクストラチーズ・ナチョなんか買ったことも食べたこともないわ」。「ええ、それこそ毎日、五種類の果物と野菜を食べています」。さらに、わたしたちはよく忘れるのである——とくに食事の合間にキャンディバーをガツガツ食べたことなどは。

正確性の問題に対処するには、人体の生体指標（バイオマーカー）を測るという方法がある。これは、法医学者が死体から情報を得るようなものだ。近年の栄養疫学者たちは、血清、毛髪、足指の爪

（外界の環境汚染の影響を受けにくいので、手指ではなく足指が用いられる）などから食事の痕跡を調べるようになった。足指の爪の切りくずは、人体中の微量ミネラル「セレン（セレニウム）」の測定にとくに適している。セレンはいま栄養学者の注目を集めている必須微量元素で、血中セレン濃度の低さが2型糖尿病や小児の肥満に関係しているとされる［反対にセレンをサプリメントで補充すると糖尿病発症リスクが高まるという報告もあり、適正なセレン摂取レベルを維持することが重要と指摘されている］。

食事由来のさまざまなバイオマーカー測定にもっともよく利用されるのは、尿である。伸びるのに数週間かかる足指の爪とは異なり、尿は――ええと、つまり――絶え間なく刷新されていて、ほかのいかなる検体よりも多種多様な食物の痕跡をあきらかにする。もちろん尿を調べても、「あなたは昼にホウレンソウのニョッキを食べましたね」とか「夕食はカボチャのリゾットでしたね」と判断できるところまではいっていないが、そういう日も遠からず来るかもしれない。さて現段階では、尿は食塩摂取量の判定によく使われる。今村のチームは尿中ナトリウム量を測定した一四二件の調査を検討し、世界の大多数の成人が摂取する塩分量を算定した。[12]

本書執筆時点では、今村らの研究ほど、健康に悪影響をおよぼす食生活の質を真に世界規模で示したものはない。研究者たちは合計で、全世界の成人人口の八八・七パーセントをカバーするデータを見つけだした。それを用い、ふたつの角度から食生活の実態を組み立てた。すなわち、ひとつは各国がどれほど健康的な食物を食べているか、もうひとつはどれほど不健康な食物を食べているか、である。

人間というものは新鮮なメロンを楽しむ一方で、揚げたオニオンリングが好物だったりする。国の単位で見た場合も、やはり相反する好みがある。一九九〇年以降、世界全体の健康的な食品の消費量はまぎれもなく増加しているが、だからといって人々の食が健康的なパターンになっているとはかぎらない。果物を取りあげてみよう。一九九〇年以降の世界の野菜消費量は変化していないが、世界の果物摂取量は、一日につき、ひとりあたり平均五・七グラム増えている。購買力のある層の場合、ブドウからスイカまで、新鮮な果物は世界でもっとも好まれるスナックのひとつとなった。果物は高い。だから自由に使える収入ができた場合、親が真っ先に子供に買ってあげるおやつのひとつが果物なのだ。果物消費量の増加は、現代の食に関するおとぎ話に信憑性を与える（現代の果物の栄養価は昔ほど高くないという事実はおいておく）。一八七か国のうち、約二〇か国を除いたすべての国で、健康的な食品の摂取量――とくに果物や間食用の無塩ナッツなど――が増加している。[13]

しかし今村の論文は、食のホラーストーリーのほうも裏付ける。論文のデータは、一九九〇年から二〇一〇年のあいだに、糖分の多い飲料、トランス脂肪、塩分、加工肉の多い食事が世界的に広まったことをあきらかにした。二〇一〇年は一九九〇年に比べ、世界の半数の国々で不健康な食品を含む食事が増加――しばしば劇的に増加していた。不健康な食品からなる食事は、健康的な食品の消費を上まわる勢いで普及している。しかし、その普及率はすべての地域で同じというわけではない。

得られたデータのうちで最大の驚きは、世界でもっとも良質な食生活を送っているのは豊かな国ではなく、アフリカ大陸に集中していることであり、しかも大半が発展度の低いサハラ以南の地域だった。健康的な食のパターンの上位一〇か国は、一位から順番に次のとおりである。

チャド

マリ
カメルーン
ガイアナ
チュニジア
シエラレオネ
ラオス
ナイジェリア
グアテマラ
仏領ギアナ

また、もっとも不健康な食のパターンの上位一〇か国は、順に次のとおりである。

アルメニア
ハンガリー
ベルギー
アメリカ
ロシア
アイスランド
ラトビア

ブラジル
コロンビア
オーストラリア

豊かな国でなければ健康的な食事ができないという概念は、食の神話のひとつだと今村はいう。データによれば、シエラレオネ、マリ、チャドの国民の食事は、ドイツやロシアが規定した健康ガイドラインの内容に近かった。サハラ以南の食事には不健康な食品がいちじるしく少なく、健康的な食品が圧倒的に多かった。世界でもっとも全粒穀物を食べる人々をあげるとすれば、ひとつは裕福な北欧圏である。ここでは今もライ麦パンをよく食べる。もうひとつは貧しいサハラ以南の国々。ここではモロコシ、トウモロコシ、キビ、テフ（エチオピア産のイネ科の穀物の粉）など栄養価の高い穀物を用いて健康的なメインディッシュを作り、たいていはシチューやスープのようなもの、あるいは甘酢漬け野菜と一緒に食べる。サハラ以南のアフリカは、豆類や野菜の消費もひじょうに多い。平均的なジンバブエ人は一日に約四九〇グラムの野菜を食べるのに比し、平均的なスイス人は約六五グラムにすぎない[14]。

アフリカの食事の質が高いという今村の結論に、世界中の公衆衛生関係者は騒然となった。それでは、アフリカの飢餓と欠乏はどうなる？　なるほど、ジンバブエ人はスイス人よりも野菜を食べているかもしれないが、二〇一五年のジンバブエ人の平均寿命は五九歳にすぎず、それに引き換えスイス人は平均八三歳まで生きた。また、アフリカやアジアの一部地域で不健康な食品の割合が少ないのは、さまざまな意味で食事が「貧しい」ことのサインだと主張する科学者もいる。カメルーン人の砂糖と加工肉の消費量が少ない原因の少なくともひとつは、摂取する食物量がそもそも少ないからだろう。[15]

アフリカの一部地域では食物自体があまり手に入らない、という点は今村も否定しないが、「それはぼくたちの研究のポイントではありません。ぼくたちが注目しているのは〝質〟なんです」。今村の論文は、世界のあらゆる人々が一日二〇〇〇キロカロリーを摂取するとの前提に立って作成されている。この前提がサハラ以南のアフリカの実態とかけ離れていることは、今村にもよくわかっていた。食糧農業機関（FAO）によれば、この地域の栄養失調率は二四パーセントもあるのだから。それでも今村のチームは、「食の質」という課題を「量」と切り離したいと考えた。今村の見るところ、従来の公衆栄養学は飢餓の問題に集中するあまり、人々が入手できる食物の量に注目しすぎて、その食物が健康に有益かどうかの評価をおろそかにしてきた。[16]

　アフリカの飢餓問題は、この大陸の広範な地域で食べられている食物の本当の質や多様性をたやすく覆い隠してしまう。今村の発見は、汎アフリカ文化を発信する『チムレンガ・クロニック』誌の南アフリカ人ジャーナリスト、グレイム・アレンゼにとっては驚きでもなんでもなかった。二〇一七年、アフリカの食は貧しく乏しいという西洋の概念に対抗するために同誌が企画したアフリカ料理特集に、アレンゼも参加した。ある明るい冬の日、ケープタウン市内のパンアフリカン・マーケット上階にあるオフィスで、「アフリカ料理は貧しいという物語は真実ではありません」とアレンゼはわたしに語った。アフリカ料理は多種多様であり、しかもひじょうに健康的なものが多い、と彼はいう。このケープタウンのオフィスから少し歩けば、アレンゼの大好きなマリ料理の店で、魚と玄米の料理をテイクアウトできる。また、お気に入りの別のカフェではナイジェリア料理のエグシスープを買うこともある。これはエグシ（メロンの一種）の種子とシーフード、苦みのある葉物野菜などで作るスープで、マクドナルドのファストフードと同じ値段で食べられる。スープやシチューの献立が充実しているアフリカ伝統料理の魅力をもっと発信しないかぎり、やがて今以上にファストフードやインスタント食品に取ってかわられるのではないか、とアレンゼは憂えている。近頃こうした食品は南アフリカでも一般化しているからだ。ここ数年、通勤バスの車内で、ポテトチップスと缶コーラで朝食をすませている乗客を見かけるようになったという。「以前はそんな光景を目にしたことはありませんでした」

食習慣はアフリカの大部分で急速に悪化している。南アフリカも例外ではない。最近、裕福な南アフリカ人は伝統のトウモロコシ粉の食事を捨て去って、かわりにミネラル炭酸水を飲み、ローストした野菜とフェタチーズ（羊もしくは山羊の乳から作るチーズ）のサラダを食べ、さまざまにアレンジしたアボカドトーストを楽しむようになった。だが、パッケージ化されたスナック食品や加糖飲料の消費も大幅に増えている。南アフリカの食事は、その他のサハラ以南の諸国が維持している昔ながらの野菜料理やシチューから、フライドチキンやハンバーガー、大盛りのパスタなどの西洋化された食事に様変わりしつつある。[17]

「今の若者は食べすぎですよ」。二〇一六年、突然子供たちが揚げ物や肉を毎日食べたがるようになったことに驚いた南アフリカの黒人の老人は、栄養士にそう語った。[18] 南アフリカなどの中所得国は、食の完全なるおとぎ話とホラーストーリーの両方を同時に経験している。二〇一六年の時点で、南アフリカの低栄養かつ過剰栄養の率は三〇パーセントを超えた。以前、南アフリカ人は果物をたくさん食べ、トウモロコシ粉の練り物やモロコシの粥を朝食にした。味つけはビネガーを数滴たらすだけだった。現在は、栄養価の低い大量生産の白パンにマーガリンやジャムを塗る朝食に移行しつつある。また糖分の消費拡大にともない、南アフリカでは虫歯が驚くほど増えている。[19]

南アフリカの栄養士ムポ・シュクドゥは、土地が乾燥してやせている南アフリカでは、食の「楽園」が出現したことは一度もなかったと述べる。回帰すべき食の黄金時代というものは、この国にはない。しかし、今日の南アフリカが日々直面しているような食のジレンマに陥ったこともまた、一度もなかった。シュクドゥのクリニックを訪れた四〇代の母親は、地方の村で育った子供時代を振り返り、毎日数キロは歩き、食べるものは家庭料理だけだったと語った。肥満の人などいなかったし、医者にかからなければならない人もいなかった。しかし現在、彼女は夫と三人の子供と一緒に都会に住み、家族全員がテイクアウトをしょっちゅう食べ、頻繁に体調を悪くしている。九歳の娘はすでにびっくりするほど大きく成長し、大人用の衣類を買わなければならなくなったのが目下の悩みだという。[20]

ある意味で、南アフリカが初めて経験するこの不健康な食習慣はこの国に特有の原因、すなわちアパルトヘイト時代の不公平さと関係している。白人と有色人種を差別する人種隔離政策「アパルトヘイト」が徹底されていた時代、国家は町に移住する人と田舎にとどまる人を厳格に管理した。黒人の農民は、政府の決めた黒人自治区《ホームランド》以外に土地を所有することは許されなかった。黒人居住区に住む人々は白人市街の職場まで長い時間をかけて通勤しなければならなかったため、昔よりも料理に使える時間が少なくなった。その結果、伝統料理のいくつかは姿を消した。

しかし、南アフリカの食のもっとも極端で急激な変化は、反アパルトヘイトに人生を捧げたネルソン・マンデラが大統領になったあとに起きた。このとき、多くの黒人が初めて貧困から脱した。黒人は自由に町に移住できるようになり、大勢がそれを選んだ。さまざまな点で人生は好転し生きやすくなったが、国民が食べはじめたものの多くは、以前よりも不健康なものだった。市場が開放されるにしたがい、自国と外国のファストフードと加工食品がなだれこんできた。二〇〇五年から二〇一〇年までに、南アフリカの加工スナックバーの売上は四〇パーセント以上増えている。[21]

新たに手にした自由と都市の生活、新しいスナックと置き去られた昔の食事、頭をもたげてきた肥満と2型糖尿病――こうした食と健康のパターンは一九九〇年代以降、急速に南アフリカに広まった。この地の食の変貌はめまぐるしい。だが、けっして目新しいものではない。南アフリカは――世界中の多くの国々と同様に――五〇年ほど前にアメリカが定めた「食の台本」を忠実になぞっているように思える。

◉ステージⅣ

一九五〇年代のウィスコンシンで過ごした子供の頃、バリー・ポプキンは水道水とミルクのほかは、毎朝小さなグラスでオレンジジュースを一杯飲むだけだった。父親は紅茶、母親はコーヒーである。両親は週末にグラス一杯のワインを飲むのを楽しんだ、と二〇〇九年に出版した著書『あなたは、なぜ太ってしまうのか?――肥満が世界を滅ぼす!』〔古賀林幸訳／朝日新聞出版／二〇〇九年〕で述べている。ポプキンの家族には甘いカフェラテや糖分の多いエナジードリンクを飲む人はいなかったし、大人であっても毎日酒を飲みたいと思っていたわけではないだろう。当時はスムージーも、ホワイトチョコレートモカも、フラペチーノもなかった。ポプキン――ノースカロライナ大学の栄養学の教授――は、わたしたちの飲食習慣が過去と乖離《かいり》した理由を研究しており、こうした変化のもっともよい部分は確保しつつ、もっとも悪い部分を乗り越える方法を探ることをライフワークとしている。[22]

本書のためのリサーチに取りかかった最初の数か月、すべてはバリー・ポプキンにつながっているように思えた。スナックであれ、砂糖であれ、中国の過去一〇年間の食の変化にかかわる統計であれ、たしかな事実を調べていると、そのテーマに関して信頼のおける論文には、つねにポプキンが共著者として名前を連ねているように感じられた。また、メキシコ、チリ、コロンビア、ブラジルなど、さまざまな国のよりよい食料政策の策定に向けて政府と一緒に働いていた。ポプキンのウェブサイトをのぞくと、白い髭をたくわえた七〇代の陽気な男性の写真が載っている。しかしポプキンの活動はあまりに広範囲なので、この人は本当に存在するのか、ひょっとしたら個人ではなく、どこかの組織に所属する栄養学者のチームなのではないかと疑いを持ちはじめたくらいだった。

電話インタビューを申し込むためにポプキンに連絡すると、すぐに電子メールが返ってきて、この一週間の予定は「すさまじい」が、月曜午前中の東部標準時九時きっかりであれば時間が取れる、ということだった。電話に出たしわがれ声の男性は、最近の食の激変は一部の人々だけでなく、世界中の何十億もの人々に多大な影響をおよぼしている、と説明をはじめた。ポテトチップスやインスタント食品の販売について、また甘すぎる飲料の増加や家庭料理の衰退について、ポプキンはひじょうに威厳のある口調で話した。「根本的な変化です。これをくつがえすのは容易なことではありません」

ポプキンの著作によれば、彼が栄養学に興味を持ったのは、一九六五年から六六年にかけての一年間、経済学部の学生としてインドの首都デリーの旧市街、オールドデリーのスラム街に暮らしたのがきっかけだった。ポプキンはインドに衝撃を受けた。アメリカで過ごした自分の子供時代は中流とはいえそれなりに快適だったが、目の前には想像を絶する貧困が広がっていた。彼は経済学を用いて人々の食の改善をはかる決意を固め、アメリカへ戻った。その当時、解決すべき食の重要課題は飢餓のほかにないと考えていた。[23]

しかし一九八〇年代になると、西洋世界のおもな栄養問題は飢餓から肥満に変わりはじめ、やがて信じられないことに、世界中に同じ慢性疾患が増えてきたことにポプキンは気がつく。彼はこの分野で、「肥満は西洋のみの現象ではなく世界的な問題である」と指摘した最初期の専門家のひとりとなった。そして、「栄養転換」という新語を用いて、貧困国が豊かになった場合に世界中で生じる変化を説明した。貧しい国が発展して国際市場に開かれていくにつれ、国民はほとんど否応なく食習慣が変わりはじめ、より多くの油、肉、砂糖、スナック食品を消費し、全粒穀物や豆類を食べなくなる。この形態の食は国による差を認めない。それは暮らしやすさと同時に病気の源になる可能性をはらんでいた。[24]

人類史を考えるとき、食の変遷はひとつの切り口となる。どの段階も経済と社会の変化のほか、技術、気候、人口の変動とかかわりが深い。人類の黎明期からはじまるステージⅠの時代、わたしたちは狩猟採集民であり、野生の植物、果実、動物などの低脂肪の食物しか口にできなかったといっていい。約五万年前からはじまる後期旧石器時代、食料の半分以上は植物が占め、その残りが動物だった。そうした社会では、人々は協力して食物を集めるしかなかった。火は発見したものの、鍋はまだだった。平均寿命は短く――感染症に冒されなかったとしても事故死の危険が高かった。しかし考古学的な記録によれば、(地球上のどこに住んでいたかで違いはあるものの)この時代に成人期まで生きられた人類はたいてい健康状態がよく、栄養欠乏はほとんどなかった。

紀元前二万年頃にはじまったステージⅡは、農耕時代である。この時代に主食は穀物に変わり、人口が急増した。人類はすでに、目的に応じて使える土製の器や、高度な石臼も手にしていた。野生の植物や肉の狩猟採集食は、中国大陸の米や粟《あわ》であれ、メソポタミアの大麦であれ、栽培した穀物主体の食事に道を譲った。農業には大きな利益があった。つまり、初めて食物の余剰を生んだのである。その結果、多くの人々が食物を集める仕事から解放され、たとえば現在のパキスタンに位置するインダス川流域に栄えた文明のように、巨大な文明が誕生しはじめた。穀物は、ひじょうに効率的に土地からカロリーを生み出した。農業がなければ都市は生まれなかった。政治も生まれなかった。わたしたちが享受している人類の文明は存在できなかったに違いない。

しかし農業にもマイナス面はあった。口にする食物の種類が以前よりも少なくなったことである。穀物が主食として定着したことで、ステージⅡの時代には、飢饉の発生をはじめ、食に関連した問題が爆発的に増えるようになった。質量ともに不足しがちな食生活のために人類の体格は悪くなり、人々はさまざまな欠乏症に苦しんだ。なお、ステージⅠとステージⅡで人間の健康状態が変わったことが、現在人気の旧石器時代食（パレオダイエット）――時計の針を農業出現以前の数万年前まで巻き戻した食の実践――の根拠となっている。

とはいえ、現在のごく一般的な食事よりも健康的な食を見つけるために、数千年も逆戻りする必要はない。ヨーロッパなら、ポプキンが「飢饉の後退」と呼ぶ二、三百年前のステージⅢに注目すればよいだろう。この時期、輪作《りんさく》や灌漑などの農業技術の発展にともない、穀類主体の主食に頼る率が減って、さまざまな種類の野菜と動物性タンパク質を用いた料理がたくさん考案された。ステージⅢでは、料理の幅が広がり、乾燥や保存、漬け物などでも新しい方法が生まれた。また、この時期には死亡率もゆっくりと低下した。昔ながらの欠乏症――壊血病や脚気など――は、食事の栄養価が高まるにつれ、しだいに少なくなっていった。ポプキンのモデルでは、サハラ以南のアフリカ諸国の多くは、現在このステージに該当する。今村の論文で、先進国よりもこの地域の食事が格段にすぐれていたのは、これが理由なのかもしれない。

しかし、食はやがてステージⅣに突入する。それが現代だ。この時代は、ほかのいかなるステージとも質的に異なっている。食の変化は一気に加速し、その結果、人間の健康を極端に左右するようになった。経済の土台は肉体労働から機械化された労働へと移行し、人々は田舎から都会へ移り住み、ひとりあたりの消費カロリーは減少した。食品の加工と販売に革命が起こり、人々が食べる脂肪、肉、砂糖の量は増え、食物繊維は少なくなった。しかしまた、ステージⅣでは、欠乏症の減少と現代医学の驚異的な発達により、平均寿命は飛躍的に延びた。かつては存在しなかった食事関連の慢性病が人々を蝕んでいる。この「栄養転換」は、第二次世界大戦後のすべての西側世界で生じた。そして今、西洋圏以外の低中所得国のあいだで、速度を増しながら広がっている。現代の食が飢餓ではなく過剰によって病気をもたらしている理由は、この転換によるものだ。

過去と決別したステージⅣは、さまがわりした食とそれが人生にもたらす意味を示している。ステージⅣで起きた激変のひとつは、食が新たな形式で均質化したことだ。農業が巨大な国際市場を形成するにつれ、たとえ大洋や大陸で隔てられたところに住んでいたとしても、人々は一様に、ごくかぎられた種類の国際的農作物に依存するようになった。

何世紀ものあいだ、フリッターやドーナツなどのおいしい揚げ物は、祭日や休日の特別なごちそうだった。ところが現代になると、人は乾燥ポテトと小麦デンプンの懸濁液《けんだくえき》できれいに同じ形に成型された、バーベキュー味のポテトチップスの筒を気軽に買い求めては、ソファに座りながら、何かを祝うためでもなく、空腹だからでもなく、ただ無為な時間をつぶすためだけにポリポリと食べるようになった。そして地球の反対側の別のソファでも、別の人がまったく同じ時間に同じ銘柄のポテトチップスを——やはり無為を感じながら——食べていてもおかしくない状況が出現した。こんなことが可能になったのはステージⅣの時代からである。

◉世界標準の食

栄養転換は、食品の供給レベルにかぎったことではない。それは個人的な願望も変化させ、世界中の人々は——不思議なほどに——同じ食品に惹かれるようになった。一九六〇年代から今日までのあいだに、わたしたちは自分の家族や国に受け継がれてきた食材に頼るのをやめて、遠い場所で育てられた、外来の商品を口にしはじめた。やがて、その頻度があまりに増えたため、妙な味だと思うこともなくなり、それが普通になった。つまり料理だけでなく、食事の組成も変わったのである。

国というものは昔から食習慣をたびたび変えてきた——結局のところ、トマトはイタリア原産ではないし、紅茶もイギリスが発祥ではない——が、最近の味の世界的な均質化は前例がない。突然、数十億の人々が世界各地で同じ種類の食材を食べはじめた。こうした変化がこれほどの規模で、地球上の大部分でいっせいに起きたことはなかった。空の色が青から緑に変わったのに、何かがおかしいと抗議する間もなく目が慣れてしまい、もとからそうだったのだと考えはじめたようなものだ。

過去においては、所変われば品変わるというのが、人間に関する——そして食物に関する——基本的な認識だった。もともとわたしたちは雑食動物として、異なる食環境に適応する能力をそなえている。誰かに「食べ物とは?」と尋ねれば、ナイジェリアの首都ラゴスであれ、フランスの首都パリであれ、千差万別の答えが返ってきたはずだ。以前は、「食べ物」はひとつではなくたくさんあった。地元の作物、地元の食材、地元の概念と偏見が混ざりあったものだった。

一九八〇年代にわたしが子供だった頃、イギリスの大人たちが「日本人は生の魚を食べるのを好む」とおそろしげに話していたのを覚えている。彼らにしてみれば、そんな食行動はありえないのだった。声音ににじむ嫌悪感からすると、彼らは生きたカエルを飲みこむほうがましだと考えていたのかもしれない。そんなイギリスの大人や高齢者たちが、ごく普通の商店で昼食用に鮨のパックを気軽に買う日が来るなんて、想像もしなかった。わたしたちは今、北京でピザを、ローマで餃子を、世界各地でサンドイッチを食べられるクローン世界に住んでおり、その不調和に困惑することもない。

文化的なレベルでは、こうした変化を見るのは（そして食べるのは）すばらしい。互いの食を敬遠する古びた心理的障壁や嫌悪感は、粉々に砕けた。西洋人の多くはニンニクや香辛料がきつすぎるもの、味が強烈なものはなんであれ気味悪く思っていたが、現在は朝鮮風焼肉や辛いタイカレーを嬉々として食べている。

しかし、わたしたちの味覚がある意味で広がった一方、別の点ではせばまっている。とくに食材のレベルでそうなってしまった。食物が世界全体の共通語になった時点で、食物は祖先が理解していたような形式の「食物」であることをやめた。地球上のどこに住んでいようと、わたしたちの食習慣はいちじるしく一極化しつつある。

二〇一〇年代前半、アメリカの植物多様性の専門家コリン・コーリー率いる研究チームは、食糧農業機関（ＦＡＯ）の食料供給データを用い、一九六一年から二〇〇九年までの約五〇年間で「世界の食がどのように変化したか」を定量化しようとした。確実なデータを収集できた国（全部で一五二か国、世界人口の九八パーセントに該当）が、それぞれどんな作物を食べていたか、ひとりあたりのカロリーはどれだけだったか、食物がどのような栄養素を含有していたかを調べた。最終的に研究者たちは、オレンジや米、ゴマやトウモロコシなど、五三種類の食物に注目した[25]。

その結果、一九六〇年代以降、食が激変したことがわかった。住む場所がたとえ数千キロ離れていようと、人々はほぼ同じ内容の主要食材を手に入れることが可能になった。コーリーのチームは、この現象を「世界標準の食」と呼んだ[26]。

わたしはFAOのウェブサイトのデータを調べ、一九六〇年代と現代で、世界の平均的な食行動がどれほど異なっているかをたしかめようとした。ひとことでいうと、一九六〇年代には大半の国に共通する「平均的な食行動」というものはなく、多種多様な食が存在しているだけだった。当時、ブラジルにはトウモロコシを食べる人々が、スーダンにはモロコシを食べる人々がいた。イギリス人はステーキ&キドニーパイ［サイコロ状の牛肉と腎臓をグレービーソースで煮こんでパイ生地に詰めたもの］に目がなく、ハンガリー人はグヤーシュ［パプリカ風味の牛肉入りスープ］を愛した。しかし、当時の世界の平均的な食行動を考察するのは無理だった。「平均的な食べ方」をしている人などいなかったからである。

「世界標準の食」という言い方が成立するのは、現代だけである。人間が万国共通の方式で食べるようになったのは現代だけだからだ。おそらく、最大の変化は食べる量だろう——一九六〇年代に比べ、現代人は平均で五〇〇キロカロリーほど摂取量が多い（一九六一年は二二三七キロカロリー、二〇〇九年は二七五六キロカロリー）。「世界標準の食」では、ほとんどすべてのものを過去よりたくさん食べている。一九六〇年代から、わたしたちの食べるタンパク質と脂肪は増えはじめた。酒を飲む量も増えた。つまり、より多く食べているのだ。平均的な人は、砂糖や米の摂取量が多く、豆類はごく少ない。食全体がより甘くなり、脂肪分が多くなり、肉の量が増えている。居住地がどこであろうと、そこから遠く離れた場所で生産あるいは加工された食品に強く依存しながら暮らしている。コーリーの研究チームによれば、各国で供給されている食料の三分の二以上が、外国からの輸入作物だという。[27]

雨の降る、どんよりとした春の朝、わたしはコリン・コーリーと電話で話した。コーリーの自宅はコロラド州にある。そこのアメリカ国立種子バンクが彼の職場だ。自分のバックグラウンドは栄養学ではなく植物学だと前置きしてから、「わたしは多様性主義者です」とコーリーは述べた――つまり彼は、地球の未来は生物多様性を最大限に維持し、健全なエコシステムを守ることにかかっている、と信じる生物学者のひとりである。世界の食料供給の全データをくわしく調べていくうちに、コーリーは世界の食が均質化しはじめ、平均値に収束していく状況を知って愕然とした。

コーリーの住むデンバーの人々は、とくに週末、軽い食事を出すレストランやカフェで朝食にブリトーを食べるのを楽しむ。これは卵、ジャガイモ、青トウガラシ、おそらくチーズ、そしてなんらかの肉――チョリソ(香辛料入りポークソーセージ)だったり、ベーコンやステーキだったりさまざま――などの具をトルティーヤで巻いたもので、食べごたえがあり、おいしい。このサンドイッチはフィラデルフィアチーズステーキと同じく、地元の誇りだ。

これを愛する人にとって、デンバーの朝食ブリトーはこの地ならではのものである。しかし別の点から見ると、このアメリカの地方食は地元の特産品ではない。デンバーの顔ともいえるサンドイッチに使われるベーコンと卵は、アイオワ州の巨大生産ラインから来ている。卵を炒める大豆油はブラジル産だ。具を巻くトルティーヤは風味の乏しい現代種の精白小麦粉で作られており、これと同じ小麦粉が、スライス食パンの「ワンダーブレッド」からホットドッグ用のバンズまで、アメリカのほとんどのパンに使われている。見た目はそれぞれ異なるかもしれないが、デンバーの朝食ブリトーも、ニューヨークのハンバーガーやフィリピンのペパロニピザも、かなり似かよった素材でできているといっていい。

「同じ作物を食べる人がどんどん増えています」とコーリー。「地元名物の食べ物はたくさんありますが、無数の植物種が使われているわけではありません」。ある意味では、ステージⅣへの移行は、ステージⅡの農業の誕生と似ている。つまり、食事の幅が狭まったことで新しい疾患が生まれたという点だ。

包装、レシピ、商品名などを剥ぎ取ってしまえば、ほとんどの人間は——リオデジャネイロでもラゴスでも——肉、砂糖、精白小麦粉、米、精製植物油からエネルギーの大半を得ている。平均的な人の場合、摂取しているのはおもに特定の食材であり、その多くは国際的な商取引によって店頭や食卓にならぶ。毎日のカロリーの大部分（一五七六キロカロリー）を占めるのは、次の六品目にすぎない。

動物性食品
小麦
米
砂糖
トウモロコシ
大豆

これらのうち、動物性食品と小麦がそれぞれ五〇〇キロカロリーを供給し、残りは三〇〇キロカロリーを米と砂糖から、二〇〇キロカロリーをトウモロコシから、七六キロカロリーを大豆から得ている。この六大品目に比べれば、そのほかの食品はすべて取るにたりない。[28]

多種多様な従来の食事から、風味の基本は甘いか塩辛いかに二極化した。食材は小麦、米、肉が三大要素になり、均質な現代食への移行が加速している。だがタンザニア北部の狩猟採集民ハッザ族――地下茎、果実、野生動物の肉など、不特定かつ多様な食物を食べている人々――の腸内細菌叢《そう》は豊かで、典型的な西洋人より四〇パーセント以上も多様な腸内細菌が認められるという（腸内細菌叢とは人間の腸内に存在する微生物群のこと）。腸内細菌の種類の減少は、肥満と2型糖尿病の両方と関係している。[29]

ただ、世界標準食への移行が有益だった国々があることは見落とせない。実際に五〇年前と比べると、「一部の地域では、それはたしかに多様性につながっています」とコーリーは指摘する。新しい食物が地域の特色に関係なく一様に普及することを「バランスが取れている」と考えるのならば、平均値としては、世界の食は一九六〇年よりもずっと「バランスが取れている」。東アジア諸国の多くは最近まで、米という単一作物にいちじるしく依存していた。食生活の単調さはさておき、ひとつの主食一辺倒の食事は――一九世紀にアイルランドで起きたジャガイモ飢饉のように――その作物が得られなければ危機的状況に陥る。新たな国際市場の開放によって、ベトナムなどの東アジア諸国は小麦やジャガイモなどの獲得が可能になり、食の安全性が高まったほか、より多様な栄養を得られるようになった。[30]

しかし大半の地域では、新種の標準食は食の幅を狭めることにつながった。世界には食用可能な作物が約七〇〇〇種類あるが、わたしたちが口にするものの九五パーセントは、わずか三〇種類の作物だけでできている。人間とは雑食動物であり、種々雑多な食事をするようデザインされた生物種なのに、食物の選択がこれほど限定されているという状況は何かがおかしく、間違っている。[31]

世界標準食の代表はアメリカではない、と聞いたら多くの人が驚くかもしれない（わたしは驚いた）。実際のところアメリカは、食事の構成においてかなり極端だ。たとえば、アメリカ人は肉から世界平均の二倍のカロリーを得ている（平均五〇〇キロカロリーに対し一〇〇〇キロカロリー）。また、砂糖や甘味料の摂取量も平均よりずっと多い。

世界でもっとも平均的な食生活を送っている人々を知るには、発展途上の中所得国、とくにラテンアメリカに注目する必要がある。食料消費が世界平均に移行する実態をよくあらわしているのは、どうやらこの地のようだ。作物の消費に限定した場合、まさに平均そのものの国のひとつがコロンビアである。この国では、かつてカロリー源の上位四位は、トウモロコシ、動物性食品、砂糖、米だった。しかし現在、その順番は変わっている。第一位は動物性食品（五一八キロカロリー）、そのあとに砂糖（四〇四キロカロリー）、トウモロコシ（三六八キロカロリー）、米（三三四キロカロリー）が続く。一九六〇年代に比べ、コロンビア国民は小麦と砂糖の入手が格段に容易になり、また精製油も手に入りやすくなった。[32]

コロンビア人が何でも平均的に食べるなどという考えは、以前なら冗談に思えたかもしれない。最近まで、コロンビア人の食習慣はヨーロッパやアメリカとも、そのほかのラテン諸国とも異なっていた。「ほかと同じ」というものはなかった。コロンビアの典型的な朝食「チャングア」は卵入りのミルクスープで、タマネギとコリアンダーをトッピングする。幼い頃から食べてきた人にとって、このスープはお粥やチキンスープと同じくらいほっとする味だ。また、トロピカルフルーツの宝庫である点も、コロンビアの食の特徴だった。

二〇一七年の春にスペインへ旅行した際、コロンビアのベストセラー作家エクトル・アバド（不可思議な魅力にあふれた『さびしい女性のためのレシピ *Recipes for Sad Women*』の著者）と話す機会があった。日が落ちる寸前のサンセバスティアンの町を歩きながら、アバドはわたしに昔の本と昔の習慣への愛を語った。初めてコロンビアからイタリアへ旅したとき、アバドはイタリア人が食事の最初にではなく最後に果物を食べるのを見て、ひじょうに驚いたという。アバドが子供の頃のコロンビアでは、果物を買える家庭なら、かならず地元の果物で夕食がはじまったものだった。汁気たっぷりのピンクグアバからグアナバナまで――コロンビアの果物はじつに多彩だ（のちにアバドは電子メールで、グアナバナ［和名はトゲバンレイシ］とは「恐竜の皮膚のような皮をした果物で、湿った綿のような果肉は甘く、簡単に噛みきれる」と教えてくれた）。

アバドが八歳だった一九六〇年代、アメリカ人のキースという学生が彼の家に滞在したことがある。アバドの母親が朝食にチャングアを出すと、キースは「あやうく吐きそう」になった。キースはまた、毎日トウモロコシを挽いて作る平焼きパン「アレパス」も好きではなかった。そして、コロンビア第二の都市メデジンにはハンバーガーを食べられる店がどこにもないとこぼすのだった。アバドが初めて「ピザという奇妙で高カロリーなもの」を食べたのは一〇代になってからだ。

現在もアバドと妻は、レシピをできるかぎり調べて、古きよきコロンビア料理を食べている。さまざまなスープや魚、肉、米、野菜の料理は栄養豊富だ。しかし、こうした料理はもはやコロンビア人の日常から消えてしまった。もしキースが今のコロンビアに来たら、故郷ロサンジェルスと同じような食べ物を苦もなく見つけられるだろう、とアバドはいう。

もう、コロンビアの若者はアバドのような食習慣を維持していない。その変化があっという間に起きたのをアバドは見てきた――「ここ五年、一〇年のことでしょうか」。コロンビアの若者は朝食に昔ながらのトウモロコシパン「アレパス」ではなく、西洋風のスライス食パンを食べるのを好む。また、米と豆の伝統料理ではなく、ハンバーガーを選ぶ。飲むのは新鮮なフルーツジュースではなく、セブンアップやコロンビアーナ――アバドによれば「シロップより甘い」地元の銘柄――などの炭酸飲料だ。わが母国は伝統料理への誇りを失ってしまったようだ、とアバドはさびしがる。アバドの九四歳の母親は、体調が悪いときは自分でチャングアを作って食べているが、そうした習慣を保っている人がほかにいるかどうかはわからないという。

コロンビアで起きている現象は、世界各地で起きている現象と変わらない。現在、奇妙なことに世界中の子供たちが似たようなものを食べている。学校から帰ってきたポルトガルの子供と中国の子供が同じおやつを食べるとは、ちょっと想像がつかないだろう。しかし二〇一一年から二〇一三年にかけて一二か国の子供(九歳から一一歳)七〇〇〇人以上にアンケート調査をした結果、すべての国できわめて似かよった結果が得られた。とくに、不健康な食習慣の子供たちがほぼ同一の食品を食べる傾向にあったことは注目に値する。加工クッキーやシリアルバー、市販のスイーツ、チョコレート、クラッカーなどである。[33]

オーストラリアでもインドでも、フィンランドでもケニアでも、裕福であるか貧しいかにかかわりなく、子供たちは自国の伝統とは無関係の同一食品を知っており、しかも大量に食べていた。フライドポテトや炭酸飲料、ドーナツ、ポテトチップス、ケーキ、アイスクリームなどである。インド南部のバンガロールの九歳も、カナダのオタワの九歳も、同じ銘柄のソーダや朝食用シリアル、袋入りスナックを口にしていた。一方、いずれの国においても、健康的な食習慣の子供たちも類似のパターンを示した（ただし、インドの子供が全乳を飲むのに対し、フィンランドとポルトガルでは脱脂粉乳を飲んでいた）。こうした子供たちはどの国でも、緑黄色野菜、豆類、魚、チーズ、果物――とくにバナナを食べていた。[34]

現代の食生活の均一性を象徴するものをひとつ選ぶとすれば、それはバナナだろう。キャベンディッシュ種のバナナは世界中のキッチンに広まったが、果物として積極的に推奨されたわけではない。このやわらかくて黄色い、三日月形のバナナは、世界の食料システムの生物多様性の欠如を映しだしている。現在、キャベンディッシュ種は世界でもっとも一般的な果物であるばかりか、あらゆる食物のうち、もっとも消費される食物の第一〇位にランクされている。[35]

◉幻のバナナ王国アイスランド

世界中でいちばんありえないバナナは、アイスランドで育つバナナだ。この火山島の北は北極圏に接している。ひかえめにいっても、アイスランドはトロピカルフルーツの栽培に適した土地ではない。冬期、このスカンジナビア半島地域の日照時間は四時間しかなく、気温はしょっちゅう氷点下を下まわる。しかし南部の町クヴェラゲルジには高温度の地熱が発生する溶岩原《ようがんげん》があり、その地熱を利用した温室で北欧産バナナを栽培している。[36]

アイスランド産バナナを作るというのは、魅力的な考えだ。無個性の現代食品が蔓延する世界の風潮に「待った」をかけているように思える。千年紀の変わり目頃、アイスランドが「ヨーロッパ最大のバナナ共和国」になるという噂が流れた。アイスランドはこの黄色い皮の果物を自給自足するつもりだと唱える人々もいた。[37]

残念ながら、「バナナ王国になる夢」は、やはり夢でしかなかった。バナナはアイスランドで育ちはする——その事実だけでも十分すごい——が、だからといって商売になるほど収穫できるわけではない。一九四〇年代、アイスランドでバナナを栽培できる可能性があることを初めて植物学者が発見したとき、アイスランド中の農家がバナナに挑戦したが、一度も利益を生まなかった。アイスランド産バナナの生育期は短く、さらに収穫は四月から六月にかぎられる。やがて、アイスランドのバナナ企業家は事業継続を断念し、残った樹木をクヴェラゲルジの農業大学に寄付した。地熱バナナを地元の店で買うことはできない。というのも、この大学は公的資金で運営されているので、営利目的の販売は認められていないからである。毎年収穫される少量のバナナ——約一トン——は、教師、学生、訪問者が無料の特典として楽しんでいる。[38]

これ以外のバナナの需要に関しては、アイスランドもほかの北欧諸国や西洋諸国とまったく変わらない。つまり巨大多国籍企業をとおして、さんさんと光が降り注ぐ南国からキャベンディッシュ種を大量に輸入しているのである。アイスランドのスーパーマーケットにならぶバナナ——相当に多い——の大半には、往年の人気女優カルメン・ミランダに似た、フルーツハットをかぶった美女（ミス・チキータ）が描かれた老舗ブランド「チキータ」の青いラベルが貼ってある。ノースカロライナ州に本拠をおくアメリカ企業チキータは世界最大のフルーツブランドのひとつだ。七〇か国で営業活動をしており、中南米産、とくにグアテマラとメキシコで生産したバナナを販売している。したがって、アイスランドはバナナの消費国としてはじつに一般的であるといってよい。

首都レイキャビクでは、最近一番人気があるケーキのひとつがバナナブレッドである。手軽にエネルギーを補給できるため、バナナを剝いてそのまま食べるアイスランド人も多い。FAOのデータによれば、二〇〇〇年には、アイスランドはひとりあたり約一二・五キログラムのバナナを輸入しており、それはロシアの約四倍にあたる。[39]

バナナは典型的な現代食品だ。ほとんどが熱帯地方で生産されるが、食べるのは温暖な国の人々である。発展途上国は、先進国の満足と栄養のためにバナナを育てる。わたしたちのバナナへの依存は、自国産よりも他国産の食物を食べるほうが当たり前になっている事実を鮮烈に映しだす。

この黄色い果物は「特定の地域に属するまれなもの」から、「世界中のキッチンに普通にあるもの」になり、外国の風味でありながら異質とは認識されない。祖父母世代にとって——熱帯に住んでいた人は別だが——バナナはエキゾティックで、めずらしいごちそうだった。現在、バナナはめずらしくもなければエキゾティックでもなく、スーパーマーケットでいちばん安い部類の果物に位置する。

イタリアでもオマーンでも、ドイツでもインドでも、バナナは日常的な食品となった。地球上のどこでバナナを食べようと、それは同じキャベンディッシュ種である公算が大きい。味はさほどよくないのに世界でもっとも多く輸出されている品種だ。キャベンディッシュは、バナナ総生産量の四七パーセントを占める(中国とイギリスで消費されるバナナは一〇〇パーセント近くがこの品種である)。

長いあいだ、わたしはバナナを不思議に思っていた。戦中世代のイギリス人が折にふれて、戦時中にバナナがなくてどれほど残念だったか、戦争が終わったときにどれほど食べたくてたまらなかったかを語っていたからだ。わたしには理解できなかった。キャベンディッシュ・バナナは夢中になるほどのものではない。だが、戦中世代のバナナは違う品種だったのである。キャベンディッシュの前、バナナの主流はグロスミッチェルで、とてもおいしいと評判だった。昔の品種のほうが現在より甘いというのはまれな例である——しかもただ甘いだけでなく、食感もクリーミーで、深くさわやかな、なんともいえない風味がした。バナナ味のお菓子——甘くてしっかりした、刺激的な風味——を食べたことがあるなら、それはキャベンディッシュよりもグロスミッチェルに近い。ところがグロスミッチェルは、一九五〇年代にパナマ病で大打撃を受けてしまった。[40]

世界のバナナ農園の多くを傘下におさめていたアメリカ企業のユナイテッド・フルーツ社は、消費者に受け入れられそうな新種のバナナをあれこれ探しているうちに、キャベンディッシュに目をつけた。味はグロスミッチェルとはほど遠い——風味に乏しく食感もいまひとつなのは担当者もわかっていた——が、見た目が似ており、輸送も簡単なうえ、奇妙なことにパナマ病に耐性があった。風味や食感の点ではさほどの取り柄はなかったものの、キャベンディッシュはこうして世界を征服するバナナになった。何よりも消費者がバナナに求める外観をそなえていることが大きかった（本書執筆時点で、キャベンディッシュは新パナマ病の猛威にさらされている。ただひとつの品種だけに頼るバナナ業界の姿勢が不思議でならない[41]）。

バナナは人為的にクローン栽培されているので、どのキャベンディッシュ・バナナも遺伝的に同一である。バナナはモノカルチャー（単一商品作物）の代表だ。赤い皮の品種も含めて、一〇〇種類以上のバナナが現存しているが、店頭では一種類しか見たことがない人がほとんどに違いない。料理用バナナを食べる人を除いて、バナナの品種の相違について熱く語る場面に遭遇したこともないだろう。バナナに期待することは決まりきっているからだ。つまり、さほどおいしくなくても、安くて、食べごたえがあって、とても健康によいこと——ほかの果物というよりはチョコレートバーに比べて、ではあるにしろ。スーパーマーケットで売られるバナナは種類や風味ではなく、サイズで決まる。子供には小ぶりのものを、大人には大きなものを、という戦略である。

実際、バナナはほかの果物よりもきわめて種類が少ない。イギリスには約六〇〇〇種類のリンゴがあり、タルトやお菓子などに使われるもの、やわらかいものや硬いもの、赤や黄色や緑のものなど、じつに幅広い。しかし現在、イギリスで商業用に栽培されているのはおもに一〇種類で、見た目や形のよさ、穏やかな甘さなどを基準に選ばれている。こうした品種の単純化はわたしたちの健康に影響をおよぼす。リンゴの種類が異なれば、ある種のがんや心血管疾患の予防に役立つとされるビタミン類など、含有する植物化学物質も異なるが、もし一種類のリンゴしか食べられないとしたら、リンゴから得られる健康効果を完全には引き出せないに違いないからだ。[42]

少なくともリンゴに関しては、人々のあいだには多様性の——失われてしまった魅惑の品種の記憶がいまだに残っている。秋のファーマーズマーケットではその手の話に花が咲いたりする。しかしバナナに関しては、異なる品種さえ求められない。季節にかかわりなく、バナナは自分の——腐れば土に帰る——黄色い皮に衛生的に包まれて到着し、望まれるとおりの健康的な味を提供する。口にすればいつもとまったく同じ味がする（コカコーラみたい！）。ドバイのうだるような夏でも、アイスランドの凍えるような冬でも、その味は変わらない。

それほど遠くない昔、アイスランドは新鮮な果物がほとんど手に入らない場所だった。一九三〇年代には、新鮮な果物を買うのに医者の処方箋が必要とされた時期さえあった。アイスランド産バナナのプロジェクトが一九四〇年代の植物学者を魅了したのも無理はない。二〇世紀前半、アイスランド人が果物を入手できる時期は夏にかぎられ、それも三種類の野生のベリーだけだった。普通のビルベリー（*Vaccinium myrtillus* セイヨウスノキ）、ボッグビルベリー（*Vaccinium uliginosum* クロマメノキ）、そしてクロウベリー（*kroekiber* ガンコウラン）――これは地面を這うように生い茂る常緑低木になる黒い小球状の果実である。クロウベリーは口がまがるほどすっぱい。アイスランドのフードライター、ナンナ・ログンバルザルドッティルは、もっと甘いベリー類が手に入る国であればけっして美味とは思わないだろう、と述べている。

　クロウベリーは、苔《こけ》［「アイスランド・モス」が有名］、海藻、臓物の燻製、醱酵乳（スキール）、干した塩ダラとならんで、アイスランド特有の味とされた。何世紀ものあいだ、荒涼とした島に住む人々はここで手に入るものだけを用い、世界のどの土地とも異なる食事をしてきた。穀物はほとんど育たなかったため、パンのかわりに干し魚にバターを塗って食べることもあった。[43]

　バナナ上陸以前の時代（そしてあらゆる変化はバナナとともにやってきた）、アイスランド人は乏しい食材のささやかな違いをことのほか珍重した。遠い昔からタラを常食にしていたため、この魚の目玉から頬肉まで、さまざまな部位の風味や食感を明確に識別できるようになった。アイスランドには、タラの頭の肉を表現する言葉が一〇九語もある。[44]

　しかし、食物に多彩な言葉をあてはめる文化は過去のものになりつつある。いまアイスランドには、どこにでもある食品があふれている。ログンバルザルドッティルは、塩とコショウ――そして、たぶんケーキ用のシナモン――だけがレイキャビクで買えるスパイスだった時代をおぼえている。現在、アイスランドは寒冷な気候にもかかわらず、エクストラヴァージンオリーブ油、天日干しのドライトマト、大量のニンニクを楽しめる。

　一九六〇年代以降、アイスランドが輸入する果物の種類は増え続けている。もはや、よほどの懐古趣味でもないかぎり、すっぱいクロウベリーを探しまわる必要はない。現代の典型的なアイスランド人は毎日一〇九キロカロリーを果物から得ているが、一九六〇年はたったの四六キロカロリーだった。ログンバルザルドッティルが勤めている出版社では、職員購入用の果物が毎日オフィスに届けられる。そのうちの約半分がバナナだ。これほどたくさんの果物に恵まれるようになったのに、ログンバルザルドッティルは何かを失ってしまったような気分をぬぐえないでいる。「アイスランドの果物はすべて輸入品のようなものだから、わたしたちは季節を忘れかけています」とログンバルザルドッティルはいう。彼女によれば、バナナの人気は高い。安いし、冬でも売っているからだ。しかし、アイスランド人はこうした新しい食物を昔のタラやクロウベリーほど深く知っているわけではない。アイスランド人は平均して年に一一一本のバナナを食べるが、この終わりなきバナナの祭典を表現する言葉は、ただひとつの平凡な言葉「バーナニ（アイスランド語でバナナ）」だけである。

わたしはキャベンディッシュ・バナナの存在を完全に否定しているわけではない。わたしの家のキッチンにはつねに買い置きがあり、子供たちがおなかを減らしたときに食べさせたり、朝食のお粥のトッピングに使ったりしている。キャベンディッシュがなければ、果物をまったく、あるいはほとんど食べられない庶民も無数に出てくるだろう。バナナはカリウム、食物繊維、ビタミンB_6を豊富に含む。しかしバナナのモノカルチャーは、風味を犠牲にして安さに固執する西洋食文化の病理ともいえる。バナナにまつわる問題——すなわち一般家庭でもっとも廃棄される食品のひとつという事実は、いつも大量にあるがゆえに食べきる前に腐ってしまうところにあるような気がする。

◉食べすぎ小史

現代社会に厖大な量の食品があふれているのは、偶然ではない。そのように計画されたのである。いろいろな意味で、現在の食料システムは第二次世界大戦直後の時代に端を発する。世界中の政府は、凄惨な戦争が終わったあと、国民に食べさせる食料を確保するために血眼になった。ヨーロッパとアメリカでは、莫大な量の作物を生産できるように農家に助成金を出した。わたしたちは今も、「質より量」の伝統のもとに暮らしている。

戦前、ほとんどの農家は小規模な混合農業に従事しており、耕作地を交替させて土壌の生産力を維持しながら、病気の発生を抑える努力をしてきた。戦後、農家は土地から最大限の収穫を得る方向に舵を切った。肥料用の窒素は旧弾薬工場から転用し、戦車は耕作機に作りかえられた。ヨーロッパの戦後再建を助けるために一九四七年から五一年にかけて発動されたアメリカのマーシャル・プランによって、一三〇億ドルが旧大陸の経済に注ぎこまれた。動物用飼料や肥料の現物で届いたものも多かった。充足の時代がはじまった。[45]

戦後の食料システムは数々のパラドックスに彩られているが、結果的に世界の農業が史上最大規模まで拡大する一方、農業従事者が激減したこともそのひとつである。一九八五年のアメリカの農業従事者は人口の三パーセントにすぎなかったが、一〇〇年前は半分以上を占めていた。機械と肥料が威力を発揮する新式農業では、大勢の農民は必要とされなくなったのである。一九五〇年から一九九〇年にかけては、アメリカに牽引される形で、小麦やトウモロコシをはじめとする穀物の世界産出量は三倍に増えた。大量の穀物をどうにかしなければならない。しだいに穀物は、需要が急増する畜産用飼料に用いられるようになった。[46]

無数の小さな農家が姿を消した。かわりにわたしたちは桁外れのカロリーを得た。つまるところ、戦後の救済を目的に政府が策定した計画の結果だった。平均的アメリカ人が入手できるエネルギーは、一九五〇年は一日三一〇〇キロカロリーだったが、二〇〇〇年には三九〇〇キロカロリーに増えている――個人差があるとはいえ、この数値は普通の人の一日必要量の約二倍にあたる。別の角度から見れば、今日の食環境で食べすぎを防ぐには、わたしたちは一日のカロリーの半分を拒絶しなければならない、ということになる。それも毎日。不可能ではないが、容易でもない。入手できるものはなんでも食べる、というのが人間の性《さが》なのだから。[47]

こうした変化は、巨大多国籍食品企業の勢力伸張と足並みをそろえて進行した。彼らは必要量以上の農産物を引き受けて、それに「価値を加える」方法――つまり利益を上げる方法を見つけた。戦争との関係をあからさまにできないため、企業は数十年かけて業績を伸ばしていった。二〇一二年には、ネスレ一社の収益だけでも一〇〇〇億ドルにのぼった。これはウガンダのGDP（国内総生産）五一〇億ドルの二倍にあたる。西洋諸国が助成金を交付して過剰生産した作物から利益を得たのは、農家というよりも企業だった。アメリカの食産業の利益分配を見てみると、農家に行くのは一〇・五パーセントのみ。食品加工へはもっと大きく配分される（一五・五パーセント）。必然的に、朝食用シリアルの箱に含まれる実際の穀物量はなきに等しい。では付加された価値とはなにか？　フレーバー、甘味料、クリスピング剤（サクサク感を出す物質）のほか、箱に描かれた絵、子供に「これ買って」と親にねだらせる宣伝などである。[48]

一九九〇年代前半、ヨーロッパ諸国の政府は農家への助成金を打ち切ることなく食料を山ほど量産

エネルギーの平均消費量対必要量

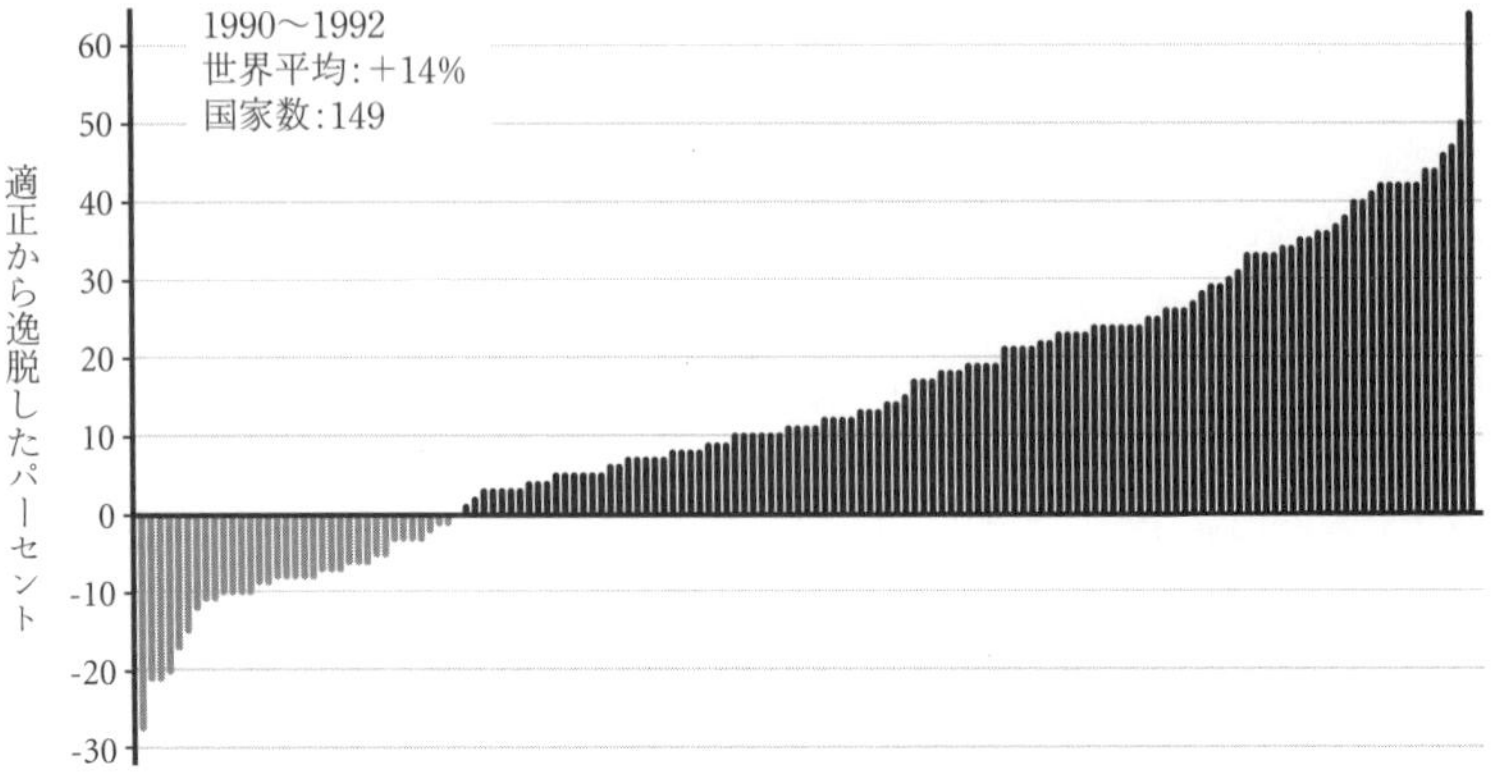

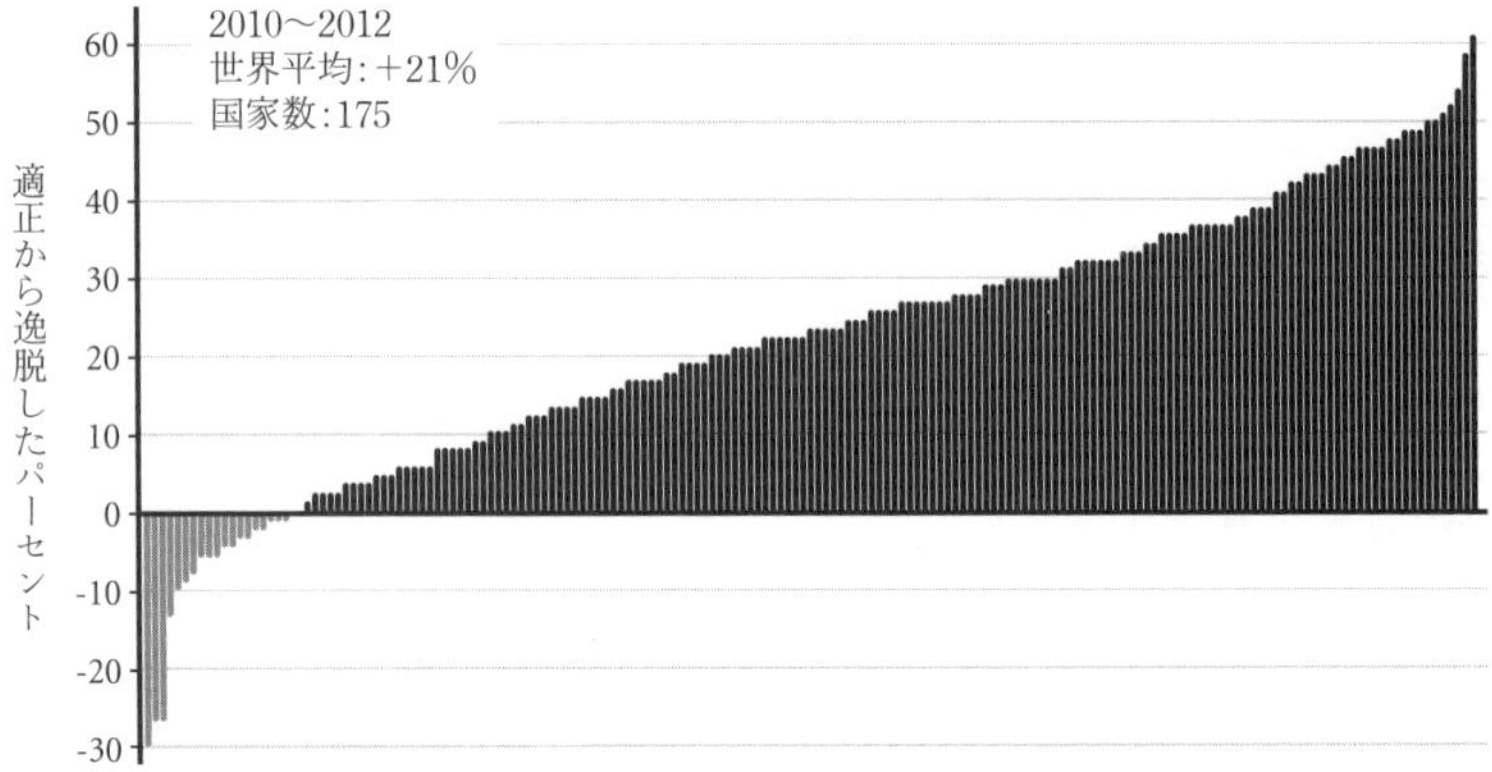

出典：食糧農業機関（FAO）の食料安全保障統計
注意：0＝適正；＜0＝不足；＞0＝過剰（FAOによる国民供給推定値）

し続け、余剰分はたいてい世界市場に流れていった。経済力の弱い国々が対抗できるはずもない。そして一九九五年、世界貿易機関（WTO）が設立された。設立の目的は、発展途上国が世界市場に参入しやすくなるように、不公平な助成金を中止し、貿易制限を取り除くことだった。しかし新たに自由化された世界市場は、かならずしも以前のシステムより公正になったわけではなく、実際のところ食生活も改善されなかった。裕福な国々は特例的に自国の農家への助成金を続けただけでなく、他国への輸出補助金が禁止されなかったことからも利益を得た。これは、先進国の農家が発展途上国という新市場に参入できるようになったことを意味する。一方、貧しい国々の食品市場に投資する際の規制も大幅に緩和され、高度加工食品を売る外国企業の資本が大量に流入した。その結果、アジアと南米で栄養転換が起こる環境が整った。[49]

西洋社会の人々は数十年のあいだ、甘いものがあふれるステージⅣの時代に生きてきた。そして今では、数多くの国が続々とこの陣営に合流している。豊かな国々では食の変化は一九六〇〜七〇年代を中心に進み、人々はこの時代にそろって加糖飲料や高度加工食品の多い食生活に移行した。一九八〇年の平均的カナダ人は、すでに一日のカロリーのうち、一〇〇〇キロカロリーを動物性食品（おもに肉類）から、それぞれ三〇〇キロカロリー以上を脂肪と砂糖から摂取していた。現代の特徴は、世界中の人々がこうした脂肪分の多い、超加工食品に偏った食事をはじめていることである。[50]

ステージⅣの恐るべき点のひとつに、進行速度の速さがあげられる。狩猟採集から農耕社会へ移行するのには数千年かかった（ステージⅠからⅡ）。欧米の産業革命の影響はほんの二、三百年で広まった（ステージⅡからⅢ）。しかし西洋で起きた次の段階、つまり家庭料理や水道水から離れ、袋入り菓子や加糖飲料に移った期間はもっと短く、数十年しか要さなかった。ブラジルやメキシコ、中国や

1961年と2009年における中国とエジプトの食生活の比較

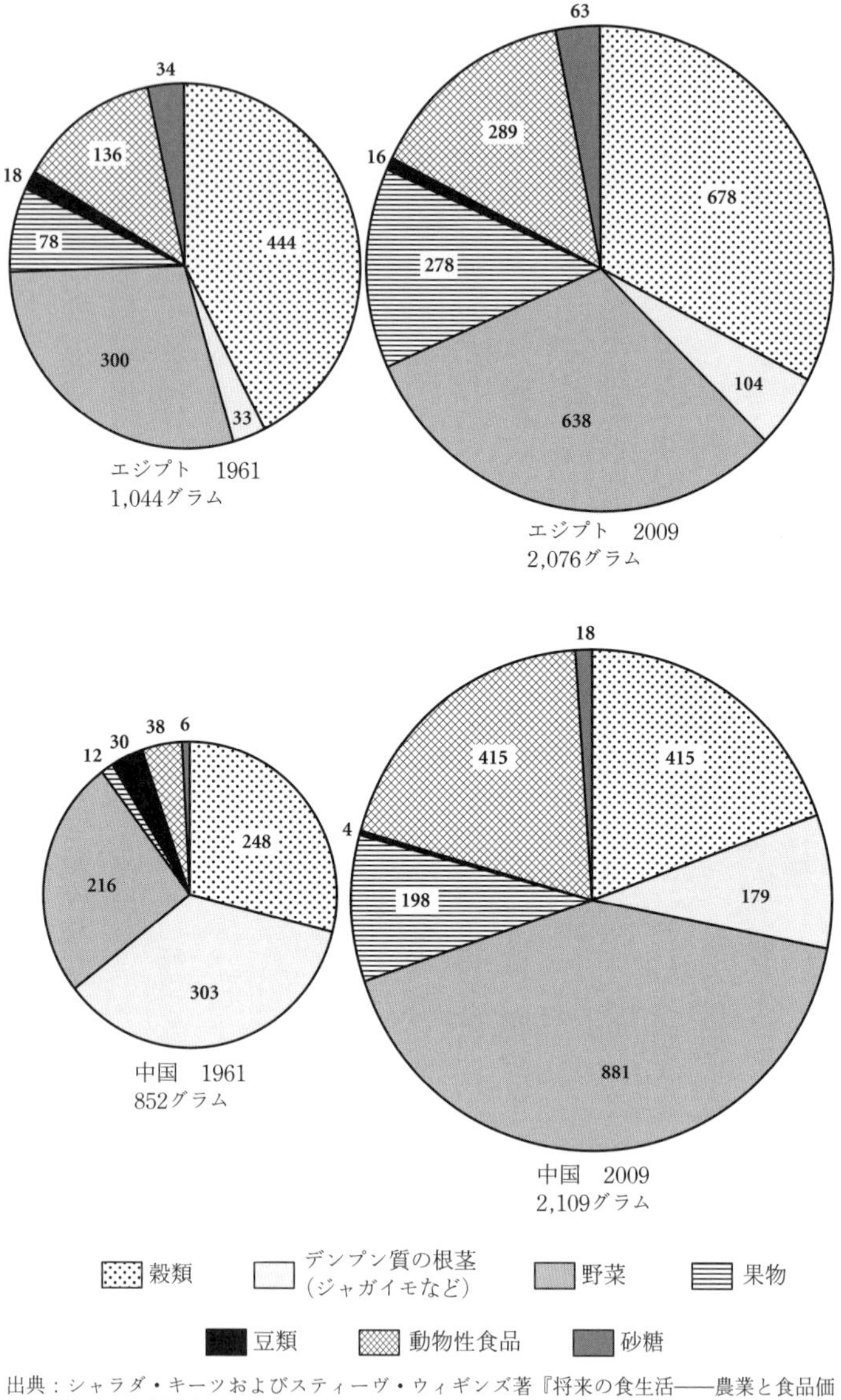

出典：シャラダ・キーツおよびスティーヴ・ウィギンズ著『将来の食生活——農業と食品価格への影響』海外開発研究所（ODI／ロンドン）、2014年1月の報告書

インドではその変化はもっと速く、十年前後である。南米の場合、栄養転換の中心は一九九〇年代だったが、一九八八年から九九年までのわずか一一年のあいだに、メキシコの過体重と肥満者の割合は、人口の三三・四パーセントから五九・六パーセントへと、二倍近くに増えた。[51]

メキシコの食生活は加速度的に変化している。アメリカ、メキシコ、カナダの三か国間でむすばれた北米自由貿易協定（NAFTA）が一九九四年に発効すると、メキシコ産トウモロコシへの助成は終了し、メキシコ市場には味も栄養価も以前のトウモロコシにおよばない、アメリカ産の安い黄色のトウモロコシがどっと流れこんだ。メキシコの伝統的なトウモロコシ料理といえばトルティーヤだが、これは地元の土壌に適した、それぞれ風味と栄養価が異なる多様な在来種から作られていた。調理する前に、トウモロコシは「ニシュタマリゼーション」される。生のトウモロコシをアルカリ水で処理し、栄養を高める方法だ。また、昔からトルティーヤは豆と一緒に食べた。この組み合わせも農作物の栽培法を反映していた。メキシコの伝統的農法ではトウモロコシと豆を間作し［ある作物のあいだに別の作物を植えること］、地力の維持をはかっていた。現在のメキシコでは、トウモロコシと豆は、農地でも皿の上でも一緒にいるとはかぎらない。典型的なメキシコ料理「リフライドビーンズ」――乾燥豆を煮てつぶし、油で炒めたもの――は、超加工食品に少しずつ押しのけられている。一九九五年から二〇〇三年までに、超加工工品の売り上げは五～一〇パーセント伸びた。[52]

南アフリカと同じく、メキシコの食習慣は根底から急速に変化している。なにも、たまに炭酸飲料を飲むとか、金曜の夜にフライドチキンを食べるとか、そういったことまで問題視しているわけではない。ほぼ完全に変わった食料供給と軌を一にして、一九九〇年代以降、国民の健康が大きくそこなわれているのが問題なのだ。一九九九年から二〇〇四年までに、メキシコのセブンイレブン店舗数は倍増した。メキシコには水道が整備されていない地区があり、コカコーラはミネラルウォーターよりも安くて入手しやすい。一方、メキシコ国内の過体重と肥満は、一九八八年から九八年までに七八パーセントも増加し、二〇〇六年にはメキシコ人の八パーセント以上が2型糖尿病だった。[53]

こうした負の栄養転換はブラジルでも認められ、大勢の国民が肥満と栄養失調の両方に苦しんでいる。ブラジルの家庭では、ふたつの問題が併存しているケースが多く見られる。家族の誰かが体重不足で発育不良（通常は子供）で、ほかの誰かが肥満（通常は母親）というパターンだ。[54]また、貧血かつ肥満という思春期の少女も多い。これは、カロリー過多であるにもかかわらず、微量栄養素、とくに鉄分が不足していることを示唆している。[55]

アメリカ人にとって、ジャンクフードは目新しいものではない。ポップコーン、糖蜜、ピーナツを固めた、ネバネバの箱入り菓子「クラッカー・ジャック」がシカゴで初めて売りだされたのは、一八九六年の昔である。それが今は地球の津々浦々まで――アフリカや南米のへんぴな村にまで加工菓子が行き渡っている。一九九〇年代後半以降、多国籍食品企業はアフリカでいちばん小さな村の食料品店にも自社製品を届ける工夫を重ねてきた。ある地域に電気が開通したとする。すぐにコカコーラ社は現地に行き、商品が保管できる無料のクーラーボックスとキオスクを店主に提供するのである。現在、食品企業はこうした戦略をさらに推し進め、巡回販売員を雇って個人宅に直接商品を届けるようにしている。[56]

二〇一七年、ニューヨークタイムズ紙の記者が、ブラジルでネスレの訪問販売員をしている女性を取材した。各家庭に届けられるチョコレートプディング、加糖ヨーグルト、超加工シリアルなどは、ビタミンやミネラルを補強しているものが多い。そして人々はこうした製品は健康によいと信じており、貧困度の高い地域でも訪問販売がおこなわれている。自社製品を浸透させるために、多国籍企業はここまでやるのだ。[57]

二〇一二年にネスレがウェブサイト上に載せた記事では、同社が販売する食品はビタミン類を強化しているので、訪問販売は「地域活動」の一環だと胸をはっている。ただし、栄養強化食品に大量の砂糖や精製デンプンも含まれていること、ブラジルの食生活からもっと栄養のある食品を駆逐してしまったことにはふれていない。当時、ネスレはブラジルに七〇〇〇人の女性訪問販売員を擁していたが、一万人に増やす計画だった。それは女性販売員に貴重な収入をもたらすだけでなく、自立心を与えると主張した。もちろん、会社はそうした女性たちが――消費者と同じく――食事関連の疾患に冒されつつある事実には口をつぐんでいた。ニューヨークタイムズ紙の記者が取材した二九歳のネスレ販売員セネーネ・ダ・シルヴァは体重が九〇キロ以上あり、高血圧をわずらっている。食事のたびに飲むのはコカコーラである。[58]

これは食品会社だけの問題ではなく、社会の変化が関係している。ブラジルであれどこであれ、巨大多国籍食品企業の台頭は、収入の増加、労働環境の変化、都市化、電気調理器、テレビ、コンピュータ、携帯電話の普及など、全体的な移り変わりの一部といえる。見逃されがちだが、マスメディアも栄養転換の推進役をつとめている。中国の場合、一九八九年にテレビを所有する家庭は六三パーセントにすぎず、そのうちの半数が白黒だった。しかし二〇〇六年には九八パーセントの家庭にテレビがそなわっており、ほぼすべてがカラーだった。テレビ視聴によって運動量が減少するだけでなく、新商品、とくに子供向けの新商品の宣伝をじかに目にすることになる。テレビで宣伝される食品は、栄養学者のいう「ノンコア食品」――身体を作る食品ではなく、不必要に砂糖や塩分の多いスナック菓子のたぐいがほとんどを占める。子供にそうした不健康な食品への嗜好を植え付け、できれば生涯そうあってほしいというのが宣伝の目的である。[59]

テレビなどの娯楽や便利なキッチン、都会生活自体が悪いわけではない。わたし自身にしろ、スポティファイ［インターネットの音楽配信サービス］以前の時代に戻りたいとは思わない――冷蔵庫やカラーテレビのない時代ならなおさらだ。栄養転換と足並みをそろえて起きた数多くの社会変化は、生活をより豊かに、便利に、快適にしてきた。二〇一八年の春、わたしは中国の大都市南京を訪れ、数十年前は大勢の農民が過酷な労働にはげむ農地だった場所を歩いた。現在、そうした地区にはきらびやかなショッピングモールが軒をならべ、若者たちが昔のような重労働と空腹に苛《さいな》まれることもなく、空調のきいたスターバックスでふわふわの抹茶ケーキをほおばっている。かつてはドリアンやライチなどのめずらしい果物を買うのは年に一、二回がやっとだった世代も、毎週自分の好きな果物を買っては、快適な地下鉄で自宅へ戻れるようになった。

ある意味では、世界的規模の現代食産業は奇跡的な成功をおさめたのだ。なんでも育てることができ、輸送することができ、売ることができる（そしてスーパーマーケットの棚にならべられる）。遠い国のどこかで生産されたエンドウ豆や生肉は、新鮮な状態を保ったまま、数日で世界中の消費者に届けられる。お金さえ払えば冬に夏の果物を買えるし、ホイップクリームを浮かべたホットチョコレートを一年中楽しめる。わたしたちの先祖は乳製品の安全性に神経をとがらせたが、今では新鮮なまま冷蔵された、ほとんど病原体のないミルクを好きなときに買える。

食のステージⅣへの移行は、世界中の誰もが想像すらしなかった事件といえる。ときどきわたしは、自分の三人の子供たちがなんと幸せな時代に生きているのだろうと思う。この子たちは、店に食べ物はあるのだろうか、などと疑ったことがない。新鮮な果物は、水道水と同じくらい当たり前の存在だ。何かが冷蔵庫になくても、どこに行けば手に入るかを知っている。からっぽの店内を見たこともなければ、配給を経験したこともない。その点では、わたしだっておんなじだ。

いうまでもなく、何ひとつ不足のない食生活は、二一世紀の今でさえ、世界の子供たち全員に保証されたものではない。今日のベネズエラで起きた深刻な食料不足は、この豊穣の時代もいつどうなるかわからないということを思いださせ、暗澹とした気分に襲われる。豊かな国であっても、みなと同じような分け前にあずかれない子供は大勢いる。アメリカでは五人にひとりの子供に食料が保証されていない。ステージⅣには、新たな形の社会的、経済的要因による食料不均衡の危機が登場した。本物のイチゴを味わったことがなく、ファストフードのイチゴ味のミルクシェイクしか知らない子供がいる。その一方、裕福な家庭の子供は、有機栽培のオート麦と農家直販の果実の朝食をとったりする。経済格差による食生活の隔たりは大きく、その溝はますます広がっている。現代アメリカの極貧層の子供は、ヴィクトリア時代に飢えた子供の姿とは異なっているものの、ほかの階層に比べ、葉物野菜、全粒穀物、ナッツ類の摂取が少ない[60]。

ステージⅣがかかえる最大の問題は、現代の食のマイナス面を解決したうえで、そのプラス面を謳歌できるかどうか、ということだ。戦後の食料システムは、莫大なカロリーを国民に届けるという目標を達成した。しかし、人々の健康をそこなわない食料の持続的供給という仮題は——少なくとも一部の国々において——まだ達成されていない。

◉方向転換

開発調査の専門家は、栄養転換の「方向転換」について論じる。つまり、食習慣を「健康な方向に変える」ことだ。理想の世界では、発生するのが必然のような慢性疾患に悩まされることなく、便利で、多様で、豊かな現代の食を楽しめるに違いない。栄養転換の曲線をジャンクフードから野菜へ曲げることができるだろうか？　もしそうなら、それを実現した例はあるのだろうか？

この問題を取りあげるときにかならず話題にのぼる国がある。韓国だ。韓国はあっという間にステージⅢからステージⅣへ移行したが、食の変化によってブラジル、メキシコ、南アフリカなどが陥った落とし穴にはまることはなかった。おそらく韓国は、方向転換できた唯一の国である。

一九六〇年代初頭から一九九〇年代なかばにかけて、韓国の経済は一変した。一九六二年から一九九六年のあいだに、ひとりあたりのGDP（国内総生産）は一七倍になった。一方、平均寿命は、一九六〇年の韓国人男性が五二・四歳であったのに対し、二〇一五年には八二・一六歳に延びた。経済成長は人口構造の変化をともない、人口は地方から都市部に流れこんだ。テレビ、電子レンジ、電気炊飯器を所有するのも普通になった。一九八八年にはソウルで夏季オリンピックが開催され、建国以来もっとも大量の情報が世界中からこの国に入ってきた。

予想どおり、こうした経済社会的変化は韓国の食生活を大きく変えた。家計食料消費に関する調査によると、韓国人の肉類摂取は一九六九年から九五年のあいだに一〇倍増加した――これはわずかな変動とはいえない。以前、スパイシーなプルコギ――醤油とごま油などで下味をつけた薄切り肉の炒め煮――は特別なごちそうだったことだろう。今では、所得の増加と食品価格の低下により、中流家庭の平日の夕食だ。一方、穀類(米が中心)の消費は一九六九年の一日ひとりあたり五六七グラムから、一九九五年の三一二グラムに激減した。

韓国が一気に貧困を脱して裕福になり、新たな国際市場に開かれたことを考えれば、やはり韓国も砂糖や脂肪、加工食品の多い肥満食にすぐ移行したと思いたくなる。ところが同じように急激に発展した国々に比べると、韓国人は自国の伝統料理をかなりの割合で維持していた。研究者たちが一九六〇年代から九〇年代の韓国のデータを調べると、驚いたことに韓国人の脂肪消費はいぜんとして相対的に少なかったのである。一九九六年、当時の韓国のGNP(国民総生産)は中国の一四倍だったにもかかわらず、典型的な韓国人の脂肪消費は、平均的な中国人よりも少なかった[61]。一方、韓国人の肥満度も、国家の経済発展度から推定する値よりもいちじるしく低かった。一九九八年の肥満の割合は、男性が一・七パーセント、女性が三パーセントにすぎなかった[62]。

韓国の方向転換のうち、とりわけ注目すべき側面は野菜の消費である。一九六九年、平均的な韓国人は毎日、生もしくは加工した野菜を二七一グラム食べていた。一九九五年、韓国社会が激変——なぜか「バブルティー」(ブラックタピオカ入りの飲料)が大流行したり、西洋とアジアのポップミュージックを融合させたK-POPを考案したり——したにもかかわらず、野菜摂取量はわずかに増え、二八六グラムになっていた。一九九〇年代の都市在住の韓国人の生活形態は一九五〇年代の村民とはいちじるしく異なるが、それでも韓国人は野菜を食べ続けていた。韓国の例は、現代人がキャベツ嫌いにならなくてもいいことを示している[63]。

社会がこんなにも変わり、現代生活のプレッシャーにさらされているのに、なぜ韓国人は野菜を食べ続けていられるのだろう? その理由のひとつは文化にある。韓国人は、たいていの西洋人とは異なり、野菜をたんに健康によいものとはみなさず、「おいしいもの」と考えている。もやしからホウレンソウにいたるまで、韓国人は多彩な野菜をとくに好む国民だ。地方では今も三〇〇種類以上の野菜が食べられており、それぞれの風味や食感が珍重される。野菜料理の王者はキムチだ。スパイスをたっぷりきかせた醱酵食品のキムチにはさまざまな種類があるが、白菜を使ったものをさすことが多い。これはただの付け合わせにとどまらず、食生活の主役といってもよく、二〇〇二年には米に次いで消費された食品だった。[64]

韓国が野菜好きの食文化を維持できているのには、栄養転換の嵐を防ぐために政府が率先してとった種々の対策も功を奏した。ほかの発展途上国とは対照的に、韓国はグローバル化された食生活から自国の料理を守る地道な努力を重ねた。一九八〇年代以降、農村生活研究所は無料の料理ワークショップを開くために数千人の雇用者を訓練し、一般家庭に蒸米《むしごめ》や醱酵大豆食品、キムチなどの伝統料理の作り方を教えた。[65] さらに、マスメディアも地元食品の販売促進に協力し、テレビ番組をとおして地元食品の品質のよさや、自家製農産物や地元農家を支援する利益などを強調した。一九八〇年代に育った世界の子供の多くは、テレビをつければお菓子やおやつ、炭酸飲料、シリアルなどの宣伝に迎えられたものだが、韓国の子供たちは地元食品の利点を説く政府公認のメッセージを受け取ったのである。[66]

さて、話を現在まで進めると、平均的な韓国人の食生活は、もはや一九九〇年代ほど健康的ではない。ポプキンがふたたび二〇〇九年の韓国人の食生活に関するデータを調べたところ、酒とソフトドリンクの消費量が両方とも増加していることがわかった。一九九〇年代後半から二〇〇九年まで、韓国政府は全粒穀物の摂取量を一〇年間で増やそうと計画したが、平均的韓国人が全粒穀物から得るカロリーは、以前よりも一六キロカロリー増えただけだった。政府のメッセージの効果はあがらなかっ

1969〜2009年における大韓民国の野菜摂取量（グラム／人／日）

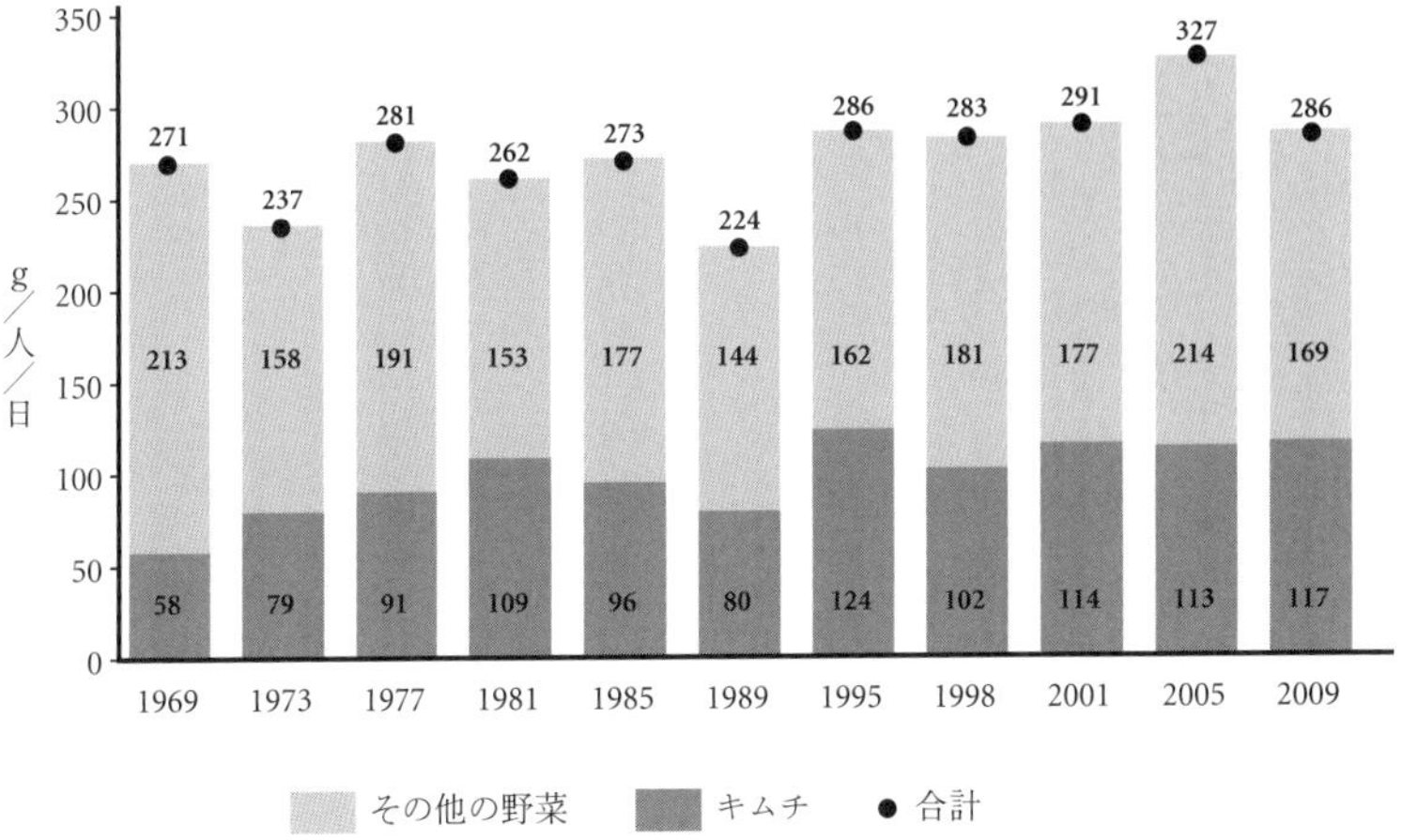

出典：図2　Lee et al. 2012
注意：グラフの値は3〜4年間の移動平均を示す。キムチ摂取量は、1969〜1995年までは1歳以上の平均、1998〜2002年は2歳以上の平均を示す。

たのである。韓国の肥満、糖尿病、心疾患の有病率は、一〇年前よりも二〇〇九年のほうが高かった[67]。

とはいえ、韓国人の食生活は劇的に悪化しているわけではない。野菜摂取量はいちじるしく高い水準を維持しており、キムチの人気も衰えていない（キムチの主役である白菜の価格が一九七〇年代から二〇〇九年までに六〇パーセントも上昇しているのはかなり心配だが）。平均的韓国人の食生活は完璧ではないかもしれない――人間の食がそうであったことがあろうか――ものの、韓国人は、「健全だが欠乏しやすい過去の食」と「豊富だが不健康な現在の食」のあいだで、自分たちなりの中道を確保できることを具現しているといっていい[68]。

この韓国の例は、たとえわずかであっても、政府の適切な介入があれば栄養転換の方向は「変えられる」ことを示している。これはサハラ以南のアフリカの発展途上国に希望を与える。おそらく彼らも、野菜中心で多様という自国の食習慣のよさを維持しながら、快適で便利な生活に移行していけるだろうことを示唆しているのだから。

しかし本書執筆時点で、韓国以外の発展途上国の政府が加工食品の猛攻と積極的に戦うつもりがあるかどうかは疑わしい。むしろ、栄養転換と戦うのではなく、栄養転換曲線の動きを速め、多国籍食品企業から利益を引き出す方向に行くと考えられる。

二〇一七年八月、わたしは世界食料サミットが開かれるコペンハーゲンにいた。二日間の会議の目的は、世界の食の改善方法を見つけることである。インドのハルシムラト・コール・バダル食品加工大臣も発表者のひとりだった（こうした職務があるとは知らなかった）。バダルは立ち上がると、熱烈な調子で、インドの国民が新鮮な野菜料理を作る習慣を維持していることを嘆く演説をおこなった。最初、地元デンマークだけでなく世界中からやってきたフードライターやシェフ、食品会社の代表といった聴衆は、かすかな羨望のため息をもらした。ああ、インドには料理の習慣が残っているのか！ところが大臣は、この新鮮でおいしい家庭料理などはなんの役にも立たず、無駄にすぎないと論じはじめた。「インドで生産される食物は一〇パーセントしか加工されていません」と彼女は嘆いた。それに対し、西ヨーロッパ諸国の加工率は約六〇パーセントにのぼるという。大臣は——きわめて当然ながら——インドの中産階級はほかの世界の人々と同じ食品を購入したがっている、と指摘した。また、インドは毎年四〇〇億ドル相当の食物を廃棄しており、その最大の原因は流通システムの不備にあると述べた。「食品廃棄は倫理にもとります」。解決策は食品加工分野における外国からの直接投資（ＦＤＩ）である、と大臣は結論づけた。

インドのビジネスチャンスははかりしれない、と大臣はいう。マーケットの規模は一四億人であり、加工食品の市場としてはまだ大半が手つかずのまま残っている。「皆さんすべてをわが国のパートナーとして迎えます。デンマークの技術とノウハウをどうぞ伝授してください」。そのかわりに、インドのすばらしい原材料と、実り多い消費者と出会える「プラットフォーム」を提供します、と大臣は呼びかけた。

インドなどの発展途上国は、本当にこんな方法で栄養転換の時代を通り抜けようとしているのだろうか？　インドは長きにわたって野菜を愛してきた国だ。地球上のほぼあらゆる場所で生じている健康被害を受けることなく、韓国のようにステージⅣを切り抜けられる可能性が高い。インドの所得増加の速度はすばらしく、生活はさまざまな面で変化している。しかし、すでに多くの超加工食品を食生活に取り入れており、インスリン抵抗性を引き起こす2型糖尿病の発症率も危険なほど高い。豊かさの病にかからずに飢えを克服する道はインドにあるのだろうか？

◉食生活の次の段階

これまでの歴史の流れを考えれば、おそらくステージⅣは栄養転換の最終相ではない。しかし、未来の食生活の有り様《ありよう》は誰にもわからない。ひとつだけいえるのは、この約五〇年間にわたる過剰消費のあと、人間が消費するカロリー量を減らしていかなければならない、ということだ。それが気候変動と農業収穫量減少によってやむをえずそうなるのか、あるいは人類が食物の運命を上手に管理して、身体が必要とする範囲内で食べるようになるのか、見守っていく必要がある。バリー・ポプキンは、政策さえ正しければ後者を実現するのは不可能ではない、とする科学者のひとりだ。彼によれば、そのときわたしたちはステージⅣを離れてステージⅤ、つまり「行動変化」という名の生活様式に入ることになる。

ステージⅤには――この時代が本当にやってくるのなら――希望がある。都市生活の豊かさは変わらないまま、都市の「質」が変化する。人々がもっと運動できる環境がととのえられ、新鮮な食品の入手や購入もしやすくなる。野菜や果物の摂取量は増え、食事関連の疾患は急速に減っていく。食事と健康のかかわりに関する知識が広く普及し、それはよりよい食生活の実現につながっていく。ステージⅤでは生きることと食べることが乖離《かいり》しない。飢えや病気に悩まされることなく、おいしい食品に囲まれながらも過剰ではなく、快適な生活を送れるようになるだろう。

まだ小さな光にすぎないが、ステージⅤの到来を予感させるきざしがある――もちろん世界中ではないし、すべての人におよんでもいない。それでも未来に向けた行動を開始した地域があることは、希望を抱かせる。そうした場所のひとつが、デンマークだ。

「この二〇年間、本当にいろいろなことがありました。こんなふうに料理できる日が来るなんて信じられない！」コペンハーゲンのケータリング業者で料理書の著者でもあるトリーネ・ヘーヌマンはいう。わたしがヘーヌマンと出会ったのは二〇一七年の夏、あのインドの大臣が加工食品についての所信を述べた世界食品サミットでのことだった。彼女が連れていってくれたワインバーは、コペンハーゲンに数多く残る美しいタウンハウスのなかにあり、わたしたちは脚が長くてグラスの底が平たい、北欧のワイングラスでグリューナー・ヴェルトリーナー種の白ワインを飲んだ。充実した人生によい食物は欠かせないと思う、とは彼女の弁。

デンマーク人のヘーヌマンが経験してきた食生活の変遷は、同じ中流階級であっても、ムンバイやデリーの人々とは完全に異なる。デンマークの食は一九五〇～六〇年代にステージⅢからⅣへ移行した。現在は国民が協力しあって、よりおいしく、興味深い方向に向かおうとしている。ステージⅤがどこかに存在するとしたら、それはコペンハーゲンに違いない。通勤には大多数が自転車を用い、健康と持続可能性、おいしさを食文化の中心に据えている。こうした動きには、韓国と同じく、デンマークも政府が国民の食生活を真剣に考えていることが大きく関係している。デンマークは二〇〇四年、販売される食品に含まれるトランス脂肪量をきびしく規制した。これは国内の心疾患率を低下させるための対策に連動したものである。[69]

トリーネ・ヘーヌマンが子供の頃に通っていたコペンハーゲンの学校では、誰もニンニクを知らなかった。中東や地中海沿いの地域で広く食べられているフムス（ヒヨコ豆にオリーブ油やニンニク等を加えてペースト状にしたもの）が保守的なデンマーク人の味覚に受け入れられるのには、長い時間を要したという。「今ではフムスのない食料品店なんてありません。三〇年かかりました。多様性の一例ですね」。やはりほんの一〇年前までは、コペンハーゲンにベトナム料理はいっさいなかったが、現在は香草や野菜をトッピングしたスパイシーな麺料理フォーが大人気だ。それでいて、デンマーク人はずっしりしたライ麦パンなど、健康的な伝統食品への嗜好も失っていない。

政府系社員食堂に料理を提供するヘーヌマンは、デンマーク政府が貧富の区別なく、国民に健康的で持続可能な食を定着させることを優先課題としているようすを目の当たりにしてきた。二〇一六年には、公共機関――学校から病院まで――で出される食事の材料は六〇パーセントを有機農産物にすること、という法律が新たに制定された。ヘーヌマンの料理を食べる人たちは、野菜や、以前なら拒絶していた風味をよろこんで受け入れているという。仕入れ先から大きなブロッコリーが届くと、彼女は連日ブロッコリー料理を出すこともある。一日目はブラウンバターソースがけ、二日目はインド風の野菜の天ぷら「パコタ」、三日目はイタリア風のケッパー添え、というふうに。

ヘーヌマンは野菜好きだが、栄養士が「これは健康的」と太鼓判を押すようなものばかりを料理したり食べたりしているわけではない。デンマーク人の例にもれず、ヘーヌマンもケーキに目がなく、友人が来たときにそなえて冷凍庫にスポンジケーキを常備している。手早く「ルバーブ（ダイオウ）とチョコレートのレイヤーケーキ」を作るためだ。おいしいルバーブクリームをあいだにはさんで、チョコレートガナッシュを上に飾る［デンマークではルバーブの茎でジャムを作り、ホイップクリームなどと混ぜて食べる］。「ケーキのない人生はいささかさびしすぎます」とヘーヌマンは自著で述べ、ケーキは精神衛生上とてもいいと思う、と付け加えている。健康と不健康が同居しているのは、今村文昭の日本式食生活も現代デンマークも同じである。しかしどちらの場合も、バランスは健康のほうに傾いている。[70]

あらゆる国がデンマークのようになれるとはかぎらない。デンマークには、小規模な人口、堅実な経済、社会的不平等の少なさなどの利点がある。デンマークとまったく同じ方式をとれる国はどこにもないかもしれない。ただし問題にすべきことは、デンマークとは異なる国々であっても、豊かでありながらも無数の人々の健康をそこなわない食事を一般化していけるかどうか、だといえる。

世界各地で多くの人々がデンマークのような食に向けて、ささやかながらも着実に歩みを進めている。今村のデータによれば、豊かな国々——ヨーロッパ、北米、オーストラリア——で消費される健康的な食品の量が確実に増えており、同時に、不健康な食品の消費量はゆっくりと横ばいになりはじめている。これは、実際にわたしたちの周囲で見られる行動とも一致する。健康を害するような食料供給に異を唱え、新しい食を求める消費者の数は多い。ケールやビートルートが西洋で人気を博する日が来るなんて、誰が予想しただろう？　食の嗜好は、本当にあっという間に変わりうる。

ステージⅤにこめられた希望は、現代の食のふたつの物語がひとつになること——もっと心躍る、地に足のついた物語になることだ。飢えを克服し、野菜を食べ、のどが渇いたら水を飲む。フムスのようなおいしい異国料理を見つけ、ときどきケーキも食べ、苦しみのない人生を送る。正しい食料政策——多角的な農業政策、よりよい食育、不健康な食品や飲料へのきびしい規制など——があれば、わたしたちはステージⅤにたどりつけるかもしれない。これを実現させるためには、各国政府は「とにかく量」という戦後の計画に則った食料政策を転換させる必要があるだろう。小さな取り組みははじまっているが（たとえば一部の国が導入した砂糖税など）、食生活の改善をはかる政策の真価がわかるのはまだ先のことだ。二〇一四年以降の食の未来を論じた報告書にあるとおり、「食に関する政策はこれまで微々たるものにすぎなかったので、カロリー大量消費、とくに脂肪、塩分、砂糖の消費を減らすための断固とした取り組みで何が達成されるかは、まだよくわかっていない」[71]

一方、いまだにステージⅣのただ中にいるわたしたちは、どのような食生活がベストなのか、はかりかねている。こちらにはダイエットの衝動、あちらにはジャンクフードと、極端と極端が混在する状況に身をおいていると、こうした混乱を切り抜けて、よろこびと健康を両立させる食べ物を選択するのは不可能に近いような気がする。

最初の一歩を踏み出すには、自分の目の前にある食物の名称をよく確認し、何を口にしようとしているのか意識することもひとつの方法だろう。わたしたちはふだん、食物の変遷に気づくことなく過ごしているのだから。

「世界標準の食」をあきらかにした植物多様性の専門家コリン・コーリーは、デンバーの自宅で夕食時におこなうゲームの話をしてくれた。コーリーは妻と障害のあるきょうだいと暮らしており、毎晩、食卓につくとまず「ゲーム」をする。それは神への感謝の祈りではないものの、同じ範疇に入れてもいいかもしれない。三人は食べはじめる前、食卓にならんだ食物すべての種と植物の科の名前を競い合ってあげていく。ただし、ラテン語で。たとえばブリトーの場合、コーリー家の誰かがまず、〝トリティクム・アエスティウム〟（トルティーヤに使われる小麦）、イネ科（〝ポアケアエ〟）に感謝を述べる。すると次の人が「〝ペルセア・アメリカーナ〟、アボカド、クスノキ科、〝ラウラケアエ〟」と続ける。もう誰も食材の名前をそれ以上いえなくなったところでゲームは終わり、食事がはじまる。「ばかげた遊びですがね」とコーリー。「わたしにとっては、原形をとどめていない食材をよみがえらせる手段なんです」。コーリー家の食卓ゲームは、同一のアンバランスな食に収束している世界に対する、ささやかだが雄弁な申し立てといっていい。

わたしの場合、このゲームをするほどのラテン語能力は持ちあわせていない。しかし、料理を構成している食材を個別に認識し、実際に食べるものに注意をはらおうとするコーリーの方法はすてきだと思う。それに、これは雑食動物がずっとやってきたことだ。大昔からわたしたちは、目の前にあるものを見て、「これは食べられる」「これはだめ」と分類してきた。ステージⅣの世界市場の食生活から逃れられる人は誰もいない。食材の名前をリストアップするだけで、ふだん食べる食品の種類が増えるわけでもない。それでも、今の食生活のバランスをよりよい方向に戻そうとするなら、実際に口にするものの名前をいえることはかならず役に立つだろう。

現代の食が抱える問題のひとつは、食べるものに対する自分の感覚を信じなくなったところにある。

わたしたちはもはや太古の狩猟採集民でもなければ、農耕民でもない。それでも、わたしたちはやはり「食べる人」であり、何を口に入れていいかの判断に役立つ感覚はまだそなわっている――意識さえすれば。わたしたちには、「すべてナチュラル」とか、「タンパク質補強」とか、心をくすぐる謳い文句が書かれた商品を食べる義務はない。ステージⅣという食の激変にもかかわらず、わたしたちの食生活にはけっして変わらないことがある。つまり、「これは食べ物」と人間が決めたものだけが食べ物になりうるという事実だ。その人間とは、自分自身である。

第2章　ミスマッチ——肥満・渇き

「ときには後戻りも必要です」。インターネット上にはさまざまな意見があふれているが、最近、時間をさかのぼって曾祖母時代の食べ物を取り入れれば、わたしたちの食はもっと健康で幸せになるだろう、という主張がみられるようになった。この記事——食心理学研究所のもの——は、現代の数々の健康問題の解決策として「先祖食」を推奨している。

当然、「先祖食とは?」という疑問がわくだろう。これはつまり、自分の曾祖父母がどこに住んでいたにせよ、可能なかぎり彼らの食生活に近づけることらしい。自分の先祖がギリシャ出身であれば、おそらく彼らは脂肪分の多いヨーグルト、野生の植物、牧草で育った家畜の肉、オリーブ油を食べていたに違いない。また日本の先祖であれば、魚、海藻、漬け物、在来穀物を食べていただろう。[1]

子供時代の味覚はつねに強い郷愁の念をかきたてる。現在の混乱した不健康な食生活から抜けだす方策として、祖父母時代の知恵を求める声は多い。こうした考えが生まれたのは、フードライターのマイケル・ポーランが自分自身の経験から、健康的な食生活を送るには「自分のひいおばあさんが食べ物と認めないものは食べない」のが原則というアドバイスをしたのが大きなきっかけとなった。

食生活の時間を巻き戻そうとする動きは理解できる。わたしたちの食生活のあまりにも多くの面が、この数十年間で悪くなっているからだ。世界各地の国々で、粗挽き穀物や豆類、野菜をメインにした料理は食の主流ではなくなりつつあり、第1章で述べたように、生物多様性は大幅に失われた。オリーブ油、野菜、魚、豆類、全粒穀物をもっと食べれば、栄養面が充実するのは本当だ。[2]

しかし、「過去への回帰」を栄養改善策にするのには、いくつかの重大な問題がある。まず、曾祖母たちは料理を作るために大変な苦労をすることが多かった。たとえば、家族全員分の穀物を挽くのは重労働だった。近年まで、世界中の無数の女性が上半身の関節炎に苦しめられていた。何時間も臼を挽き、チャパティやトルティーヤなどの生地を作るために粉をこねていたからである。

また、すべての曾祖母が理想的な食事をしていたわけではない。これまで述べてきたように、曾祖母たちの多くは穀物にかたよった食事に依存しており、飢えと隣りあわせだった。たしかに、曾祖母はスポーツドリンクや一口サイズのポップコーンチキンをはじめ、星の数ほどある超加工食品を「食べ物」とは認識しないだろうが、現在は健康によいとして受け入れられているもの——たとえば生のケールサラダ、オーバーナイトオーツ［オートミールにミルクとドライフルーツなどを加えて一晩おいたもの］、カボチャの種など——の多くも「食べ物」とみなさないかもしれない。さらに、曾祖母のなかには、二〇世紀初頭版のジャンクフードを食べている人もいた。一九一〇年、ニューヨーク市のある公衆衛生運動家は、食用色素でピンクに染めたソーセージのホットドッグや、砂糖がけのカップケーキを買う学童について報告している。曾祖母だからといって、加工していない肉や牧草で育った家畜しか受け入れない、というわけではないのである。

曾祖父母の知恵を飽食の時代の救済法とするのには、別の問題もある。つまり、この考え方は、わたしたちが今も過去の食習慣を車輪の片方にしている点をふまえていないのだ。現在の深刻な問題の多くは、栄養転換という新たな事態にわたしたちが適応しきれていないところから来ている。さまざまな点で、わたしたちは曾祖母の知恵に基づく食生活を送っているが、食に対する曾祖母の心理や姿勢は、欠乏への絶えざる恐怖に裏打ちされていた。

　わたしたちが食べるものは、子供のときから今までのあいだにいちじるしく変わったかもしれないが、食文化のほうもそれに歩調をあわせて変化したわけではない。曾祖母の料理法は、残念ながら失われてしまったものがほとんどだろう。肉切り包丁の輝きはいうまでもなく、冬用の瓶詰め果物の作り方など、どの家庭にもそれなりの方法があっただろう。しかし、食べ物がふんだんにある食卓への興奮は忘れ去られてはいない。現代の食生活は終わりのない祝宴のようなものだが、わたしたちの遺伝子や心理、文化は、いまだに食物の欠乏の記憶に支配されている。これもまた、めまぐるしく移り変わるステージⅣに内在する困難のひとつだ。わたしたちはまだ、この飽食の森を抜けだして、健康とよろこびの両方を得られる食べ方に向かう新戦略を開発していない。

　食料が乏しい時代にぴったりだった戦略について考えてみよう。たとえば肉とか糖分の多い食物など、効率的にエネルギーを得られるものに価値をおき、それが手に入るときはとにかく腹に詰めこんだはずだ。わたしたちの多くもまた、いまだにそこから抜けきれていない。すっかりたいらげたあとに食べ物が見つかったら、誰かに取られないよう確保しておくだろう。[3]

　人類が過去に獲得し現在も継承している生物学的機能や文化と、新しい食の現実のあいだに生じる軋轢《あつれき》について、専門家は「ミスマッチ（不一致）」と表現する。わたしたちはけっして再生できない過去の幻影を追い求めるかわりに、前を向いて、新しい時代に即した味覚変化を達成すべきではないだろうか。

現在の食料システムには、ミスマッチがたくさんある。一部は文化的なものであり、それは飽食という新時代に適応できなかったことから来ている。たとえば、わたしたちの食文化はいまだに甘いものに目がない。砂糖はもはや貴重で特別な、珍重すべき品ではないという事実を完全には受け入れかねているのだ。また、過体重や肥満が今は多数派なのだという事実からも目をそむけている。

おそらく、もっとも悲劇的なミスマッチは生物学的なものだろう。欠乏の環境に対応するべく進化してきた身体は、現在のわたしたちが住んでいる奇妙で豊かな食の新世界に適応しきれていないのである。

◉痩せ型肥満の赤ん坊

一九七一年当時、チッタランジャン・ヤージニク医師は、インド西部の大都市プネーのサッスーン総合病院で研修中の医学生だった。ヤージニクには、糖尿病患者の体格指数（BMI）を測定する仕事が割り当てられた。これは計算が面倒とはいえ、日常業務のひとつである。問題は、計算機を買う余裕がヤージニクになかったことだった。そこで苦労して患者の体重（ポンド）と身長（フィート）の対数表を作り、そのノートを用いてメートル法に換算してから、「体重（キログラム）を身長（メートル）の二乗で割る」BMIを自力で算出した。[4]
最初の一〇人の測定をすませたあと、ヤージニクは計算値がなんだかおかしいことに気がついた。教科書には、2型糖尿病患者は高齢で肥満の人がほとんどだと書いてある。ところがプネーの病院でヤージニクが担当した糖尿病患者一〇人は、いずれも若くて痩せており、BMIも低かったのである。

もし自分の測定値が正しいのだとしたら、教科書の「高齢と肥満から派生したものが2型糖尿病」という定義が間違っているか、少なくとも不完全なことになる。ヤージニクはその疑問を自分の担当教官にぶつけてみたが、今は医学の矛盾につきあっているときではない、試験にとおることに集中せよ、と諭された。[5]

ヤージニクはインドの糖尿病に関する疑問を忘れなかった。イギリスのオックスフォード大学で西洋圏の糖尿病について数年間研究して経験を積み、学位を取得したあと、プネーに帰った。そのとき、彼の母国では糖尿病が急増していた。一九九〇年代の前半、ヤージニクは「プネー母体栄養調査」にたずさわり、プネー近郊六か所の農村で母親と赤ん坊の調査を開始した。集まってきたデータを見たヤージニクは、インドの糖尿病は教科書に記載されている従来型の2型糖尿病とはいちじるしく異なるという自分の直感が正しいことを確信した。最終的に、インド人新生児六〇〇人以上に詳細な出生時測定をおこない、イギリスのサウサンプトンで出生した白人新生児群のデータと比較した。イギリスの新生児と比べ、インドの新生児は小柄で体重も軽かった。しかし皮下脂肪の厚みをキャリパー［皮膚をつまんで厚みを実測する機器］で測定した値を見ると、たしかにプネーの小さな赤ん坊は、サウサンプトンの赤ん坊よりも太っていた――とくに身体の中心部には驚くほど脂肪がついていた。ヤージニクは「痩せ型肥満のインド人ベイビー」という新語を用いて、この現象を説明した。生まれたばかりだというのに、インドのこうした新生児はイギリスの新生児に比べ、前糖尿病ホルモンの割合が高かった。この赤ん坊たちは痩せて見えても、実際は太っていたのである。[6]

心臓病や2型糖尿病などの病気は、非感染性疾患（NCD）と呼ばれる。つまり、隣の人のくしゃみが原因となる風邪のように人から人にうつる、ということはない。しかしヤージニクの発見は、胎児は子宮内で母親から、母親の食生活をとおして糖尿病になりやすい体質を現実に「獲得」することを示していた。妊娠中に低栄養だった母親の赤ん坊は、「脂肪をたくわえる傾向」をそなえていた――つまりサバイバルのメカニズムが働いたのである。[7]

これまでインドにおける糖尿病の蔓延は、不完全で不十分な食料供給に苦しんできた集団が、何世代もかけて獲得した「倹約」遺伝子のせいだとされてきた。インドの人々が現代の豊かな食事に適応できないのは、長年にわたって栄養失調状態だったためだと考えられたのである。ところがヤージニクの調査によって、不適応はずっと短い時間で起こることがあきらかとなった。ヤージニクはそれを倹約遺伝子ではなく、「倹約表現型」という語で説明する。つまり、一世代という短い時間でも遺伝子と環境は相互に作用しあうのである。遺伝子が発達する環境に応じて、遺伝子はさまざまな表現型にわかれる可能性がある。痩せ型肥満の赤ん坊は、生物学的環境のミスマッチをあらわしている。赤ん坊は栄養不良の母親の胎内で飢餓に対する表現型を発達させたものの――一九七〇年代から九〇年代のあいだにインドの食料供給システムが激変したために――予想に反して食物が豊富な環境で食べることになったのだ。[8]

ヤージニクが初めて痩せ型肥満の赤ん坊を特定した一九九〇年代には、栄養と環境の相互作用に関するこうした考えはまったく新しいものだった。これを主題にした論文が受理されるまでに、六年を要した。当時の医学界は「辺境の無名のインド人が提唱する」考えにきわめて懐疑的だったからだ、とヤージニクはいう。痩せ型肥満の赤ん坊の概念が受け入れられはじめたのは、ヤージニクが二〇〇四年に彼自身が痩せ型肥満のインド人であるという論文を発表してからのことだった。[9]

この二〇〇四年の論文――ヤージニクが「ＹＹパラドックス」と名づけたもの――には、ヤージニク（Yajnik）と彼の友人で同僚のイギリス人科学者ジョン・ヤドキン（Yudkin）がならんで写った、有名な写真が掲載されている。白いシャツ姿の中年男性はどちらもスリムだ。論文によれば、ふたりのBMIはほぼ同じで二二kg／m²である。イギリスの場合、BMI一八・五～二四・九は低体重でも過体重でもなく、適正と分類される。ヤージニクとヤドキンは、どちらも問題なく適正の範囲内だった。ところがレントゲン写真で比べると、ヤージニク――痩せ型肥満のインド人――の体脂肪率はヤドキンの二倍以上もあった。ヤドキンの体脂肪率が九・一パーセントだったのに対し、ヤージニクはそのスリムな外観にもかかわらず、二一・二パーセントもあったのである。さらに研究をおこなった結果、一般のインド人成人は、白人やアフリカ系アメリカ人に比べ、筋肉量が少なく体脂肪が多いことが確認された。[10]

インドにおける痩せ型肥満の赤ん坊の物語は、人体にきざまれた栄養転換の物語といえる。後天的な要因によって遺伝子が制御される現象を研究するエピジェネティクス（後成《こうせい》遺伝学）という新しい科学のおかげで、妊娠中の母体が胎児に「どのような食環境に生まれるか」についてのシグナルを送ることがわかってきた。食料が乏しくて低体重の妊婦は、胎児に「食べ物はないも同然」と伝える。それがきっかけとなり、胎児のホルモンや生理的環境にさまざまな変化が起こる。たとえば、ヤージニクは母体の食事中のビタミンB_{12}が欠乏すると、赤ん坊がインスリン抵抗性になりやすいことを報告している。

痩せ型肥満の赤ん坊は、一世代のあいだに食生活が欠乏から豊富へと移行した社会をあざやかに映しだす。こうした赤ん坊の母親は、それほど遠い昔に暮らしていたわけではないが、生活環境には天地の差があった。十分な食料はめったに手に入らず、とくに脂肪やタンパク質はまれで、人々は新鮮な水を汲むために何キロも歩かねばならなかった。そんな女性が妊娠すると、赤ん坊は生まれる前に代謝のプログラムを整え——腹部にたくさん脂肪をたくわえながら——きびしく乏しい環境を生き抜こうとする。ところが赤ん坊は、まったく異なる、もっと豊かな環境で食べながら育つ。そこは、バスや電気、労力を節約する農機具が整備され、料理用の安い油が手に入り、収入も増えた世界だ。インドの諸都市に住む数百万の人々——新興の中流階級——は、かつては自転車か徒歩が交通手段だった場所をスクーターで移動する。糖尿病は、インドが新しく手に入れた繁栄という果実に巣くう害虫なのだ。

急速に変化する食環境に生まれた赤ん坊が抱える問題は、最初の数年の食べさせ方で悪化するおそれがある。欠乏の記憶は、母親が赤ん坊に食べさせる方針にも影響をおよぼす。それはインドにかぎらず、すべての発展途上国で認められる現象だ。痩せ型肥満の赤ん坊の多くは、二歳までの緊急食料援助で太ったことだろう。昔のインドでは、もっとも急を要する栄養問題は全面的な飢餓だったから、子供への食べさせすぎを懸念することなどほとんどなかったに違いない。対極にあるのが飢えだとすれば、二歳までの急速な体重増加は奇跡に近い。インドでは飢餓はいまだにすさまじい規模で存在しており、世界栄養報告によれば、五歳以下の子供全体の三八パーセントが、将来の発育をおびやかすほど深刻な食料不足にさらされているという。しかし現在、当初は栄養失調だった子供を急激に成長させると、長期的には予期せぬ結果をもたらしかねないことがわかってきた。急激な成長は肥満のリスクにつながり、小児期後半には高血圧の、成人期には糖尿病の原因となる。乳幼児期の前半にタンパク質や植物油を大量に摂取した場合、成長後に肥満のリスクが高まるおそれがあるという証拠が集まりはじめている。[11]

インドの人口はもともと巨大なので、2型糖尿病の患者数が世界最大の国が現在のインドだと指摘しても、驚く人はあまりいないかもしれない。患者数より衝撃的な事実は、糖尿病の人口比率がひじょうに高いことだ。すでにチェンナイなどの大都市では、成人人口の約三分の二が糖尿病か前糖尿病になっている。[12]

痩せ型肥満の赤ん坊に負わされた栄養学的ミスマッチを正すのに、何ができるだろう？　発展途上国で栄養不良の赤ん坊の支援に取り組んでいる人々は、適正な栄養状態を実現する方法を模索しはじめた。すなわち、必須微量栄養素のすべてを網羅しつつ、余分な体重増加を最小限に抑える子供食のありかたである。ヤージニクのチームは、最近、思春期の少女たちにビタミンのサプリメントを投与するプロジェクトをおこなっている。ビタミンの服用によって、理論的には、彼女たちが妊娠した場合、胎児に「この世には食べ物がたくさんある」というメッセージが伝わるはずだ。このプロジェクトの目的は、現代インドの食環境を母体から胎児に正確に伝えてもらい、将来世代が非感染性疾患を発症するリスクを減らすことである。その希望がかなえられるかどうかは、時間がたたないとわからない。わたしたちの身体にきざまれた後成遺伝的なメッセージは、すぐに消え去ることはないだろうから。

一九八〇年代と九〇年代に痩せ型肥満の赤ん坊として生まれ、成長した人々について考えてみよう。いま彼らの多くは糖尿病と闘っている。自分自身にはなんの落ち度もないのに、こうした若者たちは病気を背負わされ、一生涯それを管理し続けなければならない。2型糖尿病をかかえながら生きるとは、現在の食料事情と鋭く対立した食生活を送ることを意味する。精製炭水化物があふれた食料品店で、彼らは自分に「砂糖と白米をひかえろ」と言い聞かせなければならない。かつてないほど豊かな食料がそろった世界で、カロリー摂取量を厳密に守らなければならない。

痩せ型肥満のインド人のジレンマは、世界中で何百万もの人々が直面している問題のもっとも鮮明な例といえる。わたしたちはみな、多かれ少なかれ、身体にそなわった基本的な素質と生活環境とのあいだで生物学的な衝突を繰り返している。総合してみると、こうした衝突は、どうやらわたしたちを太らせる方向に向かわせているらしい。赤ん坊はもともと甘みを好むようにできている。砂糖が贅沢品だった時代はどうということもなかったのだが、甘いものが安く手に入る世界では問題となる。エネルギーをたくわえるのも生まれながらの性質であり、それは狩猟採集民や農耕民の身体活動をよく支えたが、車だらけの都会ではあまり効果を発揮しない。わたしたちの生存に役立つように進化してきた性質の多くは、いまやマイナス面のほうが目立つようになってしまった。その例がもうひとつある。人間の生物学では、飢えと渇きは異なるメカニズムで働く。そのため、糖分の多い飲料をどれほど飲んでも、たいした満足感は得られないのだ。

◉渇きという難問

あなたなら、飲み物とスナックの区別をどうつけるだろうか？　今日、それを見分けるのはむずかしい。チョコレートアイスクリームを一人前食べるとしたら、それはデザートに分類され、だいたい二〇〇キロカロリーと考えていいだろう。ところが、同量のチョコレートアイスクリームをラージサイズのミルクシェイクで摂取すると、一人前が一〇〇〇キロカロリー程度になる場合がある。しかもそれはたんなる飲み物なので、ハンバーガーやフライドポテトを一緒に食べる公算が大きい。

飲み物に起きた激変にふれることなく食習慣の変化について語っても、意味はない。単一の食品のなかで、清涼飲料であれアルコール飲料であれ、飲み物ほど無意識のうちに過剰なエネルギーを摂取してしまうものはないだろう。多くの人が——大人でも子供でも——「のどが渇いたから水を飲もう」とは考えないようになった。液体になんらかの味が付いていることに慣れてしまったのである。[13]

二〇一〇年に平均的アメリカ人は一日四五〇キロカロリーを飲み物から摂取したが、これは一九六五年の二倍以上にあたり、液体の形で普通の一食分をとったことになる。朝のカプチーノや夜のクラフトビール、運動後のグリーンジュース、どんなときでもコカコーラなど、カロリーのある飲料の選択肢はどんどん増え、種類も多彩になっている。世界中で、バブルティー(タピオカ入りミルクティー)、アグアフレスカ(新鮮な果物と水に砂糖やハチミツなどを加えて作るドリンク)、コーディアル(季節のハーブや果物をシロップ漬けにした濃縮ドリンク)、エナジードリンクなどが飲むことができる。また、緑茶やハイビスカスなどを用いた新しいクラフトソーダが続々と作られている。「ヘルシーさ」が売りだが、スプライトと同じくらい糖分が含まれているものも多い。含有カロリー量から判断すれば、現代社会の飲み物の多くは、飲料というよりも食物と位置づけるほうがよい。しかし文化的および生物学的な理由のために、わたしたちはほとんどの液体を食物に分類しない。液体をどれほど飲んでも、人間の身体は水程度の満足しか感じないようにできている。[14]

平均的な西洋人の一日で、何をどれだけ飲むか数えてみよう。本当にたくさん飲む。アメリカ人の五パーセント以上が甘い炭酸飲料で一日をはじめるという。これには驚くが、早朝出勤で台所に立つ余裕がない場合は、コカコーラを朝食にするのも無理はないかもしれない。もっと一般的な朝の飲み物はコーヒーだが、たいていコーヒーよりもミルクの割合が多い。横にオレンジジュースがあるかもしれない(オレンジジュースは数十年にわたって典型的な朝の飲み物だったが、砂糖と大差ないという消費者意識の高まりを受け、その人気にも翳りが出はじめた。アメリカで消費されるトロピカーナ・フルーツジュースの量は、二〇一〇年から一五年までに一二パーセント減少している)。調査によると、アメリカ人の一〇パーセントが午前の中頃にふたたびコーヒーかソーダを飲む。個人的には、その時間までがまんできる人に尊敬の念をおぼえる。わたしはコーヒーへの依存度が高い。仕事中はとくにそうで、最初の一杯を飲み終える前に二杯目のことを考えている(ブラックコーヒーを基本にしているのは飲む量が多いからだ。ためしてみてほしい)。[15]

こうして、加糖飲料やなんらかのカフェインを——ミルクやさまざまな糖分を入れたり入れなかったりしながら——折にふれて飲みつつ一日は過ぎてゆき、夕食前のカクテルアワーになる。ソフトドリンクや酒類がたくさん飲まれる時間帯だ。多くの人は、一九六〇年代のニューヨークのアメリカ広告業界を描いたテレビドラマ『マッドメン』の世代のほうが、今日の一般人よりもずっと酒を飲んでいたように思うかもしれない。しかし裕福な一部の階級は別にして、アメリカ人のアルコール消費量は、一九六〇年代のほうが現在よりもかなり少なかった。アメリカでは一九六五年から二〇〇二年までにアルコール消費量は四倍に増えている。[16]

これは世界的な傾向だ。そして、国や地域を問わず、飲料消費の増加は栄養転換の大きな要因となる。二〇一四年のソフトドリンク業界の市況報告は、ラテンアメリカを「ソフトドリンクの社主と銘柄にとって明るい国際市場」と評した。[17] 経済が上向きのメキシコやアルゼンチンの若者は、収入の増加にともない、一年ごとにソフトドリンクを飲む量が増えている。以前は中国の人々は一生涯甘くないお茶と水しか飲まなかったが、今はビールに炭酸飲料、スターバックスのフレーバーコーヒー全種類を入手できるようになった。

ここには、水以外の飲み物を買って渇きを癒やせるのはよい時代、というメッセージが潜んでいる。飲料業界――ソフトドリンクと酒類の両方――は、飲み物を手にしているとあらゆる場面で状況が好転するというイメージを社会に浸透させた。勉強？　エナジードリンクで集中力が高まります。友人たちと出かける？　飲み物があればもっとくつろげます。二〇〇四年には、平均的なアメリカ人は水以外の飲み物を年に五一一リットル飲んでいた――一日あたり一・五リットル[18]。

こうした現代の飲料消費を新種の暴飲暴食――「賢い曾祖母だったらけっしてやらなかっただろうこと」と位置づけるのはたやすい。しかしメキシコなどの、大半の水道水が不衛生な中所得国の場合、ソフトドリンクの購入は自己防衛の一環となりうる。ボトルに入った飲み物には不衛生な水の細菌が混入していないから、自分はもちろん子供も病気になりにくい。さらに、炭酸飲料はささやかな選択にすぎないように感じられる。同じ量の水とコカコーラのどちらを買おうかと考えるとき、どうせなら味もカロリーもあるコカコーラのほうがいいように思えるのだ。

しかし人体の仕組みは、高カロリー飲料への転換にうまく適応していない。現代の飲料の問題点を考えるとき、糖分についてはさかんに議論されるが、空腹感と満腹感についてはあまり議論されない。どうやらわたしたちの遺伝子は、たとえ液体に三食分のカロリーがあったとしても、透明な液体を飲んで満足するようには進化していないらしい。夕食前に大きなグラスでシャルドネを二杯飲んでから平気で栄養満点の夕食を食べる人もいる（わたしだけかもしれないが）。また、炭酸飲料のマウンテン・デューを半リットル飲んだあとでも巨大なサンドイッチをやっつけることができる人もいるだろう。多少の例外はあるものの、人間の身体は液体を飲んでも、固形物を食べたときと同じようにはカロリーをカウントしない。これは、人体の仕組みと現在の消費パターンにおける究極のミスマッチのひとつといえよう。
約一万一〇〇〇年前に水とハチミツを混ぜたハチミツ酒作りをはじめるまで、人類にとって飲み物とは水と母乳の二種類だけだった。人間の種としての進化の過程において、乳児期を除けば、飲み物と食べ物はまったく異なるものとされてきた。渇きのメカニズムと空腹のメカニズムが異なっていることは、人間が生存していくうえで意味があった。狩猟採集民が水を飲んで満腹してしまったら、彼らは出かけていって食べ物を探そうという欲求や必要性を感じなくなり、すぐに死んでしまったはずだ。[19]
数多くの研究が、飲み物でエネルギーを得た場合に食べ物を減らして調整する人がほとんどいないことを示している。水は飲むとすぐに小腸に到達して渇きを消してくれるが、空腹をなだめる効果はきわめて薄い。その水が糖分を含んでいても同じである。わたしたちの身体は、グラスやコップ、缶を経由して得たカロリーは、カロリーとして計上しない仕組みになっているようだ。スポーツ飲料、フルーツジュース、コカコーラ、甘いアイスティーなどの透明な液体は、とりわけ空腹に作用しないようだが、ラテやチョコレートミルクなどのミルクを主体にした飲料も、それなりの栄養価があるにもかかわらず、ほとんどの人に驚くほど満足感を与えない。科学的研究によれば、人々はどれほどのカロリーが含まれているかに関係なく、透明な飲料にはわずかな満腹感しかおぼえないという――つまり、同量のカロリーを搭載した食べ物ほど「満たしてくれない」のである。そして、自分が意図していた以上に――あるいはそうとわかっていても――飲み物からカロリーを摂取してしまう結果になる。[20]
二〇〇〇年の時点で、加糖飲料はアメリカ人の食生活のもっとも大きなエネルギー源だった。西洋人は何世紀ものあいだ、砂糖で甘くした紅茶やコーヒーを飲んできたが、カロリーのある飲み物が平均的な食生活にこれほど大きな割合を占めた時代はなかった。昔の食生活では、最大のエネルギー源は「食べた」という実感をもたらす、パンなどの主食であったろう。胃袋がほとんど満足しないものから大量のエネルギーを得る人がひじょうに多い時代になったというのは、わたしたちが自分の空腹感と相当に断絶していることをあらわしている。

液体と空腹感の関係は、まだ完全にはわかっていない。生物学的には、液体を飲んだあとの満腹感の欠如は、食物を食べたときに腸管から分泌されるホルモン——ペプチド類（タンパク質の一種）——が、加糖飲料やアルコールを飲んだときには分泌されないためと説明されている。これらのホルモンは、脳に「満腹になった」という信号を送る。加糖飲料をたくさん飲んでもホルモンが出動しないために腸管と脳の連絡がうまくいかず、数百キロカロリー摂取したというメッセージが届かないのだ。

わたしたちは、食物と同じように液体からも満腹感を得る方法を考える必要がある。わたしの場合、水以外の液体は「飲み物」ではなく「スナック」だと自分に言い聞かせると役に立つことに気づいた。つまり、「ごくごく飲むもの」ではなく「おなかにたまるもの」と考えるのである。食べ物だと言い聞かせながらカプチーノを飲むと、がぜんクリーミーで芳醇な味わいに変わる。ただ、こうした自己暗示的飲み方が、金曜の夜にビールを三杯飲んで、四杯目をどうしようかと悩むときにも効くかどうかは、わからない[21]。

液体ではおなかがいっぱいにならないという規則には例外がある。赤ん坊にとって母乳は食べ物であり、飲み物なのだから。ある種の液体——好例がスープ——は、実際のところ、固形物より満腹感を与えることが多い。液体の濃度と粘度は、満腹感をもたらすかどうかの鍵になるらしい。液体の粘度が高ければ高いほど、空腹感はより抑制される。[22] また、それぞれの飲み物にどんな満足感があるかという概念も影響をおよぼすようだ。スープは長きにわたって満足感の代表の座を占める——身体と心の両方に栄養を与えてわたしたちをはぐくむもの、と考えられてきたからだ。反対に、冷たい炭酸飲料は「はぐくみ」とむすびつけられることはない。

高カロリー飲料市場の急成長は、わたしたちのエネルギーバランス——カロリーの摂取と消費——がこれほどまでに崩れた大きな要因となっている。平均的なアメリカ人のBMIは二五〇年のあいだに増えてきたが、急激な上昇に転じたのは一九七〇年代後半である。これは、飲み物が日々のエネルギー源として躍りでてきた時期と一致する。以前は全エネルギーの二・八パーセントだったのが、七パーセントになった。相関関係と因果関係を同一視してはならないが、このBMI上昇のタイミングは、飲料摂取量の増加と肥満の増加の関連を示唆する。高カロリー飲料消費の急増とBMI上昇の相関関係は、あらゆる年代と民族で認められている。[23]

男であれ女であれ、太っているのは意志が弱いからだという——もっともらしい——意見が世間一般の通念だろう。しかし高カロリー飲料の例が示すように、肥満を単純に個人の怠惰や食い意地のせいにすることはできない。約四〇年前、業界はアメリカとヨーロッパの消費者に、まったく新しい形態の飲料の販売を開始した。その後数十年のあいだにこうした新奇な商品は世界中に広がってゆき、市場はどんどん大きくなった。二〇一五年にスターバックスが発売したシナモンロール・フラペチーノには、一杯に小さじ二〇杯分（約一〇〇グラム）の砂糖が入っていた。ある意味では、驚くべきはイギリスとアメリカの人口の三分の二が過体重あるいは肥満であるという事実ではなく、三分の一がそうなってはいないことだろう。[24]

しかしわたしたちの文化は、砂糖入りの飲み物が世間にあふれているにもかかわらず、太ることを許さない。これは、現在の食文化のもっとも冷酷な面のひとつだ。飲食物の入手しやすさと、ごく簡便な食品を消費する人々に対する社会の目には、大きなミスマッチがある。

◉蔑視される多数派

現在と過去の食のあり方を比べた場合の決定的な違いは、大半の国で過体重や肥満の人が多数派になっていることだ。しかしながら、この変化が食の経験全体におよぼす影響はほとんど論じられていない。肥満の激増を危機とする声は多いが、現代社会で肥満者として生きる人の気持ちには関心を向けない。わたしたちの文化はこの新たな現実を受け止めきれず、いまだにスリムな体型を「標準」に掲げている。悲しい話だと思う。太っていることを恥とする心理が、大半の肥満者の減量をむずかしくしている一因なのだから、なおさらだ。

体重スティグマ［体重に対する負の烙印］が問題になるという事実は、一九六〇年代から知られてきた。一九六〇年代前半に社会学者たちが研究をおこない、六人の子供の絵を見せて友達になりたい順番を尋ねたところ、一〇歳のアメリカ人少女たちは一貫して肥満の少女をもっとも好まず、車椅子の子、顔がそこなわれた子、片腕がない子よりも下位に付けた。[25]

一九六八年に、ドイツ系アメリカ人社会学者のヴェルナー・カーンマンは「肥満のスティグマ」という論文を発表した。そのなかでカーンマンは、ニューヨークの肥満クリニックでおこなった三一回の聞き取り調査に基づき、アメリカの若い肥満者が受けているすさまじい差別の実態について報告した。彼らは口々に、拒絶や冷笑、ドアをバタンと閉められたり機会を奪われたりした経験を語った。

肥満者に対する拒絶は「われわれの文化に根づいている」とカーンマンは述べている。一九三八年、ユダヤ人の若者だった彼はダッハウ強制収容所に収容された。そこから釈放されたのちにアメリカへ移住し、社会学者としてのキャリアを積みながら、さまざまな形態の社会的偏見について考察した。カーンマンには、アメリカでは太っていると「健康に悪い」というだけでなく、「倫理にもとる」とみなされていることがよく見えた。[26]

体重スティグマの最悪の側面は、「肥満から逃れられない」という恥の感覚が醸成されることだ、とカーンマンはいう。この論文が発表されてから五〇年のあいだに、数多くの研究が、体重スティグマが肥満者の健康や幸福に悪影響をおよぼすのを立証してきた。

しかし過体重や肥満に対するスティグマはほとんど放置されたままだ。太っていることをネガティブにとらえるメッセージは、西洋文化にとどまらず、世界中に広まっている。かつてはやせていない身体を称賛する文化が世界にはいくつも存在したが、二〇一一年におこなわれたある研究によれば、太さを蔑視する風潮は現在、メキシコ、パラグアイ、アメリカ領サモアにもおよんでいるという。一方、西洋社会の現状については、心理学者のA・ジャネット・トミヤマが、いまや体重スティグマは「いっそう社会に浸透し、先鋭化しており、場合によっては人種差別や性差別など、その他の偏見よりもはなはだしい」と述べている。[27]

もちろん、過体重や肥満の人すべてが、体重に関するネガティブな固定観念に等しく縛られているわけではない。BMIなどの質問を笑って受け流す人もいれば、外見や体型の多様性を受け入れようとする「ボディ・ポジティブ」のムーブメントに慰めや誇りを見出す人もいる。だが全体的な傾向としては、世界中の多くの人々が肥満スティグマによって――精神的にも身体的にも――悪影響を受けているのはあきらかだ。
公衆衛生の歴史には健康にかかわる数々のスティグマが存在する。そうしたスティグマは、差別にさらされた人々にけっしてよい結果をもたらさない。コレラ、梅毒、結核は、患者が道徳的非難の対象とされていた時代には解決策を見つけられなかった。二〇一七年、イギリスの医学雑誌『ランセット』は論説で、意志力の欠如という個人の道徳的弱点に原因を求める姿勢を改めないかぎり、子供の肥満を効果的に予防できる日は来ないと述べた。そして、肥満は「ライフスタイルの選択の結果ではない」という共通認識ができなければ、肥満者数の減少はありえないと論じた[28]。

さて、協調した行動がとられていない現状で、肥満の素がいっぱいの世界から身を守るには、それぞれがダイエットやエクササイズをするのが一般的な方法である。ところがここでまた、体重という烙印が行く手をはばむ。現在、肥満スティグマが減量の努力をだいなしにすることを示す証拠が続々と集まっている。ダイエットに挑戦しても気持ちを萎えさせる恥の感覚に苛まれ、早々にあきらめてしまった経験を持つ人であれば、この事実は驚くにあたらないだろう。

わたしが太ったティーンエイジャーだった頃、食の経験は何から何まで、いわゆる標準体型の中年女性となった今とはまったく異なっていた。自由な気持ちで食べること——幸運にも今のわたしはそうできている——と批判の重みに耐えながら食べることには、大きな違いがあった。自分には好きなものを好きなように食べる贅沢は許されていない、とくに人前ではそうなのだ、と感じていたのをおぼえている。あの当時の例にもれず（わたしは一九七四年生まれ）、わたしは糖質よりも脂肪を恐れた。その結果、数年にわたって意味もなく、そして味気なく、バターをがまんし続けた。だって、バターなんか食べてはいけないのだから（少なくともわたしはそう信じた）。服のサイズが10（アメリカの6）

[日本の11号に相当] よりも大きいときは。

太っていた日々、わたしは二種類の食べ方を完全に使い分けた。人前用と自分用である。人前――いずれにせよ、一日の大半にあたる――では、「社会的に許される範囲内」と自分が信じるものを食べた。大学時代の親友は拒食症だった。彼女のするとおりにしていたら非難される余地はあるまい、とわたしは思った。そして、レタスの千切りと干からびたチキンのムネ肉というわびしいサラダをドレッシングもかけずに食べた。味つけをしていないゆでサーモンとカッテージチーズをほんのちょっぴり食べた。ダイエットコークをがぶがぶ飲んだ。どの飲食物も「義務」という陰鬱な調べを奏でていた。

自分の領分に戻ったあとは、別だった。一日中自分をきびしく律して、食べたくもないものをわずかしか口にしていないのだ。好きなものを思いきり食べたいという衝動が自分をあっさりと打ち負かす。わたしは甘いビスケットをまるまる一袋食べる。粒入りピーナッツバターを瓶からすくって舐める。トーストを何枚もたいらげる。夕食のあとはマクドナルドへ直行だ。家の夕食では満足できなかったからである。自分の人生のすべてがそれにかかっているかのように食べた。食べれば、慰めを得られた。わたしが慰めていたもののひとつ――それは太っていることに対する苦痛だった。

自分の外見を恥じるあまりひそかに過食に走るのは、わたしだけではなかった。数多くの研究が、体重スティグマの経験が隠れ食いを助長しやすいことを示している。過体重や肥満の女性二四〇〇人以上を調べた研究では、八〇パーセント近くが「もっと食べる」ことで体重スティグマに対処していると答えた。また、体重をからかわれると、スポーツをしたり、身体を動かしたりしなくなる傾向が強まることを示した研究もある。あの当時、わたしがランニングをしていた頃――しょっちゅうではなかった——トレーニングウェア姿の自分がどう見えるかと思うと、恥ずかしさに身がすくんだ。走る歩数が罪滅ぼしの度合いを示しているように思われた。余分なカロリーを相殺するために走らなければならない歩数は、なんと多く感じられたことだろう。一方、今のわたしがランニングをするときは、楽しみ以外の特別な目的はない。だから、誰かに見られているのではと気にする必要もなく、ずっと長い距離を走っていける。[29]

一般には、体重スティグマは減量の動機になるだろうと誤解されている。しかし劣等感を植えつけるような行為をしても、それが食生活の変更にむすびつく可能性は低い。肥満の烙印を押されたと感じる人々はむしろ、ますますヘルスケアの領域に背を向けていく。体重について断定口調で語る医師が多いことを考えてみてもらいたい。誰がそれを責められるだろう？　さらに、肥満に対する蔑視は、生物学的な面からも体重増加を定着させるおそれがある。被害感情には大きなストレスがともなう。周知のとおり、ストレスがかかったときに分泌される代表的なホルモン「コルチゾール」は、食欲を増進させる。ネズミを用いた研究では、コルチゾールが空腹と満腹を知らせる合図を混乱させることがわかっている。一般の人々のあいだでも、血中コルチゾール値の高さと腹部脂肪の多さの相関性は高い。[30]

スティグマが体重増加をまねくもうひとつのメカニズムは、差別である。仕事の例で考えてみよう。肥満には——とくに女性の場合——賃金水準が低くなる「賃金ペナルティ」が認められる。肥満者の報告によれば、肥満していない同僚に比べて昇進の機会が少なく、職場で訓練を受ける率も低い。この種の経済的差別のすべてが、肥満者の減量をいっそうむずかしくする。所得が低ければ必然的に食品の選択がかぎられるばかりか、住む場所にしても、住宅が隙間なく建ちならび、健康的な食品が手に入りにくく、ウォーキングやジョギングをするには危険な地域を選ぶしかなくなるからだ。[31]

こうした因果関係のもつれを解くのは簡単ではない。肥満が貧困の一因となり、貧困が肥満からの脱却をはばむ。世界中で、社会経済的地位の低さは肥満率の高さとつながっている。アリゾナ州立大学のアレクサンドラ・ブルーイスは、アメリカ貧困層の肥満者におけるスティグマの階層化を特定した。すなわち、「ストレス、苦悩、機会の喪失、社会的地位の下降」という階層化が、けっして自分が選んだわけではない生活と身体に人々を閉じこめているのである。[32]

標準体重への移行をうながすために肥満者に烙印を押すのだとしたら、それは完全に逆効果といっていい。問題は、体重スティグマが社会に浸透しすぎており、その何が悪いのか、わたしたちにはもはやわからなくなっていることだ。

たとえばあなたが最近読んだ肥満の危機についての新聞記事を思いだしてみてほしい。どんな写真が添えられていただろうか？　十中八九、偏見に満ちた、極端な構図で太った人が写されていたに違いない。おそらく首から上はカットされており、小さすぎる椅子や細すぎるジーンズにおさまりきらない下半身が強調されていただろう。彼もしくは彼女は、ソースをしたたらせながら巨大なハンバーガーにかぶりついていたかもしれない。読者が肥満であるかないかにかかわらず、こうした写真の意図は、余分な体重に対して嫌悪感を起こさせることにある。アメリカのラッド・センター［肥満と食品政策の改善を目的とした非営利研究組織］の分析によれば、肥満に関するオンライン記事に掲載された写真の七二パーセントが固定観念を植えつけるものだったという。ラッド・センターは先入観にとらわれず、職場や生鮮食料品売り場など、さまざまな場所で生きる肥満者の姿をおさめたギャラリーやビデオクリップを制作している。[33]

それでも、体重スティグマがどれほど人々を傷つけるかということに対する共通認識が深まらないかぎり、肥満者に敬意をはらう表現が一般的になることはないだろう。「太い」ことを恥と思わせて減量に向かわせるのが、肥満の急増に対処する最善の方法だという考え方は、いぜんとして社会に深く根をおろしている。こうした思い込みは、政策立案者やヘルスケア専門家のあいだにさえ認められる。

二〇〇八年にミシシッピ州議会で、レストランが肥満者に料理を提供するのを禁じる法案が提出された。結局法案は可決されなかったが、そんな討議がなされたという事実そのものが、体重スティグマがいまだに――あらゆる証拠が逆を示しているにもかかわらず――公衆衛生に役立つ手法とみなされていることを物語っている。

肥満嫌悪がもたらすマイナス効果のひとつに、わずかな減量はむしろやる気を失わせることがあげられる。実際には、肥満者が総体重の一〇パーセント程度であっても減量できたら、数々の健康効果を得ることができる。2型糖尿病、高血圧、心疾患の改善に十分つながる。しかし体重スティグマの檻の中から眺めると、この程度の食生活の変化は無意味としか思えないのかもしれない。なぜなら、当の本人は――少しは健康になったとはいえ――社会的に容認される身体基準にはほど遠い大きさのままだからだ。

体重スティグマがなくならないということそれ自体も、社会の食のあり方が変転していることを示す証拠なのかもしれない。食の変化は速すぎて、わたしたちの倫理観はそれに追いついていない。現代の食料システムを抜本的に見直さないかぎり、肥満率は低下しないだろう。これはほかの多くの事柄と同じく、人間の基本的な品性の問題でもある。つまり、体重ゆえに何人《なんぴと》も劣位におかれることはない、という文化的な姿勢が問われているのだ。ヴェルナー・カーンマンはこの課題をとうの昔の一九六八年に示している。肥満の解決策は「わたしたち一人ひとりの普遍的な人間性を互いに尊重するという合意」にある、とカーンマンはいう。そして、こう指摘している。体重スティグマをなくす唯一の方法は、肥満者を普通の——みなと同じように知性と能力をそなえた——人間として接し、肥満に対する道徳的恥辱感を取り除く以外にない、と。[34]

それから五〇年を経た現在、わたしたちはいまだにこの教訓から学んでいない。

第3章

食の経済学——過剰供給がもたらしたもの

この世界には、もっと適切な食品を選びさえすれば、わたしたちだって長く幸せな人生を送れる——ひょっとしたら死まで回避できるかも——と説く「専門家」であふれている。食に関する本は、わたしたちに「スマート」な食品への切り替えをうながす（ただし、こうした本がいう「スマート」は、正直なところ首をかしげたくなるものもある）。栄養士は、健康的な食生活のために一週間に二回は脂肪分の多い魚を食べることなどを推奨する。また食品業界も、何を食べるかは純粋に個人の選択という考え方を推し進める。三〇〇グラムのファミリー用のチョコレートの袋を購入し、おすすめどおりに一二回に分けて食べるのではなく、すべてをひとりでたいらげてもそれは個人の自由ということだ。

より「適切」な食品を選ぼうとつとめることは、個人の健康やよろこびのためであれ、持続可能な農業を支援するためであれ、どちらもまったく正しい。人は幼い頃から、どの食べ物に口を開くか、あるいは開かないかという点に関して、絶大な権力を有している。もし誰もが精製穀物、加糖飲料、加工肉をひかえた健康的な食生活を送るようにしていたら、毎年慢性疾患で数千人も命を落とす事態をまねかずにすむだろう。また、無視できない数の人々が現在のものとは分量も成分も異なる製品を要求すれば、食品業界全体がわたしたちの希望に対応せざるをえなくなるはずだ。スーパーマーケットではなくファーマーズマーケットや地元の個人商店で、もしくは有機野菜ボックスから食品を購入することは、フォークを通じて食料システムの改善に一票を投じているのだといわれる。これも正しい。

しかし、「実際の食は個人の願望や欲求だけで成立するのではない」ということは頭に入れておくべきだろう。別の言い方をすれば、わたしたちの欲望さえ、周囲の世界——供給される食品の量、価格、たいていは広告をとおして刷りこまれたストーリーなど——によって形作られているといってい い。いつ頃からか、わたしたちは特定の食品をほしがることをおぼえるが、その学習は身体の必要性からではなく、供給される食品の範囲と可能性によって決まる部分が大きいのである。

食料政策について書かれた最近のある本には、わたしたちは市民として、食品を選ぶときは価格や品質、利便性だけでなく、健康や持続可能性といったより大きな価値を念頭におかなければならない、と論じている。この本の著者は、土曜の午前中の混雑したスーパーマーケットでカートを押して歩きながら、これからの一週間分の買い物をデビットカードとクレジットカードのどちらで支払おうかと悩んだことがないに違いない。[1]

個人が食品を選ぶとき、その背後には、誰が頼んだわけでもない、さまざまな経済環境が存在する。近くに新鮮な食品を販売する店がなく、自動販売機のサンドイッチかスナック菓子でランチをすませるしか選択肢のないコールセンターで働いている場合に、自然食レストランに食べに行くことは困難だ。実際のところ、わたしたちが消費する食品の大半は、わたしたちにはコントロール不可能な、ほとんどが水面下でおこなわれている供給の力学によって決定されているといっていい。あらゆる面で、わたしたちの食品の選択は経済によって形作られ、制限されている。

現在、平均所得は前の世代よりも増え、食品価格は全体的に下がっている。しかしこの新たな繁栄は食生活の向上には反映されていない。これから見ていくように、過去二〇年間の食品の相対価格［さまざまな財・サービスの価格を、貨幣額で表示するのではなく、基準となる財との交換比率で示したもの］の変動によって、消費者は超加工食品、肉類、砂糖に強く引きつけられるようになった。同時に、現代の食品経済は、多くの人から質の高いパンや緑色野菜を買う気を失わせる方向に作用している。わたしたちの食生活を形作っている経済政策は、特定の食材を圧倒的な規模で過剰供給することを奨励し、わたしたちが何も気づかないまま消費するようにしむけてきた。その好例が精製植物油である。現代の食品に精製植物油があふれているのは、おもに供給側の経済事情による。

◉隠れたオイルの海

近年の食生活における世界的変化のなかには、すぐそれとわかるものもある。世界を席巻するキャベンディッシュ・バナナもそのひとつだ。しかし食生活を根底からくつがえすような変化は、目に見えないことのほうが多い。一九六〇年代以降に広がった「世界標準の食」で最大構成要素になったものは何かと問われたら、以前のわたしであればためらいなく「砂糖」と答えただろう。でも、違うのである。過去五〇年間に世界の食生活に砂糖よりも大きな変化をもたらしたものがあるのだが、それが話題にされることはほとんどない。群を抜いて増えたもの——それは精製植物油である。

一般には、現代食生活の問題点は脂肪分が少なく、糖分が多い点であるといわれる。これはおおむね正しいが、脂肪分が少ないというところは違う。たしかに、以前の世代よりも全乳を飲む量が減り、脱脂粉乳を飲む量が増えた。また、ラードやギーなどの飽和脂肪を食べる量が減り、スーパーマーケットではさまざまな「低脂肪」製品を選ぶ率が高まった（とはいえ、この種の製品の多くは高度に加工され、大量の糖分を含んでいる）。にもかかわらず、「平均的な人の食生活は低脂肪」とはなっていない。反対に、世界各地で起きている栄養転換の初期兆候のひとつが安価な植物油の供給であり、それにともなう消費の大幅な増加なのである。[2]

現代の消費者の多くは脂肪についてはさほど心配しておらず、そのかわりブドウ糖果糖液糖のような疑似糖を含め、糖分に注意する。もちろん糖分の消費の増加は――疑いの余地なく――問題である。平均的なアメリカ人の食事には、世界保健機関（ＷＨＯ）が推奨する一日摂取量の三倍以上の糖分が含まれている（ここにはフルーツスムージーのような製品にひそむ「天然の」糖分は計上されていない）。先進国だけでなく低所得国の人々を含め、世界中に広がる2型糖尿病に糖分の多い食生活が大きく関係しているという証拠は、山のように存在する。[3]

しかし、食事由来の健康問題が猛威をふるいはじめた期間に世界でもっとも増加した食品は何かと考えると、砂糖は候補にさえあがらない。二〇〇九年、世界で標準的な食生活を送っている人は一日に糖分や甘味料から二八一キロカロリーを摂取していたが、一九六二年の平均は二二〇キロカロリーだった。これは大きな増加に思えるかもしれないが、同じ期間の油の供給量の伸びと比較すると話が違ってくる。絶対値で見ると、ヒマワリ油の供給量は五〇年間で二七五パーセント増加し、同時に大豆油の供給量はなんと三二〇パーセントも増加している。なおこれらの数値には、家畜用飼料に使用される大量の大豆油は含まれていない。もちろん、すべての油が一滴残らず消費されるわけではない。

揚げ物で油を使う場合、大半は廃棄される。イギリスでは毎年ひとりあたり四・二リットルの廃食用油が発生し、その一部はバイオ燃料となっている。しかし、廃棄分を考慮に入れたとしても、油の使用量の増加は驚異的だ。比較してみると、同じ期間の砂糖と甘味料の供給量は二〇パーセント増加している。世界中のほぼすべての場所で、過去数十年間のカロリー摂取量のうち、激増したのは糖分由来（種類は問わない）ではなく、大豆由来（おもに大豆油）のカロリーである。それにパーム油［アブラヤシの果実から得られる植物油］とヒマワリ油が続く。いずれも安価な精製植物油である。[4]

大豆油をはじめとする精製植物油は、ほかのどの食品グループよりも圧倒的に多くのカロリーを世界の食生活にもたらしている。シュガーフリーダイエットをめざす人、トランス脂肪に注意している人は大勢知っているが、大豆油（もしくはその他の精製植物油）の摂取減少を決意している人にはほとんど会ったことがない。たしかに、モノカルチャーのために熱帯雨林が伐採される環境破壊の現状に異を唱えてパーム油を避ける人は存在する。しかし、油が食生活で果たしている大きな役割はほとんど気づかれておらず、議論の対象にもなっていない。[5]

わたしたちは「隠れ糖質」（ピザのトッピングに使われるとは思いもよらなかったグルコース・シロップや、照り焼きソースに含まれる驚くべき量の糖分など）を話題にするが、油はいまだに食生活の奥深くに隠れている。わたしたちは明確に意識してたくさんの糖分を食べる。甘いものが大好きだからだ。艶《つや》やかなチョコレートケーキ、プラリネアイスクリーム、片手いっぱいのM&Mチョコレートの甘い誘惑は理解できる。しかし、わざわざ脂っこいものを探して食べる人はおらず、油が入っているとは知らないまま摂取することが多い。

一九八〇年代、わたしの父は料理に対する不満を述べるとき、「脂っこい」という言葉をいちばんよく使った。地元のインド料理店の持ち帰り用カレーを買って家で食べるとき、父はたまに、チキンビリヤニ（チキンの炊きこみごはん）やパーパド（豆粉や米粉で作る極薄クラッカー）を口にして「それほど脂っこくないな」と評したりした。これは最高の褒め言葉だった。父にとって脂っこさとは、料理人がアイリッシュシチューの表面に浮かぶ余分な油を取り除かなかったり、目玉焼きの裏の油を拭き取らずに皿に盛ったりといった、手間を惜しんで雑に仕上げた料理を意味した。

父のことが思いだされる。父があれほど嫌がっていた油が、今はもういたるところに認められるようになった。油はマフィンをふっくらとさせ、フライドチキンをさくさくにする。しかし現代の精製植物油は、その存在を知られることのない隠れた成分だ。食糧農業機関（FAO）の植物学者コリン・コーリーは、油がこれほど世界標準食の一角を占めているとは予想していなかった。彼と同僚たちが農作物をとおして世界の食生活の分析を開始したとき、彼はわたし同様、変化の主役は糖の原料だろうと考えていた。ところがデータのうち、最大の変動を示していたのは数種類の精製植物油であり、そのトップが大豆油だったのである。大豆油の増加には「いやもう、まったく驚きました」とコーリーはいう。

大豆油も、そのほかの精製植物油も、知らないうちに摂取する食品成分となった。これは「健康」もしくは「不健康」のどちらかに分類される食品であっても変わらない。ある意味で、大豆油はいま世界で標準的な食事をする人にとっては究極の現代食品だ。安価で、豊富で、数千種類もの加工食品に利用できる。みずから進んで食べたいと思っている人はいないのに、大豆油は世界で七番目に多く食べられる食品となっている。

大豆油がここまで一般受けする食品になると考える人はいなかっただろう。理由は単純、まずいからである。一九五一年の油および脂肪に関する産業ガイドには、大豆油は「戻り臭」が発生しやすいと明記されている。どのような意味かというと、大豆油は精製直後は無臭だが、すぐに酸化して草や枯れ草のようなにおいがする。これが「戻り臭」である（また、戻り臭を避けるために水素添加処理をすると、今度は化学薬品や魚のようなにおいがする）。揚げたときの風味という点では、大豆油は、一九八〇年代に飽和脂肪に関する懸念が一般に定着するまで広範囲に使用されていた獣脂《じゅうし》やラードのような動物性脂肪にはかなわない。若干生臭い植物油を食べたいと思う人などいないのである[6]［日本でよく使われる「サラダ油」は大豆油にキャノーラ油（菜種油）ほかを混合したものである］。

しかし世界の食品市場では、味や栄養よりも価格が優先されることが多い。一九四〇年代にアメリカで大豆油の使用が広がったのは、大豆油は風味が変わりやすいために、ライバル製品のピーナッツ油や綿実油《めんじつゆ》よりもはるかに安かったからである。もっとすぐれた油が利用可能だったにもかかわらず、その安さは食品業界に訴えかけ、さまざまな揚げ物だけでなく、クラッカーやお菓子などの製品にも大豆油が選ばれるようになった。

わたしたちがこれだけ多くの大豆油を消費しているという事実は、世界のサプライチェーンが食生活に与える影響の大きさを示している。イギリスの食品政策の専門家コリーナ・ホークスが大豆に注目しはじめたのは二〇〇〇年代前半だった。のちのコリン・コーリーと同じく、ほかのどんな材料よりも精製植物油が一般食品に使用されている率が高いことに気づいたのである。同僚たちが大豆油の増加はファストフードのグローバル化の結果にすぎないと考えているのは知っていた。ただしそれは、チップスや揚げ物などの油物を食べたがる人が増えたから油の消費が増えたのだろう、という推論だった。「でも、推論に基づいて食品を判断したくなかったんです」とホークスは冷静に語る。ホークスは証拠を得たいと思った。

わたしとホークスは、彼女の娘の学校の近所にあるイタリアン・カフェで会った。焼きナスのトマトソースがけのランチをとりながら彼女の話を聞いた。ホークスはブラジルで研究者として一年間働いたという。そして、世界には裕福な西洋諸国の中流階級ほど簡単に健康的な食品を買えない人々が大勢いるという不公平な現実を知った。ホークスはもともと肉よりも野菜が好きであり、ジャンクフードは好まない。「でも、ブラジルでイギリスと同じような食生活を送ろうとするとすごくお金がかかりました」。ホークスは、トマトとガーリック、オリーブ油のおいしいソースをからめたナスをフォークで口に運んだ。ブラジルの中所得層は、手頃な価格だからという理由で高度に加工された食品を買っていた。自宅で料理を作るときも、以前よりはるかに多い精製植物油を使うようになっていた。

ブラジルの家庭で国民食の豆と米の料理を作る際に使用される油の量を見て、ホークスは驚いた。「安いからといって大量に入れるんです。カロリーが増えるだけなのに!」彼女は世界の食生活についても研究を進め、一九八〇年代以降の油料作物栽培に関する驚くべきデータを次々と発見した。「大豆油が大幅に増加していることに気づいたので、具体的なデータを調べてみたくなりました。『この油を生産しているのは誰だろう?』って」

掘り下げていくうちに、ホークスはブラジルの一連の経済政策変更が大豆油の増加の原因であることを突きとめた。大豆はブラジルの伝統食品ではない。従来、ブラジルはインゲン豆やレンズ豆、キャッサバ、米を食べる国であり、砂糖、コーヒー、チョコレートは輸出用商品作物だった。一九五〇年代のブラジルは、国内消費用の大豆油さえ十分に生産できなかった。その当時もっとも人気の高かった調理用油はラードである。しかし新しい食料政策によって大豆栽培が劇的に増加した一九六〇年代から、すべてが変わりはじめた。最初、大豆の増加は一種の偶然だった。ブラジルは数百万人が飢える食料危機に瀕しており、小麦産業に補助金を出す措置をとった。ブラジルの農家は小麦の裏作に、地力を維持する補完作物として大豆を植えたので、自然と大豆作付面積が増加した。とはいえ、ブラジルの大豆が大成功をおさめるとは誰も予測していなかった。[7]

一九八〇年代から九〇年代にかけて、ブラジル政府は大豆が貴重な輸出品として国の経済に貢献できることに気づき、大豆栽培を奨励する措置を次から次へと打ちだした。肥料（大豆は大量の肥料を必要とする作物）の関税を引き下げ、国内農業に対する海外投資の制限を廃止した。大豆の輸出関税も撤廃された。こうした政策の結果、世界の食品市場に突如として安価な大豆油があふれた。ブラジルの大豆の収穫期がアメリカでの大豆の収穫期と正反対になることもうまく作用した。一九九〇年から二〇〇一年のあいだにブラジル国内の大豆油生産量は約六五パーセント増加し、輸出は倍増した。

大豆油は「大部分がひとつの場所で生産され、別の場所で消費される」という点で現代の食品経済を象徴している。現在、ブラジル製大豆油の大部分は、遠く離れた中国とインドの消費者が使用している。アジアの中流階級の所得と人口が増加しはじめるなか、人々が最初に支出の対象としたものが調理用油だった。中国の大豆と大豆油の輸入量を見てみると、一九八九年から一九九一年までの三年間の平均が約二四〇〇万トン、一〇年後のそれは一五〇〇万トンに達した。[8]

それでは、中国で大豆油はどのように消費されているのだろう？　ホークスによれば、その多くは屋台で売られる安い持ち帰り用の食品に使用され、その実態は把握しきれないという。しかし、大豆油はレストランや家庭でも使用されている。「中国の料理人がどれだけ油を使用するか見たことがありますか？」というホークスの問いに、わたしは中国へは行ったことがないと答えた。「ものすごい

中国における調理用油の価格（1991～2006年）

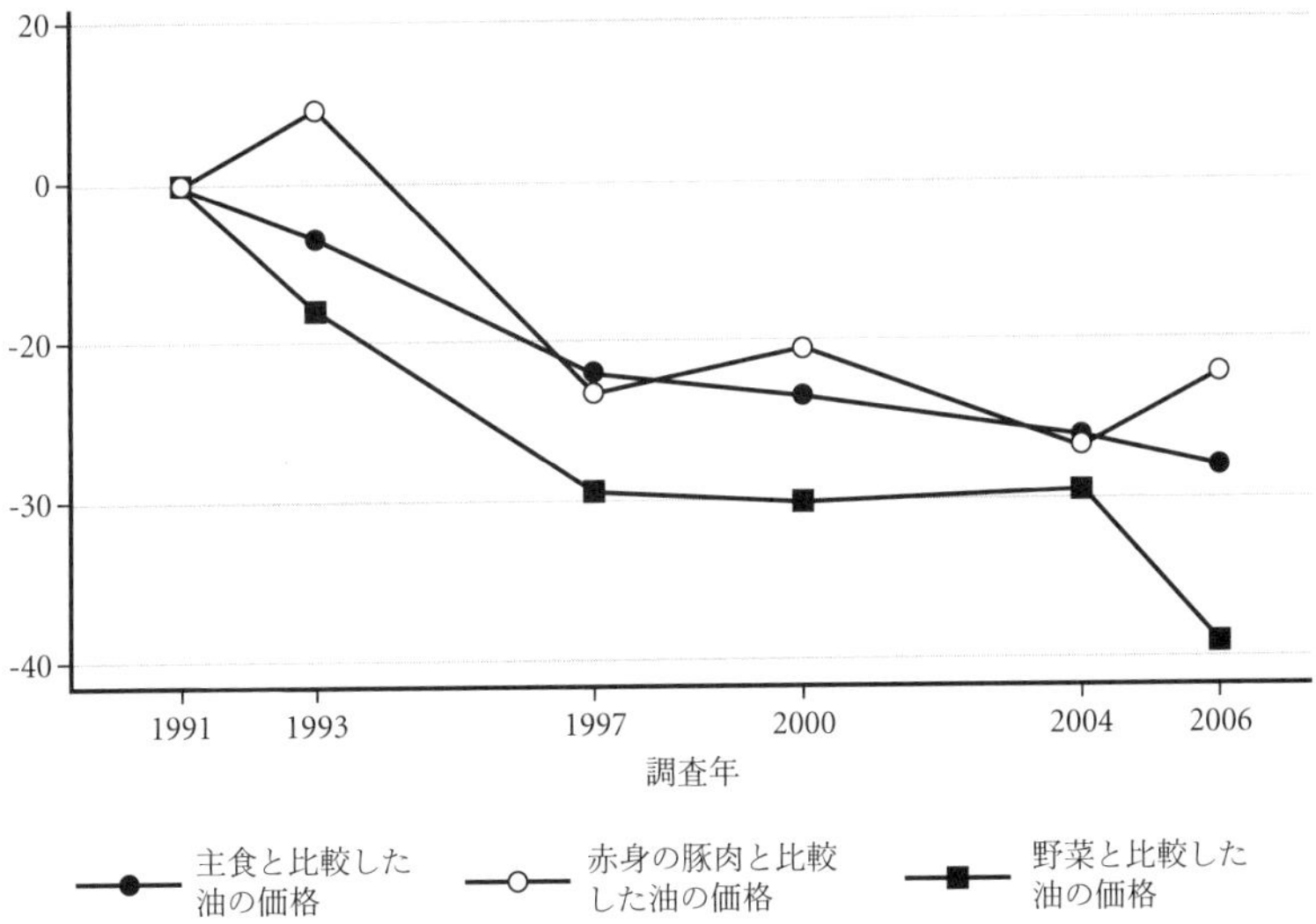

出典：図1　Lu and Goldman, 2010. シャラダ・キーツおよびスティーヴ・ウィギンズ『健康的食生活の価格上昇』海外開発研究所（ODI／ロンドン）、2015年

量ですよ」と、ホークスは実感をこめて強調した。

一年後、南京を訪れたわたしは、食事のたびにホークスとの会話を思いだした。レストランで注文したシンプルでおいしいナスとインゲン豆の炒め物でさえも、輝く油膜が皿に残ることに驚いた。調理用油の価格が低下し、所得が増加するにしたがい、突如として世界中の料理人が今まで以上の油を鍋に注ぐようになったのだ。数百年のあいだ、中国で調理用油は――ほかの多くの国と同じく――高級品であり、大事に少しずつ使用するものだった。急速に、そしてほとんど気づかないうちに、人々は昔よりも油の多い、豊かな味に慣れていった。

今の食品は「脂っこく」感じられないかもしれないが、多くに油が使われている。日常の食生活で油の存在を認識しない理由のひとつは、油の大半が中国のように調理ではなく、食品加工業界に流れていることだ。油はそこで、ごく日常的なシリアルやビスケット、アイスクリーム、スナック菓子の原材料の一部となる。これらは過去のどの食品とも異なるため、わたしたちはそれが脂っこいかどうかの判断の基準を持っていないのである。

◉今までにない味

インスタントヌードルについて考えてみよう。あなたがどこに住んでいても、スーパーマーケットで簡単にインスタントヌードルを買うことができる。たくさんの銘柄から選びたかったら韓国や中国系の食料品店へ行けばよい。世界のすべての大陸で、大勢の人々がインスタントラーメンやカップ麺で安価なあたたかいランチをすませている。そのときの気分で選べる味は一〇〇種類にのぼる――焼きそば、チキンとマッシュルーム、ブラックガーリック、ポーク、そして辛口のタイ風トムヤムクンなど、じつにさまざまだ。

現代の多くの食品と同じように、インスタントヌードル――どうも皮肉な話だが、西洋のフードライターの大好物だったりする――は、わたしたちに無数の選択肢を与えてくれているように見える。しかし原材料の表示部分を読んでみると、基本的な成分はほとんど同じだ。小麦、塩、各種の調味料、そして麺に艶を与える植物油。二日酔いをさますときくらいしかインスタントヌードルを食べないのであれば、これはあまり大きな問題ではないのかもしれないが、日々の食生活の一部がインスタントヌードルになっている人からすれば話は別である。

中国の消費者は二〇一六年に三八五億食のインスタントヌードルを購入した。二〇一三年の四六〇億食と比較するとひかえめな数字に見えたとしても、平均してひとりあたり三〇食になる。つまり、小麦と大豆油とグルタミン酸ナトリウムの食事を三〇回した計算だ。栄養上の観点からは、インスタントヌードルによって人々の選択肢はむしろ狭まっている。[9]

今ではインスタントヌードルは、麺をやわらかくするためのお湯がない場所でさえも食べられている。料理研究家のフェイス・ダルイシオが共著の『飢える惑星 *Hungry Planet*』（二〇〇五年）の取材でニューギニアのアスマット族を訪問したとき、彼女はある父親とふたりの息子に会った。三人とも深刻な栄養失調に見えた。

話していると、年上の少年がインスタントヌードルの袋を破って麺を取りだし、そのままかじりはじめた。裸ん坊で、おなかがふくれた弟のほうは、調味料の袋を逆さにして中身を口に入れ、粉が溶けるまで舌を動かしていた。わたしは唖然とした。世界とほとんどつながりを持たない辺境の地であるサワで、わたしは何度も同じ光景を目にした。アスマットの子供たちは、ここから遠く離れた、多忙な世界に住む人々のために考案されたインスタント食品を未調理のまま食べていた。[10]

こうした変化は偶発的に発生したわけではない。一九八〇年代から現在にいたるまで、発展途上国では食料関係の海外直接投資が激増している。ヨーロッパ、カナダ、アメリカにおけるスナック食品の売上が飽和点に達したため、多国籍食品企業は新しい未開拓の市場に活路を求めた。一方、発展途上国の政府は経済成長に役立つ新しい投資家を必死に探していた。これは完璧な利害関係の一致だった。

国境を越えた投資の形態、すなわち海外直接投資（ＦＤＩ）とは、ある国の企業が別の国の企業の権益を取得することである。一九九〇年から二〇〇〇年までに、発展途上国への海外直接投資の総額は、二〇〇〇億ドルから一・四兆ドルと六倍も増加した。これによって、世界の貧困国や中所得国に必要な資本が大量に注入された。二〇〇四年には、ウォルメックス――アメリカのスーパーマーケットチェーン「ウォルマート」のメキシコ部門――は同国最大の民間雇用主となり、一〇万九〇七五名の従業員を雇用していた[11]。

しかし食品分野への海外直接投資の欠点は、外国からやってくるお金の大半が国内の社会的弱者に肥満をもたらす製品を作る企業につぎこまれる、という点だった。食品の場合、海外直接投資額の大半は、朝食用シリアル、スナックバー、加糖飲料、ポテトチップスなどの超加工食品を製造する企業に向けられた。一九八〇年から二〇〇〇年までに、アメリカの国外食品加工に対する海外直接投資額は九〇億ドルから三六〇億ドルに増加した。投資の大半は、ネスレやペプシコなどの多国籍企業がメキシコやコロンビアなどに自社工場を設立する形でおこなわれた[12]。

海外直接投資が脚光を浴びる以前の発展途上国に自国の加工食品がなかったわけではない。国産のお菓子、歯に悪い甘い飲料、塩分の多いスナック、精製植物油、砂糖などはたしかに存在していた。ただしこうした製品を作る国内企業には、急速に市場拡大するための資本力に欠けていた。新規の海外直接投資は、こうした製品の製造販売施設を一気に整備したのである。ラテンアメリカに進出するソフトドリンク企業は、すべての人の一〇〇メートル以内に自社製品を販売する店舗を設置するという明確な目標を掲げた。

海外直接投資のおかげで、市場には途上国のほとんどの人が味わったことのなかったインスタントヌードルのような食品があふれた。当然ながら、投資家はつねに投資の回収をめざす。わずかな原価で製造できる加工食品は大きな利益を生んだ。海外直接投資制度によって、加工食品を入手できる人々は爆発的に増えていった。

メキシコの例で考えてみよう。メキシコとアメリカの市場統合は一九八〇年代にはじまり、このプロセスは一九九二年の北米自由貿易協定（NAFTA）によって加速した。メキシコの食品業界に対する海外直接投資の四分の三は、加工食品に向けられた。こうした新商品の入手が容易になるとともに肥満率も上昇をはじめ、それによってさらなる投資の機会が生まれた。そしておびただしいダイエット食品がメキシコ市場に流れこんだ。二〇〇五年、コカコーラは人工甘味料を使用した二〇種類以上の「ヘルスドリンク」を発売した。この種のドリンクがラベル上の「ヘルス」の謳い文句に値するかどうかは、議論の余地がある。人工甘味料飲料は加糖飲料と同じく、2型糖尿病との関連性が疑われているからだ。[13]

わたしたちはよりよい食品の選択について議論をする。しかし大体においてわたしたちは、食品企業が売りたがっているものを食べている。メキシコ国民は、一夜にして「みんなで同じものを食べよう」と大同団結したわけではない。だが、それは信じられないほどの規模で現実になった。メキシコの人々が――他国の人々と同じく――農業国とは思えないほど多くの加工食品を食べている理由のひとつが、ここにある。

海外直接投資を含む大規模なグローバル経済は、人々に生鮮食品ではなく、高度に加工された食品を食べることをうながす。ブラジルの栄養学の教授カルロス・モンテイロは、現状がこうである以上、食品を加工度別に四つに分けて論じるほうが賢明だと提案した。二〇〇〇年代前半にモンテイロが考案したNOVA分類は、食品を従来のように「脂肪」「炭水化物」などの主要栄養素で分類するのではなく、新しい角度で考える方法である。NOVA分類のグループ1は、果物、野菜、ナッツ、新鮮な肉、ヨーグルトなどの「生鮮食品」。杓子定規な人であれば、こうした食品にしても店頭にならぶ前にある程度加工されていると指摘するだろう（牛乳のカートンは低温殺菌して冷蔵されている、ナッツは殻を取り除いてある……）。またグループ1には乾燥もしくは冷凍の食品も含まれる。ただし原材料――たとえば乾燥マッシュルームや冷凍豆、ニンジン、オリーブ、ラム肉、ジャガイモ、タイムの小枝、乾燥カネリーニ豆（白インゲン豆）など――を認識できるものに限定される。つまり、見れば何なのかがわかる状態を保っているものだ。[14]

グループ2は、「料理用加工食材」と位置づけられる。バター、塩、油、砂糖、メイプルシロップや酢などが含まれる。伝統的に、これらはグループ1食品の下準備、調理、味つけのために比較的少量で使用されてきたものだ。

グループ3は、「単純加工食品」である。たいていの場合、グループ1食品にグループ2を加え、なんらかの方法で加熱、醱酵、もしくは処理することで作られる。たとえば、ミルクに塩とレンネット（凝乳酵素）を加えて作るチーズや、野菜に塩と酢を加えて作るピクルスなどがこれにあたる。魚や豆、トマトなどの缶詰も該当する。個人的には、わたしはこの種の加工食品の大ファンだ。トマトの缶詰とパスタとパルメザンチーズがあれば、ほかにろくな材料がなくてもなんとか夕食にはなる。

しかしながら、現在はグループ4の食品が食卓にのぼる率が増えてきた。こうした食品は概して、よくない方向への食の激変を映しだしている。モンテイロが述べるように、今ではグループ2食品は、別グループの「超加工食品」の原材料とされている。モンテイロの定義によれば、超加工食品とは「基本的にグループ2の食材を調合したもので、典型的には添加物をうまく混ぜあわせ、食べやすく、おいしく、習慣性ができるように作られる」となる。こうした商品は「すべてナチュラル」(すなわちヘルシー)と銘打って売られていたりするが、グループ1食品との共通点はほとんどない。グループ4食品には栄養分と食物繊維が乏しく、糖分と脂肪分が多く含まれ、使われる主要成分はひじょうに限定されているのが普通で、着色料と香味料で仕上げがほどこされている。この範疇には無数の食品がひしめいているが、あたためれば食べられる食品、ダイエット食品、甘い炭酸飲料、シリアルバー、チキンナゲット、ホットドッグ、甘い朝食用シリアル、「フルーツ」ヨーグルト、そしてスーパーで購入可能なほぼ全種類のパンが含まれる。もちろんインスタントヌードルもだ。

食関連の健康問題の主因となっているのは、単一の栄養成分ではなく、あらゆる種類の超加工食品だとモンテイロは主張する。もちろん、すべての栄養学者たちがモンテイロに賛同しているわけではないが、彼の主張を支持する証拠は集まりつつある。二〇一八年にフランスで大規模集団を対象におこなわれた研究の結果から、超加工食品の摂取が一〇パーセント上昇すると、全がんリスクと乳がんリスクが一〇パーセント上昇するという報告がなされた。[15] 調査対象にされた食品は、大量生産のパンからチキンナゲット、即席スープ、常温保存可能な調理済み食品まで、厖大な数にのぼる。研究参加者——一〇万人以上——は、二四時間の食事記録(複数種類)をつけるよう依頼され、その記録内容は尿と血液のバイオマーカーで照合された。この食事記録の提出と検証は、六か月ごと八年間にわたって続けられた。それと同時に、参加者はがんの発症や医療記録を自己申告し、食事内容との関連が調べられた。栄養研究としては、ひじょうに強力かつ大規模なものだった。

超加工食品の大量消費によって高まる健康リスクの発生源が何なのか(もしくは安全な消費水準の基準点がどこなのか)は、正確にはまだわかっていない。一部のグループ4食品に含まれる添加物には、たとえばベーコン等の加工肉に含まれる亜硝酸ナトリウムや硝酸塩のように、大量に消費すると健康に有害となることが判明しているものもある。[16] これらは食肉内の特定の化合物と反応して、発がん性を持つN-ニトロソ化合物を生成する。しかし、超加工されたケーキやデザート類にはN-ニトロソ化合物は含まれていない。こうした食品を製造販売する過程――高温処理やビニール包装など――のどこかで発がん性を発生させるのでは、と推測する説もある。いずれにしろ、ほとんど疑う余地がないのは、グループ4食品の栄養成分は食物繊維とビタミンがひじょうに少なく、脂肪分、糖分、塩分が多いということだ。フランスのがん研究によれば、もっともよく摂取されていたグループ4食品は加糖食品(超加工食品全体の二六パーセント)と加糖飲料であり、それに糖分の多い朝食用シリアルが続いていた。そして超加工食品には、家庭料理ではありえないほどの精製油や砂糖などが含まれているのである(ただしすでに述べたように、ふだんの料理に使う油の量も増え続けている)。[17]

消費者の健康という視点から見た場合、グループ4食品の大きな問題は、変更がきかないことだ。砂糖の壺や油の瓶を自分の手に持っていれば、多いにしろ少ないにしろ、料理人は自分の好きな量に調節できる。ケーキなら砂糖を、炒め物なら油の量を減らすこともできる。しかし出来合いのドーナツや冷凍ピザという形で砂糖や油を提供された場合、それぞれをどれだけ加えるかという決定は、すでにほかの誰かによってなされている。自分でできるのは、どの銘柄を購入し、それをどれだけ食べるかという決定だけである。

選択という点からは、超加工食品を消費しすぎるのは最善の選択とはいえない。しかし販売をする

加工ジャガイモ製品の消費の増加（1945～1970年）

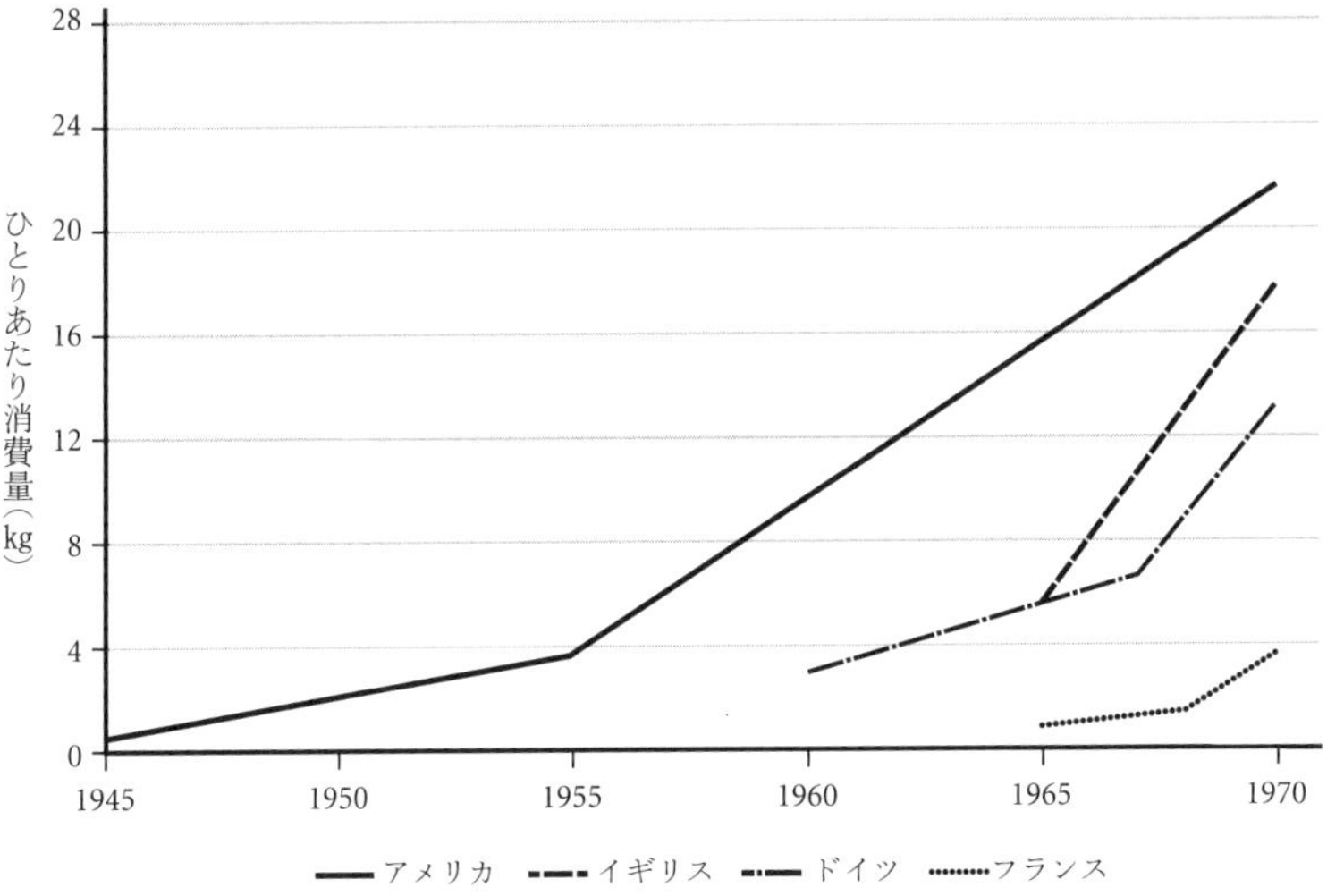

出典：経済協力開発機構（OECD）『多国籍企業が国家の科学力と技術力に及ぼす影響：食品産業』（パリ OECD、1979年）、118。

側から見ると、これはひじょうに賢い選択なのだ。こうした食品が店舗で幅広く販売されている理由がここにある。カナダでは、すでに一九四〇年代に超加工食品が平均的な購入食料品の約四分の一を占めていた。現在、この割合は五〇パーセント以上である。超加工食品が世界に急増している背景には、厳然たる経済的計算が存在する。グループ4食品はグループ1食品よりも利幅が大きい。生鮮食品の利益が三～六パーセントであるのに対し、安い原材料を使用して大量生産される超加工食品は約一五パーセントの利益を生む。[18]

　つまり、消費者がお金を払うから超加工食品が安価で簡単に入手できる食品経済がまわっているといえよう。カルロス・モンテイロは、超加工食品はすべて避けたほうがよいと主張する。わたしにしてみれば、この助言は完璧主義すぎる。ときどきハニーナッツコーンフレークを食べ、コカコーラを飲むだけで健康に救いがたい害が出てしまうとは信じられない[19]。

とはいえ、超加工食品が毎日の食生活の大半を占めるようになると、人間の栄養はこれまでにない、危険な領域に入っていく。現在アメリカでは、摂取カロリーの半分以上にあたる五七・九パーセントが超加工食品で構成されている。イギリスの食生活もこれに近く、約五〇・七パーセントを占める。超加工食品ばかりの市場では、食の選択はせいぜい同じ製品のA味かB味かといったような無意味な決定に陥りがちだ。モンテイロの主張が正しいとすれば、二種類の朝食用シリアルのどちらを選ぶかなどは「選択」ですらない。極端なグループ4の食事とグループ1の生鮮食品に基づいた食事（グループ3の有用な加工食品で補完）のどちらを選ぶか――これがモンテイロの考える本当の「選択」である。ただ、平均的所得の一般人にこの飛躍はむずかしい。わたしたちはすでに、さまざまな食品に超加工品版があるのが当たり前になってしまっている。パンのようにごく基本的な食品でさえそうだ。パンの原材料は決まっている。小麦と塩とイーストが主体だ。モンテイロの分類にしたがえばグループ3食品に該当する。しかし困ったことに、普通のスーパーマーケットで超加工食品ではないパンはあまり売られていないという現実がある[20]。

◉パンの値段

なぜこれほど多くの国で、豊かな暮らしをしている人々が質の低いパンを食べるのだろう？　貧しい人々も質の低いパンを食べるが、彼らには選択の余地がない。だがおいしくて健康的なパンを簡単に買える富裕層が平凡な品質のパンに満足しているのは、どう考えても謎に思える。

豊かになった現代社会の不思議のひとつは、裕福になるほどパンをあまり食べなくなり、さらに妙なのは、食べるパンの質に注意をはらわなくなることだ。工場生産の「パン」は塩分が多い。糖分も多い。「生地改良材」や防腐剤が添加されているのはいうまでもない。焼く前に十分醗酵する時間も取られていない。商品に「農家風」「低炭水化物」「全粒粉」と書いてあろうとなかろうと、どれも同じだ。それでもわたしたちは、これをパンとして受け入れる。ほかのパンを知らないために、こうしたパンを好きになりはじめているのかもしれない。

ほかの多くの食品と同じく、工場生産されたスライスパンは妥協の産物である。しかしいつの時代も、人は何かの食べ物を不当に低く評価してきた。何にお金を使うかは、わたしたちの文化が何を重要視しているかの指標となる。生のブルーベリーを例にしてみよう。かつては高級品だったが、生のブルーベリーの売上は現在——高価であるにもかかわらず——リンゴやバナナの売上を上まわっている。高速ミキサーでスムージーを作る流行や、スーパーフードに位置づけられたのが後押ししたのだ。大勢の人にとって、ブルーベリーは贅沢品から「必要な食品」に格上げされた。対照的に、パンは数世紀におよぶ主食としての地位を失う危機に瀕している。われわれの文化は、もっとも基本的な栄養源であるパンの品質よりも、ジムでエクササイズをしたあとのスナックの品質を気にするようになった。パンの価値の下落は、食品を「基本的に必要なもの」ではなく、一種の「娯楽の対象」と考えはじめた文化の姿を映しだしている[21]。

これまで見てきたように、栄養転換は繁栄によって推進されているところが大きい。だがおかしなことに、この繁栄はかならずしも主食の質の向上につながるわけではなく、反対の事態が発生する場合が多い。豊かになれば——国であれ個人であれ——質がよくて栄養価の高い食物の消費に向かうのが自然な流れだろう、と考えるかもしれない。しかしながら大半の国では、生活水準の向上と密接な関係があるのは食品の量であり、質ではない。曾祖母世代と同じく、わたしたちはパンや米などの平凡な主食よりも、肉や果物、砂糖などの祝祭用の食べ物を重視する。曾祖母たちは米粒ひとつまで大事にしたが、大量のごちそうを簡単に手に入れられるわたしたちは、基本をおろそかにしはじめた。

炭水化物よりもタンパク質のほうが重要な栄養素であることを考えれば、パン以外の食品を優先するのは正しい、という人もいるかもしれない。しかし、世界全体が「低糖質ダイエット」に励んでいるわけではない。事実、パンが軽視されているにもかかわらず、世界の平均的な個人の食事中の穀物の量は、一九六一年の一日九七六キロカロリーから、二〇〇九年の一一一八キロカロリーまで増加している。朝食用シリアルからパスタまで、わたしたちの食生活は精製小麦には事欠いていないのである。

いうまでもなく、豊かな社会の全員が超加工パンを食べているわけではない。趣味の料理熱は世界中で高まっており、そのムーブメントの一環として、サワードウ（天然酵母）を使った一からのパン作りに挑戦する人が増えてきている。また、小麦粉、水、塩、パン種、そして職人の技術のみでゆっくりと醱酵させたパンを売る、職人気質の店も徐々に復活してきた。

主流のパンの質が低下しはじめたとき、一部の人々が高いお金を払いたがるものとしてサワードウトーストが再登場した。とくに、少量生産のアーモンドバターを塗ったり、つぶしたアボカドをトッピングしたりするのがはやった。しかしこのようなパンは主流とはいいがたく、「最先端《ヒップスター》のサワードウ」と揶揄の対象――「パンの質にうるさすぎる気取った連中」――になったりもした。

かつてはパンの品質に注意をはらうのは、呼吸するのと同じくらい自然なことだった。一八五〇年のロンドンでは、ロンドンの住民全員が同じ種類のパンを食べ、誰もがサワードウを好む気取った連中だった。一八五三年にジョージ・ドッドが著書『ロンドンの食べ物 *The Food of London*』で述べたように、「小麦パンのローフ（塊）はロンドンの主食である。〔労働者は〕貴族と同じようにパンを求める」。ロンドンの標準的なパンのローフが重さ約二キロの「クォーターンローフ」であることは、市民全員の共通認識だった。これは現代のローフよりもはるかに大きい。ロンドンでは産業革命が進んでいたが、パンは手作りのままで、長いのし棒を巧みに操ってパン生地をこねた。もちろん、化学者のフリードリヒ・アクムをはじめとするロンドン在住のドイツ人のように、ロンドンのパンの質に不満を持っていた者がいなかったわけではない（当時は化学物質のミョウバンを加えて膨らみをよくするのが普通だった）。だが今日のイギリスのスーパーマーケットで売っているパンに比べれば、ゆでてつぶしたジャガイモにイースト菌を混ぜたものを酸酵材料にしてゆっくりと膨らませた、栄養価の高い、表面の皮がパリパリとしたパンだったことは間違いない。一八五三年には、クォーターンローフを製造販売するパン屋が市内に二五〇〇軒あったという。ロンドン市民はおもにこのパンで空腹を癒やし、その味と食感が豊かな者と貧しい者をひとつにしていた。

今日、誰かから「ロンドンのパン」を紹介してくれと頼まれたら、どこへ案内するだろう？　ブリック・レーンのあたたかくて歯ごたえのあるベーグル？　それともユーストン近くのドラモンド・ストリートの平たくておいしいチャパティ？　中心部のバラ・マーケットに行けば、ヴィクトリア朝のクォーターンよりも愛らしく純粋なローフが食べられる。現在のロンドンには、過去のいかなる時期よりも質の高いサワードウで作る職人気質のパン屋がいくつもある。こうした店には、楕円形のライ麦パン、干しブドウとヘーゼルナッツを混ぜこんだ細長い全粒小麦パン、表面が渦巻き模様になったドーム状のパンなどがならぶ。しかしローフ一個で五ドル以上するこのようなパンは、さすがにロンドン全体の主食にはなりえない。ロンドンで暮らす八〇〇万市民の大半にとってのパンとは、貧富にかかわらず、近所のスーパーマーケットで買う工場生産のスライスパンを意味している。しまりがなく、膨らみの悪い、添加剤を大量に使用した、おいしさを感じられないパン――どのスーパーパーケットでも売っているあれだ。

経済学者はパンを「下級財」と呼ぶ。これは、人々が豊かになるにつれて価値や需要が低下する品のことだ。ジャガイモもそうである。「下級財」は所得の上昇にしたがって価値が下がる。人々が裕福になると、こうしたデンプン質の主食の需要はつねに低下する。パンの消費量は世界の裕福な国すべてで減少している。イギリスでは、一八八〇年から一九七五年にかけてパンの消費量は半分になった。食べる量が減れば減るほど、人はそれに注意をはらわなくなるものらしい[22]。

かつては所得の大半がパン代になっており、そういった意味でパンは生活の中心だった。一九世紀、サマセットに住む平均的なイギリスの農家は、家賃の二倍の額をパンに費やしていた（年間の家賃五・四ポンドに対してパン一一・一四ポンド）。パンが工場で生産されるようになり、所得が増加するにつれて、現在では家庭の毎月の支出はパンやバターよりも、携帯電話やパソコンの通信料に払う額のほうが大きいに違いない。パンの地位の低さは、大量のパンが廃棄されているという事実からもわかる。わたしたちの先祖はパンをひとかけらもあまさず使い切り、古くなったパンも無駄にしなかった。イタリアやポルトガルのこってりしたパン粥様《よう》のスープや、アメリカのブレッド・スタッフィング［サイコロ状のパンと野菜を七面鳥などに詰めるのが伝統だが、単独のオーブン料理にする場合も多い］が好例だろう。ところが今は、悲しいことに古くなったパンにはほとんど価値がない（ひとつには、工場生産のパンはやわらかいままの状態でカビが生え、各種の料理に応用できないことが理由になっている)。イギリスでは、購入されたパン全体の三二パーセントが廃棄されている。[23]

良質なパンが食事に欠かせなかった地域でもパン文化は変化している。ライ麦パンで考えてみよう。この黒く香ばしい穀物、ライ麦は中世の昔から中央ヨーロッパで栽培され、かつてはチェコ共和国(旧チェコスロバキア)で愛された主食だった。デュラム小麦のパスタがイタリア人に欠かせないように、ライ麦はチェコ人とは切り離せなかった。標準的なチェコのパンはサワードウを使用した丸い形のもので、小麦とライ麦を半々で使用し、キャラウェイの種で味を付けた。食事ではつねに厚くスライスしたパンを食べ、ローフが古くなりはじめると、黒くて歯ごたえのあるパンくずをマッシュルームとディル(セリ科のハーブ)のスープに入れて最後まで無駄なく使った。

一九六〇年以降、栄養価では昔ながらのライ麦に遠くおよばない小麦の白パンが主流になり、チェコのライ麦消費量は急激に減少した。かつては主食だったのに、現在では、平均的なチェコ人の食生活でライ麦が占めるカロリーは果物よりも少ない。一九六二年、平均的なチェコ人は一日に三四五キロカロリーをライ麦から摂取していた。それが二〇〇九年には、わずか六六・一キロカロリーに低下している。これは大きな変化だ——栄養だけでなく、風味そして文化の点においても。ライ麦がもはや空腹を満たすための第一選択肢ではなくなったことで、チェコの味覚全体が様変わりしてしまった。[24]

しかし食生活のほかの変化——たとえば大豆油の台頭——と同じく、チェコ共和国におけるライ麦パンの凋落《ちょうらく》も気づかれることはあまりない。二〇一七年の夏にオックスフォードで開催された会議で、わたしはチェコ系アメリカ人のフードライターで歴史家のマイケル・クロンドルと話す機会があった。クロンドルはプラハとニューヨークで生活している。チェコ人が過去と比較してライ麦をあまり食べなくなったことについてどう思うか、とわたしはクロンドルに尋ねた。すると彼は、その認識は誤りだ、チェコ人は昔と同じようにライ麦パンを食べている、と断言した。クロンドル自身がライ麦パンをいつも食べており、ほかのチェコ人も同じはずだと請けあった。

数日後、クロンドルはわたしに電子メールをよこし、彼のいう「ライ麦問題」について自分が間違っていたと述べた。丸一日かけてプラハ中のパン屋とスーパーマーケットを歩きまわったところ、驚いたことに、小麦パンはライ麦パンよりも少なくとも四対一の割合で多かったという。しかも現在プラハで売られている「ライ麦」パンには、しばしば安価な小麦粉がある程度混ぜられていた。そこでクロンドルは、チェコ統計局のライ麦に関するデータを調べてみた。すると一九八九年にチェコスロバキアの社会主義体制が崩壊したのを境に、ライ麦離れが加速していることがわかった。「これは不思議でもなんでもありません」とクロンドル。一九八九年以前、パンは国家の統制下にあったが、一九九〇年代以降になると人々は民間のパン屋でパンを買うようになった。小麦粉はライ麦よりもずっと扱いやすいため、パン屋は白い小麦粉のロールパン（ロフリーク）――表面にゴマやケシの実をまぶしたものもある――を好んで作りはじめた。一方、社会主義体制下で長年ライ麦パンを押しつけられてきた消費者は、たとえ品質はそれほどよくなくても、よろこんであっさりしたパンに切り替えた。

パンの例でもわかるように、自分たちが「好みの問題」と思っていることの多くには、じつは経済がかかわっている。いろいろな意味で、パンについて深く考えずにすんでいるわたしたちは幸せなのだと考えるべきだろう。わたしたちの文化におけるパンの地位の低さは、とりもなおさずパンへの依存度の低さを物語っている。数世紀という単位で考えても、生活水準が上がったときは、つねにパンの消費量が減少する。[25] 一九世紀の農村部に住むイギリス人労働者は悲惨だったに違いない。パンへの支出が多すぎて、手元には紅茶とトリークル（糖蜜を精製したものでバターより安い）を買うお金くらいしか残らなかったのだから。

パンにあてはまることは、ほかのすべての主食にもあてはまる。国の繁栄度は、主食の炭水化物が摂取カロリーに占める割合でも判断できる。二〇〇一年のデータによると、平均的なカンボジア人は一日のエネルギーの七六・七パーセントを米から得ていた。[26] 単一作物への依存度が高いことは、栄養失調のリスクが大きいことを意味する。二〇〇三年のスペインのデータと比較してみよう。平均的なスペイン人の摂取カロリーのうち、穀物が占める割合は二二パーセントにすぎない。残りは植物油（おもにオリーブ油、二〇パーセント）、果物と野菜（七パーセント）、イモ類（四パーセント）、畜産物（一四パーセント）、乳製品（八パーセント）、糖類（一〇パーセント）、アルコール（五パーセント）、その他の食品（一〇パーセント）だった。カンボジアとスペインのどちらの食生活を選ぶかといわれたら、誰もがスペインの多彩な食を選ぶのではないだろうか？ 米などの単一作物に頼って生きるのは、単調なだけでなく不安定だ。

かつては国民の主食で世界を分類することができた。どの国にも安価で基本的な食材となる炭水化物があり、それが食生活の中心だった。二〇〇三年の世界の総人口は約六五億人である。そのうちの一〇億人――おもにアフリカ――は、キャッサバやサツマイモ、ヤムイモなどのイモ類に依存していた。四〇億人は米、トウモロコシ、小麦、もしくはこれら三種類すべてに頼っていた。[27]

しかし残りの一五億人――西ヨーロッパの大半、アメリカ、カナダ、オーストラリア――は、単一の主食に依存しなくなっていた。これらの国々では、ある人はパンを、ある人は米粉麺《ライスヌードル》を、ある人はミューズリー（穀物、ナッツ、ドライフルーツを混ぜたシリアル）を食べた。しかしこうしたデンプン質の食品は、もはや食生活のなかで独自の地位を占めてはいない。また、この十年来、ロシア、日本、中国、南アメリカの多くの人々が欧米の動向にならい、昔ながらの主食から離れていっている。

現在では主食のない食生活が世界的な基準となっている。パンや米などの主食から離れることは、飢餓と距離をおくプロセスの一部ではある。腹持ちのよい単一の炭水化物に頼る必要がなくなり、生きるために食べるのではなく、食べるために生きていける地点に到達するのは、このうえない贅沢といえよう。

しかし主食のない食生活にも、それなりのジレンマがある。まず、食生活から主食がなくなると、それぞれの文化が確立してきた食の構造も失われる。フランスでは、パンがなければ食事とはいえなかった。韓国では、米のない食事はありえなかった。「なんでも好きなものを食べていい」となった場合、わたしたちの精神と肉体には何が起こるだろう？　選択の自由はすばらしい——が、おそろしくもある。

主食のない食生活のふたつめの問題は、飢えを満たすことに執着する必要がなくなると、おのずと食物への評価法も変わり、質の変化に対する感覚がにぶってくることだ。シャーロック・ホームズが灰からタバコの種類を特定できたように、一八世紀のヨーロッパ人はパンを一口かじれば小麦の種類を区別できた。質の悪い小麦で作ったパンにだまされることはなかった。現在では、シェフのダン・バーバーが述べるように、小麦に「味がある」ことさえ期待していない。

現代のパンの問題は、その製造方法だけでなく、基本となる原材料——小麦——の質が低下していることだ。典型的なアメリカ製のパンには古い小麦が使われている。したがって栄養価が落ちており、しかも漂白され、生産量増加と貯蔵寿命延長のために小麦グルテンが加えられている。[28]

パンの質の低下は、食品パラドックスの中心にある大きな現象のひとつにすぎない。危機に瀕しているのはパンだけでなく、食物全体なのである。わたしたちは食物に執着する必要がなくなったため、食物がどれだけ貴重であるかを忘れてしまった。食にお金を使いたがらない社会では、食産業で働く労働者にはわずかな報酬しか支払われない。二〇一四年のニュー・エコノミクス財団（NEF）の報告書によれば、イギリスの食産業は国内労働力全体の約一一パーセントを雇用していたが、彼らの給与水準はイギリス全平均の半分以下だった。わたしたちは、食品そのものが下級財になるという危機に直面している。お金を払うという行為は、わたしたちにとって何が重要かを表明する方法のひとつだ。わたしたちは今、お金の支出をとおして「食品はあまり重要ではない」というメッセージを送っているのである。[29]

◉エンゲルの法則

歴史上、平均所得水準の人の総支出のうち、ここまで食費の占める割合が低くなった時代はない。現代の食生活のほかの面と同様に、これは恵みでもあり、災いでもある。絶対値としての食品価格が上がっているとしても、それ以上に所得が増えれば食費支出の割合が低下するというのは経済学の鉄則である。当然だ。基本的な生存について心配する必要がない以上、休暇からテレビ、スマートフォンにアプリと、食品以外にも買いたいものは次々に出てくるのだから。[30]

「裕福な国に暮らす人々は総支出に占める食費の割合が低くなる」という事象は、これをあきらかにしたドイツの統計学者エルンスト・エンゲル（一八二一～九六年）の名前にちなみ、エンゲルの法則といわれる。エンゲルはドレスデンに生まれ、生涯の多くの時間をドレスデン労働者階級の生活調査に費やした。そして、貧しい家庭ほど家計収入から支出する食費の割合が大きいことに気がついた。[31]
やがてエンゲルは、この食品と支出の法則が個人だけでなく、国にもあてはまることを発見した。国が豊かであるほど、食品支出の割合は小さくなる。国が貧しいほど、食品支出の割合は大きくなる。
すべての経済学者の意見が完全に一致する法則はきわめて少ない。人間の生活は変動していくため、状況が新しくなれば以前の経済学が通用しなくなる公算は大きい。しかしエンゲルの法則は一五〇年間生きながらえている。二〇〇九年にオーストラリアのふたりの経済学者が、この法則は「すべての経済学のなかで、ほぼ間違いなくもっとも広く受け入れられた経験的規則性」だと評した。エンゲルの法則への信頼性は高く、国の相対的貧困度を評価するための指標としても用いられている。ある国――たとえばマダガスカルで、国民ひとりあたりの支出額の五七パーセントが食費だった場合、この国が世界の富裕度リストの最下方に位置するのは間違いない。[32]
一三二か国を調査したデータによれば、二〇〇五年の時点で食費の支出割合がもっとも高かった一六か国は、ギニアビサウ、モザンビーク、シエラレオネ、トーゴ、ブルキナファソなど、すべてアフリカの貧困国だった。どの国も消費者所得の約半分が食費に支出されており、コンゴ民主共和国では六二・二パーセントにものぼる。より最近の二〇一五年のデータでは、アジア諸国の多くも食料支出額の割合が大きくなっており、インドネシアが三三・四パーセント、フィリピンが四二・八パーセント、パキスタンが四七・七パーセントなどである。逆に世界の最富裕国層では、世帯のひとりあたりの食料支出額の割合はひじょうに小さい。それでも日本とベルギーは食費にかなり――一四・二パーセント――をさいているが、ほかの富裕国はずっと少なく、オーストラリアが一〇・二パーセント、カナダが九・三パーセント、イギリスが八・四パーセント、アメリカが六・四パーセントとなってい

2016年の各国の１世帯あたり平均食費支出（家計支出に占める割合）

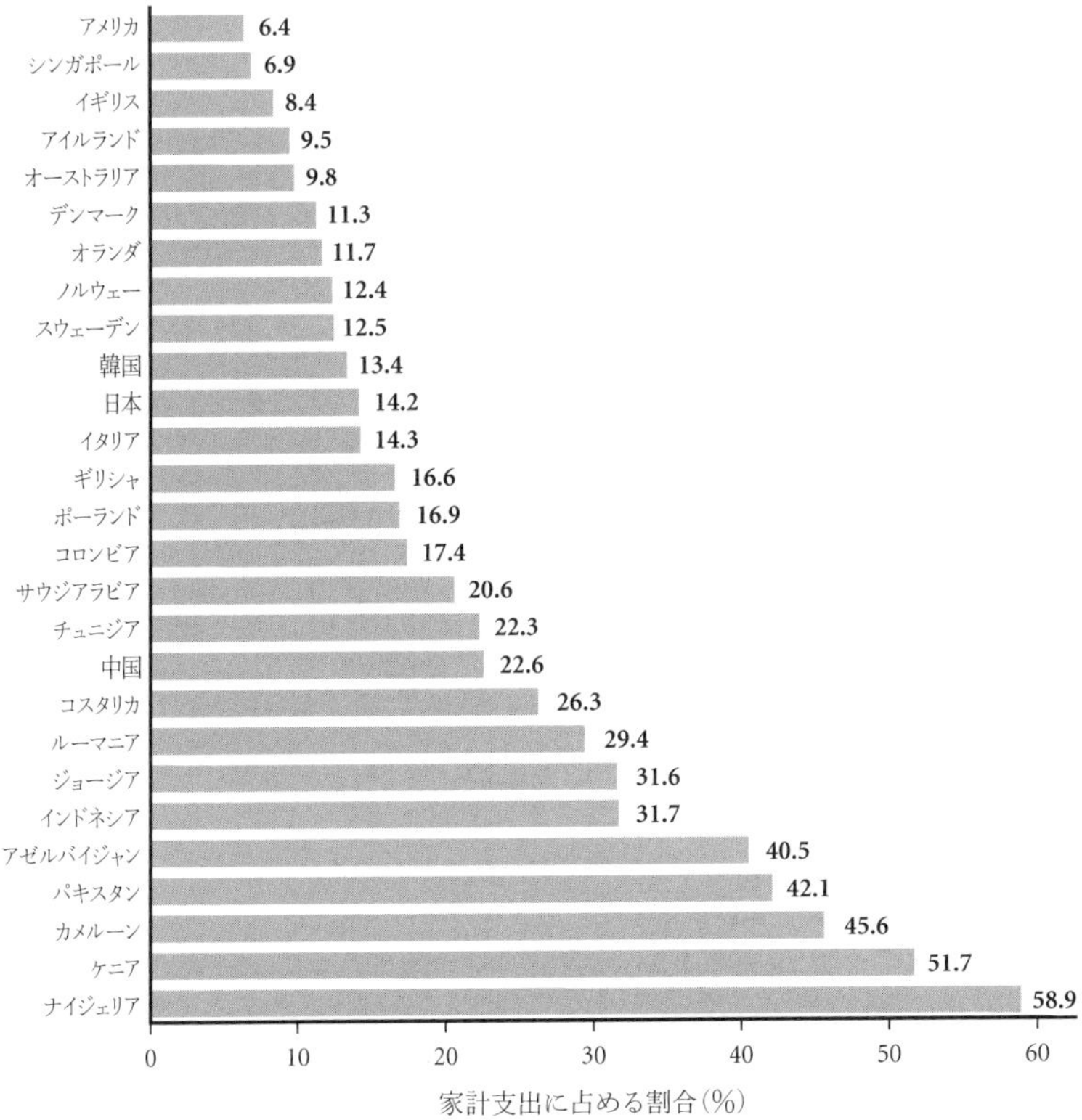

出典：国際市場調査会社ユーロモニター（アメリカ農務省のデータより）

る。このデータは総所得ではなく総支出に基づくもので、自動車から衣服、医療から電気まで、世帯が購入するものすべてが含まれている。裕福な国に暮らす人の大半にとって、食料は世帯予算のごく一部を占めるだけだが、この数値に外食費は入っていない。アメリカの場合、二〇一四年は外食費が可処分所得の四・三パーセントを占めている。[33]

こうした経済学的な食の法則には例外もある。すべての国が、富裕度で予測されるとおりの額を食料に使うわけではない。エンゲルの法則の一般的傾向の範囲内で、平均所得水準の予想以上に食費を支出する国がいくつかある。二〇〇五年度、フランスのひとりあたりの所得はオーストラリアを上まわっていたが、食料支出額の割合はずっと大きかった（オーストラリアの八・五パーセントに対しフランスの一〇・六パーセント）。この事実は、世界中に押し寄せる現代化の波にもかかわらず、フランスが世界に冠たる食文化を保ち続けていることを示す。フランスは今も――少なくとも一部の人々にとっては――アーティチョークと食品市場、トリュフと生乳チーズの国なのだ。フランスでは、食はたんなる帳簿上の数字に還元されたりはしない。[34]

だが悲しいことに、世界では多くの国が食を数値で判断しているようだ。富裕国の多くでは、食費が多すぎる状態から少なすぎる状態へ移行している。誰だって所得の半分以上を食料に費やしたくはない。それは絶望的な貧困であり、飢えを回避するためだけの人生を意味する。問題は、富裕国の中産階級世帯が、持続可能な食品経済あるいは健康のための食品への支出に消極的なのかそうでないのか、である。

「家族に影響をあまり与えずに節約できるものって考えると、まずは食費ね」と、わたしの知人はいった。彼女には三人の子供がいる。生活費の多くは固定されていて、ほとんどやりくりはきかない。住宅ローン、ガソリン代、学校の制服、保険、洗濯機の修理のほか、五台の携帯電話、五足の靴、五着の冬物コートなど、あらゆるものが五人分かかる。食費のように、あれこれと少しずつ節約して総費用を抑えられるものはごく少ないのだ。彼女の家では、プライベートブランドのティーバッグ、冷凍の野菜、もっとも安いチキンを買う。放し飼い《フリーレンジ》のニワトリの肉は高いから手を出さない。それでも家計が苦しくなると、大人は数日間、特売の全粒粉スライスパンにピーナッツバターとジャムを塗ったサンドイッチでランチをすませたりする。そのパンの質がよいと考えているわけではなく、数ドルでも節約できるからだ。「食料は燃料よ」と彼女はいう。

　所得の多くを食費にまわさなくていいようになったのは一種の進歩だが、その結果として食品の質が犠牲になった。なんらかの状況の変化――たとえば所得や物価――に応じて購入量が変化する度合いのことを、経済学者は「弾力性」と呼ぶ。一般的に「価格弾力性」は右下がりの直線となる。ある商品の価格が上昇すると、それを買う量を減らすか、ほかの商品に切り替える可能性があるからだ。食品分野は、誰もが食べる必要があるため、価格弾力性は低い（価格の変動と需要の増減の関係が弱い）とされる。しかし、価格弾力性が比較的高い食品もある。たとえば、果物と野菜はひじょうに価格弾力性が高い。キロあたりの値段で空腹を満たす効果が低いため、インフレになると、低所得層はあまり果物や野菜を買わなくなる。[35]

　しかし、所得が増えた場合に消費者がどのように食料品を購入するかは、食品経済の大きな謎のひとつだ。質のよい商品が登場し、自分の収入も増えたのなら、理論上は高い商品にお金を払う準備が整っていることになる。しかし食品に関しては、これはかならずしもあてはまらない。わたしたちは標準画質の動画よりも高解像度の動画にお金を払う。くっきりとした鮮明な画像を見れば、それだけの利得があるとすぐに判断できるからだ。では、なぜ品質のよいパンにもっとお金を投じないのだろう？　味とか栄養は目に見えない利得だからだろうか？

二〇一三年、食品について研究していたある経済学者が、牛乳やバター、卵、パンなどの基本的食品の「品質弾力性」がきわめて低いことに気がついた。つまり、裕福な国に住む人々の大半は、わざわざ高いお金を払って高品質の牛乳やバター、卵、パンを買わなくても、多少質が劣っていても安くすませられるのであればそちらのほうを選ぶ、ということだ。その経済学者の説明によれば、パンや卵などの製品は「品質の区別をつけがたい、ほぼ同質の製品グループに属する」という。[36]

これは、わたしたちがどれほど食品に無関心なのかを示すものではないだろうか。五感レベルでは、たとえば高い卵と安い卵の質がまったく同じということはありえないだろう。味、食感、栄養の点で、大量生産の水っぽい卵と、放し飼いで栄養十分なニワトリが産む卵のあいだには、大きな違いがある。それは工場生産のスライスパンと、小麦粉、塩、水、パン種だけでゆっくり醱酵させた本物のパンに天地の開きがあるのと同じだ。しかし、そうした違いに関心を寄せない人がほとんどだとしたらどうなるだろう。なぜ高いお金を払わなければならないのか？　それも家計が苦しく、家賃がこんなに高いというのに？

所得が増えると、人はよい人生を送っていることを実感できるような商品を買いたくなる。しかし悲しいことに、質の高いパンや卵はその範疇に入らないようだ。こうした商品を購入できるからといって、高い値段にみあうと誰もが判断するとはかぎらない。ゆとりができたときに人々が真っ先に買いたがる食品は、肉などの従来の高級品——現在では比較にならないほど安くなっているが、前世代が富と成功に関連づけていた食材——である。

エンゲルの法則によると、わたしたちは豊かになるにしたがって、食費に支出する割合が少なくなる。しかし同時に、「選択する食品」も変わってくる。おそらく、繁栄にともなって食生活に登場してくる食品の主役は肉、とくにチキンだろう。パンが姿を消し、ホワイトミート［白身、あるいは赤色のあまり濃くない肉。代表は鶏（とくにムネ肉）、子牛、ウサギなど。反対は「レッドミート」］がその位置に取って代わった。パンなどとは対照的に、ホワイトミートはひじょうに所得弾力性が高い。つまり豊かになればなるほど、買う量が増える。これだけチキンの消費量が多いのは現代特有の現象に思えるかもしれないが、曾祖母世代もわたしたちと同じようにチキンが好きだった。わたしたちはひいおばあさんたちよりもチキンをたくさん買う余裕がある、というだけにすぎない。

◉わたしたちの日ごとの肉を今日もお与えください

ウエイターがふたたび料理を補充したとき、わたしは何品の料理を食べたのかわからなくなってしまった。目の前には、少なくとも八個の丸いステンレス製のボウルがならんでおり、さまざまなシチュー、ダール豆などの豆料理、カレー（辛口と甘口）、ヨーグルトソースがけのダンプリングなどが盛られている。ペースト状の調味料チャツネも、緑色もあざやかなコリアンダー味からシャープで果実入りのライム味まで、複数種類がある。葉巻型の小さな揚げ物や、何種類もの平たいパンは、食べ終わるとすぐに補充される。お酒は飲んでいないのにこうした料理で頭がぐるぐるまわりはじめてしまい、もうそれ以上おぼえていない。

二〇一六年の冬、わたしはインド人のフードブロガー、アントワン・ルイスと一緒にムンバイでランチを食べていた。それまで面識はなかったが、ルイスは親切にも、インド門近くの由緒ある映画館リーガルシネマの角で待ち合わせができるなら、ムンバイで最高のベジタリアン「ターリー」（ステンレス製の円形の大皿に小皿料理をならべたバランスのよい食事）を出す店「シュリー・タカー・ボージャナレイ」に連れていってあげると申し出てくれたのだ。わたしたちが乗ったタクシーは、人や牛があふれ、文房具店や果物屋が軒をならべる路地を走り抜け、レストランというよりはコインランドリーのように見える店の前で止まった。シュリー・タカー・ボージャナレイは見栄えのしない下宿屋の二階にあった。この店でルイス――「カーリーヘアの料理人 the curly-haired cook」というブログを書いている――と食べた料理は忘れられないものとなった。風味も食感も多種多様、何を口にしても驚きと満足の連続で、満腹しても食べ続けたほどだった。完全なベジタリアン料理。しかし肉を加えたとしてもあれ以上おいしくなるとは思えなかった。[37]

インドに住んでいれば簡単にベジタリアンになれる――わたしはいつもそう思う。肉の入っていない料理はまれとされるアメリカと異なり、インドではベジタリアン料理が一般的だ。ヨーロッパでは、ベジタリアンは肉を食べない理由についてあれこれとぶしつけな質問を浴びせられたりする。倫理的な問題、それとも味の問題？　タンパク質はどうやって摂取するの？　クリスマスにターキーを断るのは礼儀に反しているのでは？　対照的にインドではベジタリアン料理が主流のため、食の選択について説明を求められるのは肉を食べる人のほうだ。ムンバイのレストランにはたいてい「ベジおよびノンベジ」の表示がある。インドで肉を食べる人は「ノンベジ」に分類される。

インドでは宗教によって問題となる肉が異なる。ほとんどのヒンドゥー教徒は牛肉を食べない。現在のナレンドラ・モディ政権下では、多くの州で牛の屠畜《とちく》が禁止されている。イスラーム教徒にとっては豚肉が禁忌《タブー》である。ジャイナ教徒になると、肉食はいっさいしないのはもちろん、地面から根菜を引き抜くときに昆虫を殺傷する危険があるとしてニンジンもあまり食べない。こうした厳格な宗教的制約から、インドの料理人は驚くほど多彩な野菜料理を生みだしてきた。レンズ豆料理だけでも数をあげればきりがない。

しかしインドの野菜料理の輝かしい伝統——および宗教に深く根ざした肉食禁忌思想——にもかかわらず、インド人は今まで以上に肉を食べるようになった。二〇〇四年から一〇年の数年間のあいだに、平均的なインド人（実際にはそんな人物は存在しえないだろうが）の食費に対する支出は一三四一ルピー（一八ドル）から二五〇八ルピー（三四ドル）と、二倍近く増えた。かなり短期間に激増したことになる。市場予測によれば、二〇三〇年までにインドの都市では、二〇〇〇年と比べ、家禽《かきん》肉［鶏肉および鳥肉］の消費量が一二七七パーセント増加すると見込まれている[38]。

この広大な国ではシンプルなことなど何ひとつないにしろ、インド人が肉を食べるようになった根本的な理由はお金である。かつて肉はごく少数の人々以外には高価すぎて手が届かなかったが、今では多くの人が購入できる。所得の上昇と肉の消費量のあいだには直接的な相関関係が存在する。ある調査は、アジア諸国では年間所得が一〇〇〇ドル増加するごとに、肉の消費量がひとりあたり約一・二キロ増加することを示している[39]。

「肉を食べる」というインドの新しい習慣は、食に関しては経済が精神性に優先する場合があることを示している。以前、インドを知る多くの人々は、この国はベジタリアン料理と宗教が密接に関係しているため、けっして西洋の肉食を受け入れないだろうと述べたものだ。ところが肉食を慎んでいた人々の多くは（全員ではない）、じつは揺るぎない信条からではなく、たんに購入する余裕がなかったら食べなかったことがあきらかとなった。

2005年と2015年の豚肉生産量

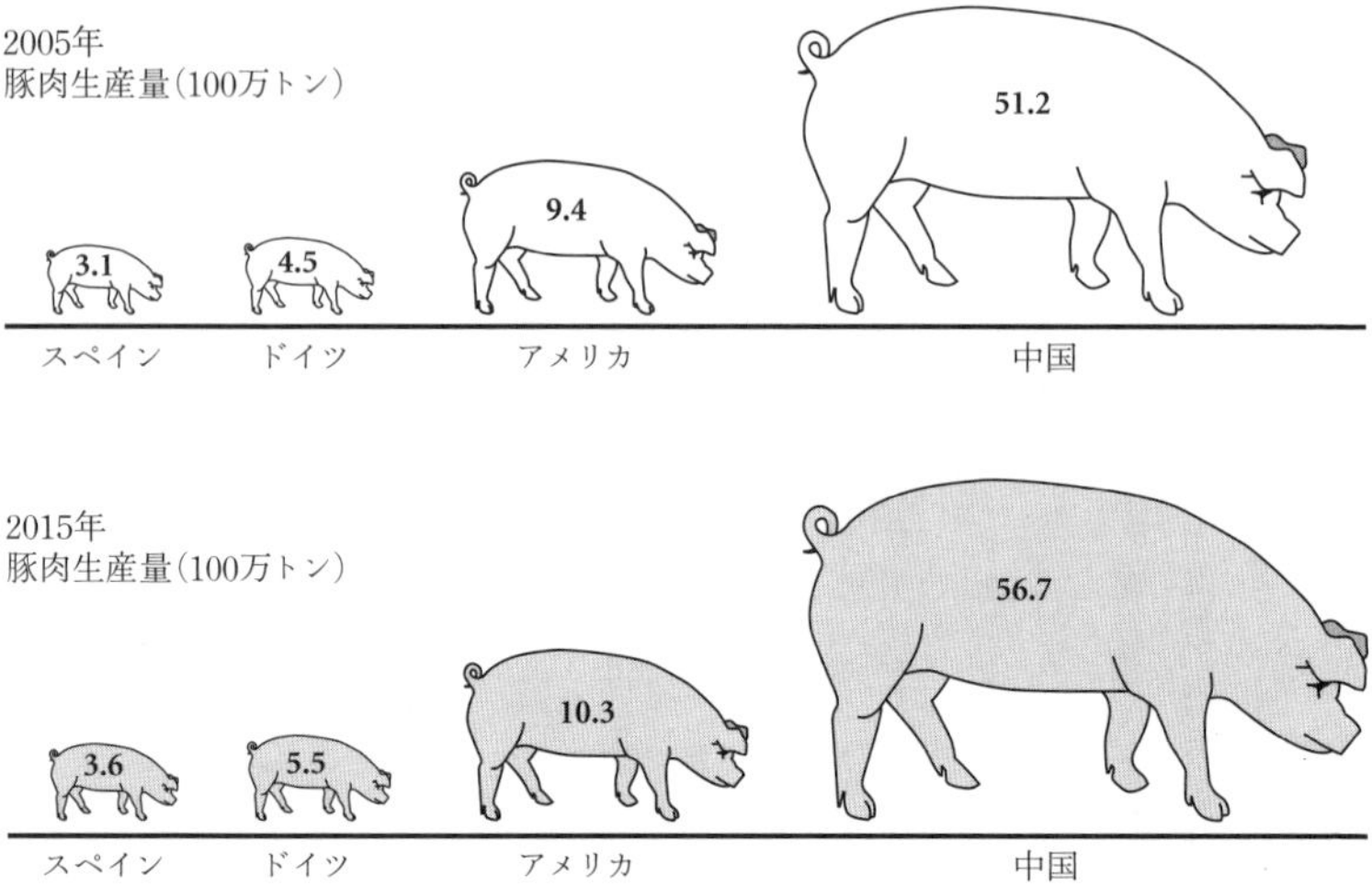

出典：エリック・ミルストーン、ティム・ラング著『食料の世界地図（第2版）』［大賀圭治監訳／丸善／2009年］および『2015年度デンマークポーク統計 Statistics 2015 Pigmeat』（デンマーク農業理事会）

『インドの食ガイド *The Penguin Food Guide to India*』の著者シャーメイン・オブライエンによれば、インドではつねに世間から見えないところで多くの肉が食べられていた。ヒンドゥー教徒の男たちは、妻のベジタリアン料理に満足しきれない男の習慣として「窓のない暗いバー」に逃げこみ、チキンティッカ［ヨーグルトと香辛料に漬けこんだ骨なしチキンをタンドール窯で焼いたもの］をほおばったという。今ではインドの裕福な若い世代は人前で堂々と肉を食べるようになり、この風潮は過去のいかなる時代よりも強まっている。[40]

ベジタリアン・ターリーをもう一口食べたアントワン・ルイスは、ムンバイでチキンの消費量が劇的に増加しているのを実感すると述べた。「ここ五年か一〇年で、そこら中でチキンを見かけるよ」。夜になると、大勢の若者がフライドチキンやチキンのチリソースを食べに町へ繰り出す。とくに味が目的というのではなく――「だって、チキン自体に味はないだろ?」――それが可能になったからだ。家庭での食事がさまざまな規則で縛られている国では、ケンタッキーフライドチキンやマクドナルドに出かけることは解放感を得る手段となる。

経済フードジャーナリストで、インドの英字紙エコノミックタイムズに寄稿しているヴィクラム・ドクターも、この国のチキン人気の高まりをつぶさに見ていた。ヴィクラムはベジタリアン料理のベルプリ――パフライス［米のポン菓子様のもの］にレンズ豆やヨーグルトを混ぜた甘辛い軽食――を食べながら、チキンは「パニール（インドのフレッシュチーズで味はなく、外見は豆腐に似ている）のノンベジ版」とみなされているのだと思う、と述べた。インドにおけるチキンの成功は、チキンがまったく肉らしく見えないところにある――そうヴィクラムが気づいたのは、リアルポッドキャストの番組のための取材中のことだった（それはわたしたちが会った直後の二〇一七年一月に放送された）。チキンがあまりに肉らしくないため、ベジタリアンを自認する人々のなかにまでチキンを食べる人が現れていた。

ヴィクラムはインドのチキンの味の無さ、そしてほぼすべてのニワトリの劣悪な飼育環境を嘆きながらも、チキンは数百万人がいまだに栄養失調に苦しむインドでは貴重なタンパク源となりうる、と理解を示した。タンパク質などめったに食べられない貧しい環境に育ったのなら、余裕ができたとたんにチキンを買うのは当然だろう?

チキンの魅力はインドを超えて広がっている。もし夕食の献立を世界に問えば、答えのふたつにひとつは「チキン!」だろう。「一度でいいから、くだらんチキン以外の夕食をこのあたりで食べられないものかね?」と、二〇〇六年の映画『リトル・ミス・サンシャイン』で祖父が不機嫌そうに吐き捨てる場面がある。チキンの消費量はほぼすべての地域で増加している。一九七〇年以降、世界における家禽肉の生産量は二倍以上になっており、二〇一三年にはチキンは豚肉（中国人が好む食肉）に次いで、世界で二番目に消費される食肉だった。二〇〇八年から二〇一三年にかけて世界の家禽肉輸出量は二五パーセント以上増加し、大量生産されるチキンがガーナなどのサハラ以南のアフリカ諸国に届くようになった[41]。

現在、チキンは世界でいちばん好まれるタンパク源となっている。無害で、ヘルシーとされていて、どのような味つけとも相性がよく、あらゆる場所で入手できる。チキン人気の高まりはあきらかに経済的繁栄と連動している。国が豊かになると、チキンの消費量が増える。個人の平均所得が増えるにしたがいチキンの価格水準も下がるので、消費量は右肩上がりで増えていく。一九七〇年代以降、世界では家禽肉の産業化が大規模に進んだ。一九六〇年代前半は、アメリカ、オランダ、デンマークの三か国が、世界に流通するチキンのほぼすべてを生産していた。しかし現在は、ブラジルのほか、タイや中国などのアジア諸国が生産量でアメリカを追い抜いた。大量かつ効率的に生産することで、かつては高級品だったチキンが、極貧層を除くすべての人々の手に届く食品になったのである[42]。

食肉と油の躍進とパンの凋落は、現代食生活の裏側にひそむ経済の動向を物語る。食品市場はわたしたちに、パンを蔑視して従来の高級食品を主食のように扱うことを奨励する。この物語は二〇一〇年のケンタッキーフライドチキンの「ダブルダウン」の発売によって、不条理の極に達した。このすさまじい新商品はチキンバーガーと銘打ちながら、チキンをバンズではさむのではなく、パン粉をまぶして揚げたチキン二枚をバンズの代わりに使っていた。チキンのあいだにはさまっているのは、ベーコンと溶けたモントレージャックチーズという動物性食品。鳴り物入りで登場したバーベキュー味のダブルダウンは、肉がわたしたちの生活からパンを駆逐しつつある現状を鮮明に映しだす。炭水化物がごくわずかしか含まれておらず、タンパク質が多く、ある種の「健康的な食品」の概念に一致するのだから、この脂っこいミートサンドは通常のチキンバーガーよりも健康な選択肢なのだ、と論じる人までいた。[43]

過去の貧しい農村社会では、年に数回新鮮な肉が食べられれば幸運であり、豚を屠畜するのは特別な祭日にかぎられていた。しかし今日、平均的な西洋人はパンの倍量以上の肉を食べる（米やパスタなどの炭水化物が国際化したこともパン消費量減少の理由のひとつとなっている）。[44]

主食が穀物から肉に向かう動きは、食卓だけの問題を超えて環境にいちじるしい影響をおよぼしている。小麦主体の食生活ならば、必要な農地面積は、欧米型の肉主体の食生活に必要な土地の六分の一程度ですむ。アメリカの食生活は肉中心のため、アメリカ国内で生産される食料のうちで実際に人間が食べるのはわずか三四パーセントにすぎない。作物の大半は非効率にも家畜の飼料として使われる。かりにスペインが近年の欧米型から伝統的な地中海式食生活に戻ったら、その温室効果ガス排出量は七二パーセント、必要な農地面積は五八パーセントの減少が可能とされている。[45]

低品質のパンと安物の肉は、繁栄する現代社会でわたしたちが生きるための代価なのだろうか？それともほかに方法があるのだろうか？　シティ大学ロンドン（現ロンドン大学シティ校）食料政策学教授のティム・ラングをはじめ、持続可能な食の専門家は、二〇五〇年までに地球人口が九〇億人に増えると予想されていることを考えれば、現在の食肉消費量の水準は持続不可能であるため、政府は早急に新たな食習慣を推進すべきであると主張している。ラングたちは、安価な肉――そして超加工食品全般――の真のコストは、「外部性」［ある経済主体の活動が市場取引を介さないで別の主体に影響をおよぼすこと」を考慮した場合、消費者が店で支払う代金よりもずっと高いと指摘する。値段の安い肉を食べた結果として食由来の病気や環境汚染が生じるのだとすれば、これはもはや安いとはいえない。[46]

世界の都市部に暮らす裕福な人々のあいだでは、肉中心の食文化に背を向け、新しい食習慣を模索し、主食となる穀物や野菜へ回帰する兆候が見られる。

生活が豊かになり飢饉の恐怖が遠くに去ると、人々は主食から離れて肉などの「晴れの日の食品」に向かう。しかし生活がさらに豊かになり健康への意識が高まると、安い肉は魅力を失い、食はステージVに入る。突如として「種ミックス」の小袋に法外な値段を払う人が現れはじめ、キビやスペルト小麦などの古代穀物が高価な健康食品に姿を変えて登場するようになった。

絶対菜食主義のヴィーガニズムが最近流行しているが、これは昔の世代には信じがたいような風潮だ。二〇一八年のこと、ニューオーリンズ出身の九五歳のアフリカ系アメリカ人シェフ、リー・チェイスは「ヴィーガンソウルフード」を宣伝する看板広告を見て驚いた。「ヴィーガンソウルフードとは、いったい何？」とチェイスは尋ねた。彼女にとって、この新しいおしゃれな料理は貧しい子供時代に食べていた料理と何も変わらない。「わたしは世界恐慌のときに六歳だった。当時は誰も肉を食べられなかったわ」とチェイスはしみじみと語った。[47]

食品経済がどれほど急激に変わってきたかを考えると、わたしは呆然としてしまう。かつては、貧しい人は祭日にしか肉が食べられなかったが、現在では野菜のほうがしばしば手に入れがたい。消費者の多くは、家計の許す範囲内で食品を選択しようとすると健康をそこないかねない、という状況に陥っている。

◉金額にみあう価値

健康的な食品を選ぶということになると、低所得者層はいちじるしく不利になる。過去三〇年間にわたって健康的な食品の価格はつねにジャンクフードを上まわっており、しかもどんどん上昇している。ピーマンやホウレンソウなどの作物の栽培には大量の水が必要なうえ、作物自体の性質上、輸送と保管に大きなコストがかかる。フードジャーナリストのタマー・ハスペルは、一食あたりの野菜の原価が穀物主体のジャンクフードほど低くなることは現実的にありえない、と述べる。「ブロッコリーは小麦とは違うんです[48]」

しかし注目すべきは野菜が絶対的に高いというだけでなく、ほかの食品に比べて、以前よりもはるかに値段が上がっているという点だ。アメリカでは一九八〇年から二〇一一年にかけて、新鮮な果物や野菜の購入にかかる費用は甘味炭酸飲料の二倍以上になった。トマトやブロッコリーの平均価格も昔よりずっと高い。その一方、ケーキやハンバーガーなどの高カロリー食品は、果物や野菜に比較するとはるかに安くなった。スーパーマーケットであれこれと品定めをするとき、わたしたちはごく自然に、どちらの品が価格に見合うかどうか比較する。残念ながら、果物や野菜は手が届かないことのほうが多い[49]。わたしたちは「スマート」な食品選択について論じるが、購入価格あたりのカロリーという冷徹な経済的観点から見ると、家族が食べてくれるかどうかわからないニンジンの袋よりも、アイスクリームの箱を買うほうがスマートかもしれない。

イギリスでは、一九九七年から二〇〇九年までに果物と野菜の価格が七パーセント上昇する一方で、

アイスクリームと比較した野菜の価格上昇　イギリス（1974〜2012年）

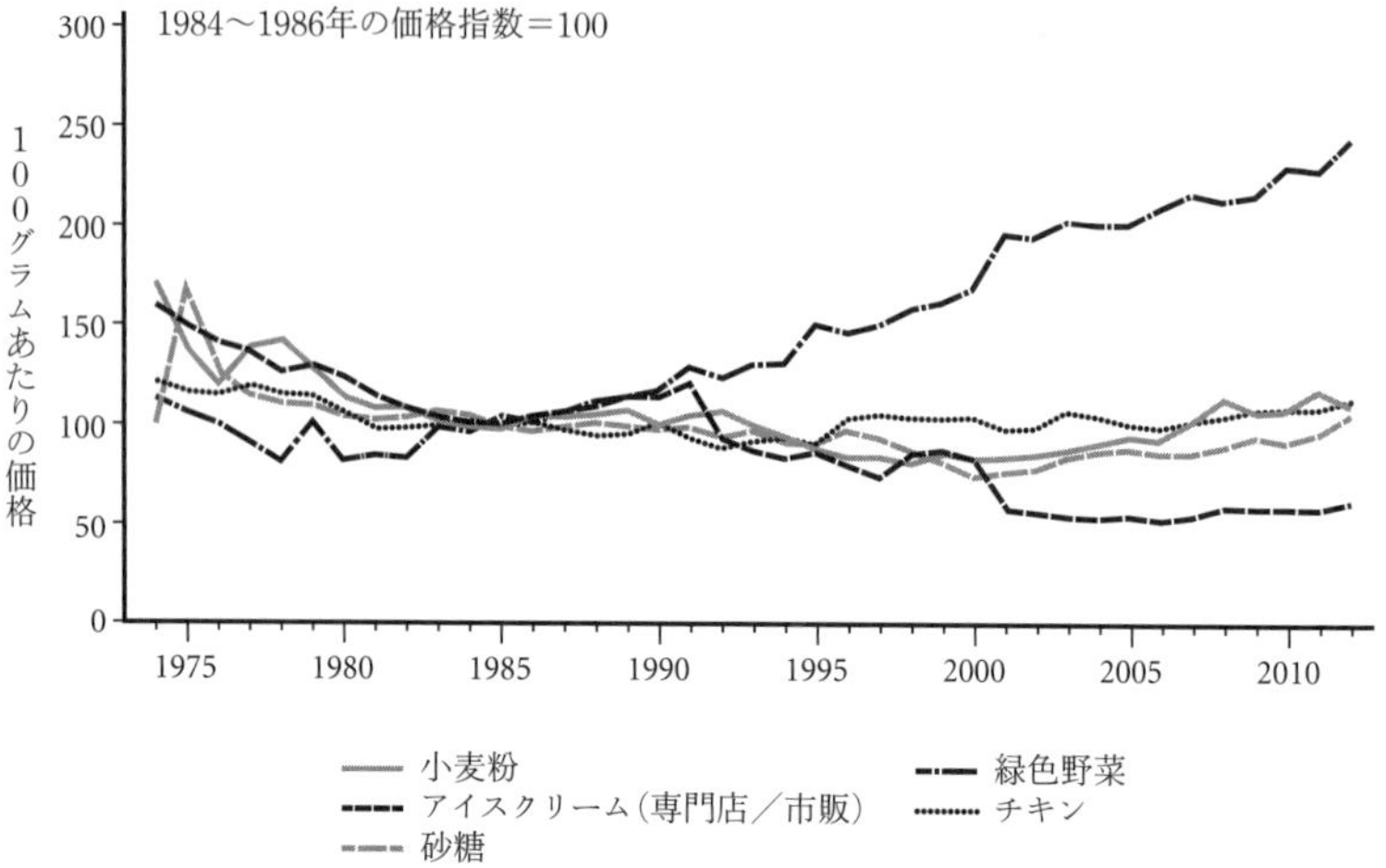

出典：イギリス環境食糧農林省のデータに基づき作成したグラフ。シャラダ・キーツおよびスティーヴ・ウィギンズ『健康的食生活の価格上昇』海外開発研究所（ODI／ロンドン）、2015年

ジャンクフードの価格は一五パーセント低下している。同様に、ブラジル、中国、韓国そしてメキシコでは、果物と野菜の価格は一九九一年から二〇一二年まで毎年平均二〜三パーセント上昇している。これはほとんどの食品に比べ、二倍の上昇率だ。それにひきかえ、袋入りケーキ、チョコレート、スナック菓子、市販アイスクリームなどの超加工食品の価格はすべて下がっている。[50]

マスコミに登場するような事情通の多くが、ジャンクフードは「悪くない味」だという。さわやかなグリーンサラダやあたたかなパンプキンスープを本気で好きになる人なんかいないさ、といわんばかりだ。しかし、チョコレートや朝食用シリアルがよくやるように、二個購入で一個無料のような販売促進を野菜でもおこなえば、わたしたちの好みも変わってくるはずだ。二〇一一年に経済学者のタイラー・コーウェンは、それまで食品を購入していた典型的なアメリカ系スーパーマーケットではなく、「グレートウォール（万里の長城）」というアジア系食料雑貨店で一か月間買い物をすることにした。やがてコーウェンは、以前よりも大量の野菜を買うのを楽しんでいる自分に気がついた。アメリカ系スーパーマーケットよりもずっと安いうえ、種類が豊富で、しかも魅力的だったからである。このアジア系の店では、野菜は「ロスリーダー」、つまり顧客を店に呼び寄せるための、赤字覚悟の目玉商品の役目を果たしていた。店頭にならぶ葉物野菜、根菜、鞘物は、「ニラ、サツマイモの蔓《つる》、カイラン、春菊、サヤエンドウ、サヤインゲン、莧菜《シエンツァイ》、ツルムラサキ、ヤムイモの葉」をはじめ多種多様で、チンゲンサイは六種類もあった。この店で買うおいしい野菜の値段は、最寄りの大手スーパー「セイフウェイ」とは比較にならないほど安かった。たとえばピーマンは約五〇〇グラムで九九セントだが、セイフウェイでは五ドル九九セントもする。グレートウォールで一か月間買い物をしたコーウェンは緑色野菜がすっかり好きになり、今では気がつくとほぼ自動的に買うほどになった。[51]

経済食料政策は、現行の健康アドバイスと相反していることが多い。政府は貧しい人々にもっと果物や野菜を食べるようにと指導するが――総じて――苦しい家計でも簡単に買える価格にはならない。さらに、価格だけが野菜を食べるための障壁ではない。貧しい家庭には、赤や黄色、オレンジ色と、茎の色が虹のようにあざやかなフダンソウを手早く料理するための器具はないことのほうが多い。やかんと電子レンジしかない台所でおしゃれな野菜料理を作るのは簡単ではないのだ。また、低賃金の不規則なシフトで長時間労働をしていたら、ニンジンをむいたりカリフラワーを切ったりする精神的余裕も体力もないだろう。ジャーナリストのジェームズ・ブラッドワースは、素性を隠して六か月間「ギグエコノミー」――インターネット経由で単発の仕事を請け負う方法――で働いてみた。そして、この種の労働をしながら帰宅後の三〇分間をブロッコリーの調理に費やす人はいないことを知った。「シフトが終わって真夜中に帰宅したら、ブーツを脱ぎ捨ててマクドナルドの袋と缶ビールを手にベッドへ崩れ落ちるだけだ」とブラッドワースは書いている。[52]

それでも、野菜がもっと手頃な価格になったら状況は変わるだろう。果物と野菜の価格上昇は、とりわけ低所得層の場合、購入量減少に直結するという明確な証拠がある。アメリカのある研究グループは、六歳から一七歳までの約四〇〇〇人の児童を対象に長期間の調査をおこない、一九九八年、二〇〇〇年、二〇〇二年にデータを収集した。その結果、果物と野菜の値段が一〇パーセント程度上がると、それに連動して児童の体格指数（BMI）が〇・七パーセント上昇することがわかった。[53]これは一二歳の少女の場合、約二二七グラムの体重増加に相当する。激増とはいえないまでも、見過ごせないことは事実だ。野菜の値段は重要である。

それ以上に大きな問題は、わたしたちの文化がいまだに質の高い食品の真の価値や、人間の人生全般にもたらす違いを理解しきれていないところにある。わたしはかつて、あるイギリスの校長と彼の学校の児童のことで話し合う機会があり、なぜ子供たちがまったく野菜が入っていない、ひどい昼食を食べる率が高いのかを聞いてみた。児童の何人かは九歳か一〇歳ですでに肥満だった。薬物中毒の親の子もいれば、虐待されている子もいた。「あなたはわかっていない」と校長はいった。「あの子たちは食べ物どころではないんです」。健康的な食事ですべてが丸くおさまるわけではないという点で、彼はたしかに正しい。貧困、心の傷、苦悩に満ちたこの世界で、よりよい食事であらゆる問題が解決できるわけではない。しかしほかの多くの苦難とは異なり、劣悪な食事による苦痛は、わたしたちがなんとか改善できる問題なのだ。

食物の真の価値は価格を超えたところにある。わたしたちがもう一度この認識を共有できたら、政策立案者が取り組むべき課題は、よりよい食品を選択しない個人を責めるのではなく、よい選択ができるような食環境を整えることになるだろう。砂糖や大豆油や安価なトウモロコシに助成金を出すかわりに、政府は野菜の栽培に助成金を出してもかまわないのだ。研究によれば、野菜にほんの五パーセントの助成金を出すだけで、低所得層の野菜消費量が三パーセント以上増加するという。[54]

あらゆる商品と同様、食品にも不可解な市場原理が働くが、ほかの消費財とは異なり、よい食物は生活の質に不可欠なものであり、究極的には替えのきかない商品である。すべての人を守るために食品を規制する費用はけっして無駄な支出ではない――そう政府が理解するまで、国民はよりよい食品を選択するようにはならないだろう。質の高い食品に向けて投資することは、土地や空気のみならず、健康とよろこびに投資することだ。将来の世代は、繁栄と食に関する新しいビジョンを作りあげる必要がある。

食品の水準に関して、政府というものがつねに現在ほど無関心だったわけではないことを考えると希望がわいてくる。歴史学者スティーヴン・カプランが述べるように、一八世紀のパリでは、パンの品質は厳格に管理されていた。市場に質の悪いパンが出まわるのは「社会崩壊のきざし」と考えられていたからである。買ったパンの品質が悪い、あるいは重量不足だと購入者が感じた場合、彼らはそのパンを警察に持ちこみ、調査の結果欠陥品だと判明した場合、そのパン屋には罰金が科された。食品に関するこのような厳格な法律が今もしあったらどうなるか、想像してみてほしい。いったいどれほどのスーパーマーケットの、どれだけのパンが警察の取り締まりの対象になるだろう？[55]

このような法律を現代社会では制定することはできないし、また絶対に制定すべきではない。それでもこの話は、社会が市販されている食品の品質維持に今ほど無関心だったわけではないことを思いださせてくれる。遅かれ早かれ、たとえ豊かであっても、よい食物のない生活は繁栄とはいえないと、わたしたちはもう一度気づくだろう。古いことわざにあるように、「お金を食べることはできない」のだから。

第4章 時間がない——「どう」食べるか

一九六九年、ある医学研究グループが、日本から西洋に移住した日本人男性の健康調査をおこなうことにした。研究者たちは、日本に住む平均的な日本人男性はアメリカの平均的な中年男性に比べ、はるかに心臓病になりにくいことを知っていた。しかし、アメリカに住む日本人男性はどうなのか？彼らは心臓病に関してアメリカ的パターンにしたがうのか、それとも日本的パターンにしたがうのか？

当時、アメリカ人男性の虚血性心疾患《きょけつせいしんしっかん》［心臓に酸素と栄養を送る冠状動脈の障害により、血流が減少または不足して起きる病気の総称］発症率がすでに世界最高レベルに達していた一方、日本の心疾患発症率は裕福な国の基準からすると、概して低かった。健康状態にこうした差が生じる原因としてもっとも考えられるのは、食生活だった。心臓の場合、ハンバーガー、ピザ、炭酸飲料中心の食習慣は、魚、野菜、豆腐、緑茶、海藻中心の日本の伝統的食生活よりも、病気になるリスクがはるかに高い。

予想どおり、サンフランシスコ湾岸地域で収集した医学データから、カリフォルニア在住の日系男性の平均的な心臓健康度は、日本に住む日本人に比べて有意に低いことが確認された（それでも平均的なアメリカ人男性よりは良好だった）。これら日系アメリカ人は、日本に住む日本人よりも胸痛や心臓発作に見舞われる可能性が高かった。この調査結果は、伝統的な日本式食生活から西洋式食生活への切り替えが日系男性の心疾患リスクを高めた、という説と一致しているように見えた。

しかしマイケル・マーモット率いる研究者たちが調査を進めると、食生活だけでは、これだけ多くの日系アメリカ人が、日本在住の日本人よりも心疾患で死亡している実態を説明できないことがわかった。そして、心臓には西洋式の食生活だけでなく、スピードと個人主義を重視する西洋文化も負担をかけていたことがあきらかになった。

マーモットたちは、サンフランシスコとオークランドに暮らす三〇歳以上の日系男性約四〇〇〇人の生活と医療記録を調査した。調査対象の男性のうち、日本在住の日本人よりも心疾患の罹患率がずっと低い人々もいれば、高い人々もいた。データを精査していくにつれ、この違いは食生活（もしくは喫煙などの危険因子の有無）だけに帰せられないことが浮かびあがってきた。伝統的な日本式食生活を送るカリフォルニア在住の日本人のなかにも、心疾患罹患率の上昇が認められたからである。

食事以上に男性たちの健康に影響していたのは、彼らが身をおく文化的環境だった。調査時のアンケートには、アメリカの文化と社会的価値観にどの程度順応しているかを測る項目があった。その結果、食習慣に関係なく、もっとも西洋化されたグループともっとも西洋化されていないグループのあいだには、虚血性心疾患の罹患率に「五倍」の差が認められた。日本文化をもっとも保っていた人々が、もっとも心疾患になりにくかった。子供と日本語で話しているか、自分の子供時代にどの程度日本文化にふれていたか、ほかの日本人と交流しているかなど、一見まったく無関係に思える要因が影響をおよぼしていた。[1]

このことから、「どう食べるか」も「何を食べるか」と同じくらい重要だという結論が導かれる。

日本食を食べるだけでは、彼らの心疾患リスクを下げるには不十分だったのである。食事から最大限の恩恵を受けるためには、彼らは生活のペースを落とし、カリフォルニアの太陽の下で母国の文化を再現しながら、日本のやり方で食べる必要があった。マーモットは、心疾患リスクのもっとも低い日系アメリカ人は、「結束したグループ内で仲間の支援を受けられる安定した社会」から恩恵を受けていたと論じた。連帯感と共通の価値観に基づく文化が、彼らのストレスをあらゆる面で軽減していた。こうした共同体意識は、アメリカ式文化に近いほうの日系人の生活にはないものだった。

同じものを食べる場合でも、日本文化を維持している人々の食事法は異なっていた。あわてず急がず、食事の作法を大切にしていた。何を食べるにしても、そのための時間を作っていた。それとは対照的に、同時期のアメリカ人男性を対象とした調査では、心疾患リスクがもっとも高い人々の行動様式は、個人主義、性急、時間に追われる感覚など、アメリカ社会が発展させてきた特徴をそなえていた。[2]

栄養転換のステージⅣにともなう変化は、食べ物の種類だけではない。それ以前に存在した「食べるときの習慣」も消滅する。わたしたちの健康は食事内容と同じくらい、食事のリズムや習慣にも影響される。わたしたちは、重要なのは食事に含まれる栄養素だけだという考えを刷りこまれてきた。しかし、不安と孤独を抱いて黙々と食べる有機野菜サラダが、友人と楽しむ出来合いのフィッシュ・アンド・チップスよりも健康的とはかぎらない。

現代の食習慣が以前と異なった理由として、時間の不足は見過ごされてきた部分である。わたしは一日中働き、子供たちの送り迎えをすませたあと、週末の新聞に綴じこまれた料理特集の「すばやく簡単にできる」レシピを見て、その大胆さに笑ってしまうことがある。各種の鍋やめずらしいスパイスが必要なうえに、料理の手順は複雑だったりするからだ。夜になると、わたしは作りたい夕食を作るための時間もなければ考える気力もないと感じるのがしょっちゅうだった。

時間の不足——もしくは不足しているような感覚——は、現代の食習慣の多くに影を落とし、わたしたちの望みをくじき、意図せぬ妥協を強いる。人は時間が不足していると感じると料理をしなくなり、食事が楽しめなくなり、便利な食品の消費に向かってしまう。スライスパンはたんなるはじまりにすぎなかった。まわりを見渡せば、ゆで時間を短縮できても団子のようになるだけのパスタや、二分間で炊ける米まで、時間短縮を約束する製品がいたるところにあふれている。「時間」を売り物にするこの種の製品もまた、巧妙なマーケティング戦略によるものだ。二〇分以上かかる料理を作ろうとすることになど意味はない——オンラインショッピングには平気で二〇分使うのに——とわたしたちが考えるようにしむけているのである。こうしたあせる気持ちによって、持ち帰り用食品の購入が増え、電子レンジの使用頻度が増え、調理用のへらを使う頻度が減っていく。

生活リズムが変化すると食生活が犠牲になることは多い。タイミングの悪さややっかいなルーティンが食べようとする意思さえくじいてしまう。低賃金の交替勤務制で長時間働くアメリカ人女性は、転職でもしなければ野菜なんか食べられないと研究者に語った。シフトに追われる現状では、野菜を生活のなかに組み入れる方法など見つけられなかった。[3]

食べる時間を見つけるのがやっと、と感じているのはこの労働者だけではない。しかし、料理をする時間もきちんと食べる時間もほとんどないという現代人の共通認識には理屈にあわないところがある。客観的に事実だけを見れば、わたしたちの大半は平均して、一〇〇年前の労働者よりもはるかに多くの自由時間を得ている。実際、自由時間は「一〇〇〇時間」近く増えた。一九〇〇年の平均的なアメリカ人は年に二七〇〇時間働いていた。一方、二〇一五年の労働時間は年に一七九〇時間。しかも、時間を節約してくれる、先祖にしたら夢のようなキッチンまである。[4]

料理をする時間――あるいは食べる時間――がないという場合、それはたんなる事実を述べているわけではない。言外に、文化的価値観や社会が要求する時間配分の仕組みについても語っているのである。生活リズムの変化は食生活に大きな、そして驚くべき影響を与えた。時間に追われる感覚によって、わたしたちは異なる食品を新しい方法で食べるようになった。時間を無駄にしてはならないという集団的強迫観念は、スナックの繁栄と手作り朝食の衰退、コンビニエンスフードの躍進とランチアワーの終焉をまねいた。

「優先順位の問題だと思うの」と、ある日の午後、トリニダード出身の女性がわたしにいった。彼女は権威ある職場にフルタイムで勤めており、三人の子供は学校が終わると熱心にスポーツに取り組む。それでも彼女は、残り物をあたためるだけの料理であったとしても、つねに手作りの夕食を出すよう心がけてきた。トリニダードで育った日々がそうだったように、彼女にとって夕食とはそれが当然の姿なのである。現代のイギリスではあまりにも多くの人が、夕食を用意して食べることをさほど大切には考えていないようでなんだかがっかりする、と彼女は述べた。

わたしは彼女に同意する反面、わたしたちの食の選択は自分の自由にならない部分があるのだ、とも伝えたかった。悲しいことに、現代の食文化ではあまりにも多くの人が、生活の状況によって食事の優先度を下げることを強いられている。ひとつには時間、もうひとつにはタイミングの問題がある。わたしたちは過去の世代よりも自由な時間を多く持っているかもしれない。しかしそうした自由が、時間のかかる食事に振り分けられることは少ない。一九七〇年代にマイケル・マーモットがカリフォルニアの日系人社会に認めた、心疾患をまねく個人主義と性急の文化が、今は世界各地に広がっている。

◉ランチアワーの終焉

一九二〇年代のヴェストファーレンに暮らす女性織物工の生活は、楽ではなかった。ここはドイツ北西部に位置する地域で、ハムと織物が特産品だった。一九二七年に研究者のリディア・リューブは、ヴェストファーレンの綿亜麻産業に従事する若い女性二〇〇〇人に面会した。リューブは紡績工や織工、腕のいいお針子として働く女性たちに、自由時間の過ごし方について尋ねた。とはいえ、さほどの給料も貰っていないこの女性たちは仕事と家事に追われ、実際には自由時間と呼べるものはなかった。外食もせず、自分たちの小さな村や町を出たこともない。何をするのが好きかという質問に対してもっとも多かった答えは(四一パーセント)、「休む」だった。[5]

彼女たちは、平均で週五五時間——土曜の午前中を含めて——織物作りに精を出していた。長い休みは年に一週間しかなく、そのうちの半分はまたしても裁縫や庭仕事に費やされた。日曜日でさえ忙しかった。午前中は教会へ行き、それから家事をやり、昼食をすませたあとは親族を訪問した。

しかしある意味で、この仕事熱心な女性たちは、現代社会ではありえないほど恵まれた部分を持っていた。職場では七五分から九〇分の昼休みが毎日あった。この休憩は交互ではなく同時であり、工場によって一二時から一時一五分、もしくは一二時から一時三〇分までの時間帯があてられた。昼食の時間になると女性たちはいっせいに仕事の手を休め、食事をした。ヴェストファーレンの女性たちは勤勉だったが、昼食の時間が一日に組みこまれていたため、食べる時間がないほど忙しいという思いは抱かずにすんだ。長い昼休みは亜麻布に織りこまれる亜麻糸と同じくらい、密接に日常生活に組みこまれていた。食べる時間を失うことはけっしてなかった。[6]

一九二〇年代のヴェストファーレンの貧しい女性織物工に比べて、現在の平均的な労働者には多くの自由時間がある。ただし、食べる時間だけがないようなのだ。

食べる時間がないという場合、「ほかの人と同時に食べる時間がない」という意味である場合が多い。わたしたちの時間にはたえず中断が入り、もはや食事はみなでそろって食べるものではなく、それぞれが適当に軽食を見つくろって、イヤフォンから聞こえる歌声だけをともにすませるものとなっている。わたしたちの多くは、自分自身もうんざりしているルーティンにとらわれており、きちんと食べることなどは不可能に思える。しかし、こうなってしまったのは、わたしたちが食事よりも時間を重視する世界に生きているからでもある。

わたしたちがいかに食事をおろそかにしているかは、昼休みが「あるのが普通」ではなく、仕事の延長線上になっている点からもわかる。貧富の差に関係なく、かつては食べる時間は確保されているのが普通だった（空腹を満たす食物を得られるのが前提だけれども）。今では、それこそ世界中で、生活のペースの速さのために職場でのランチタイムが浸食されつつある。先日わたしは、ロンドンの銀行街近くのファーリンドンで、「今は四五分が時間の単位」というポスターを見かけた。忙しいビジネスマンが昼休みのあいだに駆けこめるジムの「超集中ワークアウト」の宣伝文句である。もはや昼休みは——といってもそれが存在すればの話だが——ショッピングやエクササイズや仕事などの、より重要と思われる活動に費やされる場合が多くなってしまった。

ただしヴェストファーレンの女工たちがとっていたような長い昼休みは、遠い昔から勤務時間に組みこまれていたわけではない。夕食の「正しい」時間に関する考え方も、過去に何度も変化している。にもかかわらずわたしたちは、千古不変の食習慣があったわけではなかった歴史を忘れて、一九五〇年代のように三食しっかり食べられない自分を責めることがある。過去には食事が略式におこなわれ、軽食中心で、無計画に、作法や形式の縛りもほとんどなく、食器も使わずにすませていた時代や場所はいくつもあった。産業革命以前、畑で働く労働者は空腹になれば、もしくは仕事が一段落すれば手を止めて、パンの塊とチーズを出して食べた。時間を決めて昼食を食べるという考え方は、一九世紀に農民が都市の工場に労働者として流れこんだことを受け、まずヨーロッパとアメリカで導入されたものだったのである。[7]

しかし今日のわたしたちが経験している食事時間の変化は、まったくの別物である。たしかに、一日のうちのどの時間帯に食事の機会をもうけるかは文化によってさまざまに異なる。それでも、今ほど世界中の多くの人が、みなでそろって食事をする時間に頓着しない時代はない。

あなたがわたしのように詮索好きなタイプだとしたら、ヨーロッパ諸国の人々の時間の使い方を示すグラフを眺めて午後を過ごすのも悪くない。一九九八年から二〇〇六年にかけて、ヨーロッパの研究者たちが一五か国の時間の使い方に関するデータを収集した。[8] まず、膨大な人数に(イタリアは二万人以上、スウェーデンは四〇〇〇人近くなど)一日の過ごし方を日記に記録するよう依頼した。その後、得られたデータを項目別にまとめて面グラフを作成し、二〇〇六年頃のヨーロッパ諸国における一日の時間配分の違いを示した。[9]

こうした時間使用法の統計データがとてもおもしろいのは——もちろんデータというものは完全無欠ではないにしろ——さまざまな国の人々の行動実態を秘密の窓からこっそり覗き見しているような

一日の時間の使い方

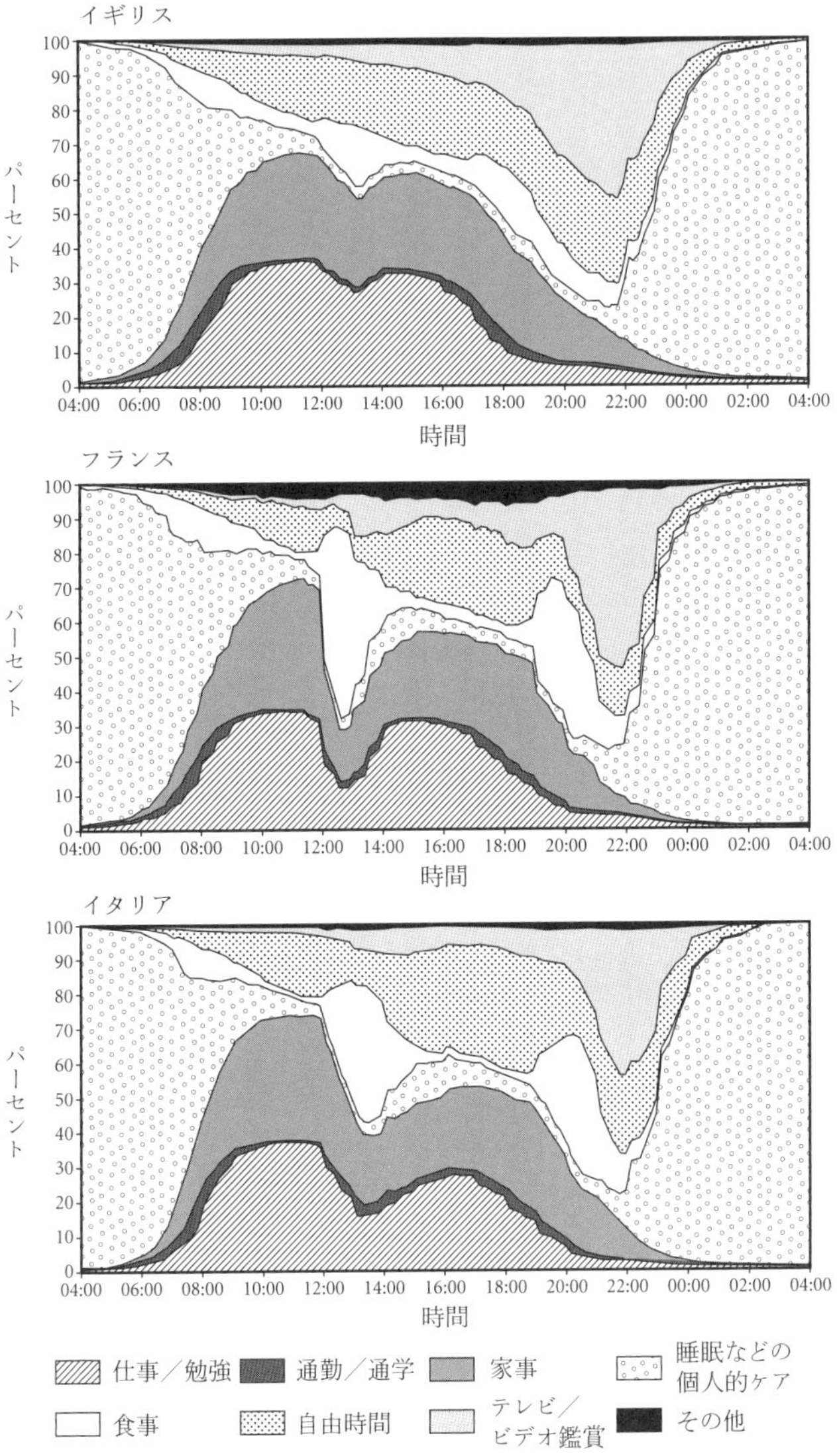

出典：ヨーロッパ統一時間使用調査

気分を味わえることだ。誰もが眠り、食べ、働き、休むものだが、こうした活動に対する時間の使い方はじつにさまざまである。理由はよくわからないが、平均的なベルギー人は平均的なノルウェー人よりも睡眠時間が長い。

このグラフは、人間の一日を大まかな活動に分け、パターン別に二四時間周期で示している。グラフの開始と終了の時間は午前四時。どの時間帯に人口の何パーセントがどんな活動に従事しているか、パターンを見ればわかる仕組みである。たとえば、午前四時にはヨーロッパのほぼすべての人が眠っている(あるいは眠ろうとしている)。これは水玉の部分だ。午前六時から午後八時までは、仕事もしくは勉強を示す斜線部分がめだつ。

このグラフでは食事は特殊なケースである。食事に費やす時間帯は、仕事や休息以上に国ごとの違いが大きい。食事の時間は白だが、国によって大きく異なる形状を示している。フランス、スペイン、ブルガリア、イタリアの場合、食事には明確な時間のピーク(白い大きな塊)があり、しばらくのあいだ仕事や休息を遠ざけている。ピークの差がもっとも小さいのは朝食時間だ。クロワッサンとカフェオレの国フランスでさえも、午前中の食事時間は少なく——グラフの白い部分が午前六時から八時まで、わずかな広がりを見せているにすぎない。ここから、朝食は人によってとったりとらなかったり、という習慣がうかがえる。昼食は話が異なる。グラフの白い部分は、フランスとイタリアでは正午から午後二時までのあいだ、スペインでは午後一時三〇分から午後四時までのあいだに劇的に拡大している。つまり、フランス人、スペイン人、イタリア人の大半は、今も一日のうちの決まった時間帯にきちんと昼食をとる習慣を維持しているといえるだろう。夜になると、午後七時から午後九時までに二回目の食事時間のピークが来る。これらの社会では、昼食や夕食をとるべき時間帯が今も共通認識になっていることがわかる。

二〇〇六年のフランス、イタリア、スペインでは、国民の大半がまだ同じ時間帯に食事をしていた。そのほかの国では、この古い時間感覚はすでに大きく乱れていた。スペインのグラフからイギリス、ポーランド、スロベニア、スウェーデン、ノルウェーのグラフに目を転じると、驚かされる。これらの国では、食事の時間をあらわす白い部分は明確な塊ではなく、一日を通じて連続する一本の帯となっている。午前六時から午後一〇時まで、いずれの時間にもほぼ同じ人数が食事をしている。ノルウェーとイギリスでは正午から午後一時に食べる人の割合が若干増加しているが——かつての昼食時間の名残だろう——それを除くと、どの時間にも人口の一〇パーセント前後の人が食事をしている。ただし、これらの国に食事時間を固定している人がいないという意味ではない。ノルウェーには、毎日午後七時きっかりに夕食をはじめる家庭もあるだろう。しかしデータから判断すると、ほかの家庭も同じ時間に食べているという確証はない。

この面グラフから、食事時間の感覚を失った社会の実情が見えてくる。ポーランドやスウェーデンでは午後四時に食べている可能性もあれば、午後八時に食べている可能性もある。調査結果を見るかぎり、もはや人々に食事時間の「通常」のパターンは存在しない。

食事とは、たんに一定の時間を要する作業ではなく、時間の流れを確認するセレモニーである。宗教上の礼拝やラジオのニュースのように、ある特定の時間で一日を区切るものだった。ひとりで昼食をとる場合でも、おそらく国全体がその時間に同じことをしていると思えば、孤独な食事にも特定のリズムが生まれた。正しい時間に正しいことをしていると感じられた。現在、食事にこの感覚はない。夜九時のカフェで二四時間注文可能な「朝食」を注文しても、朝刊とアイスクリームを一緒に買っても、誰かに不審がられることはない。さまざまな場所で、食事の時間は一日を通じた細長い帯になっており、同じ家に住んでいる人々のあいだでさえ共有されなくなってきている。

この調査がおこなわれたのちも、共通の食事時間のパターンは崩壊し続けている。スペインとイタリアでさえ、現在の食事時間はより短く、より事務的なものになっている。二〇〇八年の大不況［アメリカのリーマン・ショックに端を発した世界的金融危機］後、スペイン企業の多くが伝統の二時間ランチ休憩を一時間短縮するようになった。かつてはゆっくり食事を楽しむ文化の砦《とりで》だったフランスも例外ではない。パリの人々は街のブラッスリー（カフェレストラン）で昼のコース料理を食べるのではなく、手軽に食べられる出来合いのサラダやブルグルサラダ［ブルグルは挽き割り小麦のこと］、軽食堂のサンドイッチですませはじめた。

現代社会において、好みとスケジュールの異なるふたり以上がともに食事をする機会をもうけるのは複雑な工事をするようなものだ。この時代の個人主義は、誰かと一緒に食べる食事を容赦なくなぎたおそうとする。食事とは食べ物を口にするだけでなく、人をまとめ上げるものでもある。家族全員がつどう昔ながらの夕食は、ある種の前提の上に成り立っている。つまり、家族全員が同じ場所で同じ時間に食べること、そして同じようにおいしく食べること、である。わたしたちが住む世界では、この前提はあまりにもハードルが高い。

二〇〇九年から二〇一一年にかけて、ロンドンの研究者チームが共働きの四〇世帯の食事についてインタビューをおこない、どのように食事時間をやりくりしているかについて調査した。わかったのは、現代の家族には「時間に追われている」という共通認識が存在することだった。両親は、「家族の食事」は大切だと認めてはいるものの、全員が同じ時間に食べることはひじょうにむずかしいと思っている――これが全般的な傾向だった。インタビューに回答した家族の多くは一緒に食事することを望んでいたが、さまざまな理由から、平日にひとつの食卓を囲んで夕食をとれていた家族は三分の一以下だった。

ただし家族がばらばらに食事をすることは、かならずしも黄信号というわけではない。家族そろって夕食をとる機会が減ると、「これではだめだ、どうしよう」とパニックのようになることもあるかもしれないが、食事を楽しみ、共有する方法はいろいろあるものだ。なにも最後の晩餐のように、全員がならんでパンをわけあわなければならないわけでもない。じつをいえばわたしも、日曜の夜のヨガ教室のあとにとる食事がいちばん好きだと感じることがよくある。もう食卓には誰もおらず、ひとりで気ままに本を読みながらヌードルスープやサラダを食べる。至福の時間だ。

とはいえ、けっして誰とも――もしくはほとんどいつも――食卓を共にしなければ、食事に関する重要な何かは失われてしまう。「親交（commensality）」という古い言葉がある。もともとは「一緒に食事をすること」という意味だ。食人類学者のクロード・フィシュラーは、あらゆる社会において、食による交わりが基本的な人間関係を構築すると述べた。血族を支える絆は、食を通じてはぐくまれたのである。

家族がこの親交を失った場合、食習慣にもたらす変化はけっして小さくない。現在の社会にとっての食事とは、一緒に味わったり時間を過ごしたりするものというより、栄養摂取の機会と位置づけるほうに傾いている。ロンドンのある五人家族の母親は、家族全員が同じ時間に同じものを食べるのはクリスマスのときだけだ、と研究者に回答している。[10] それ以外の日々に家族の生活習慣と好みをあわせるのはほぼ不可能だという。母親と父親――債権回収会社に勤務し、労働時間は不規則――はそれぞれ異なる減量食を食べている。一一歳の娘はひじょうに好き嫌いが激しくて、出来合いのピザや揚げ物などしか食べない（親がつくった食事は口にしない）。自宅でボーイフレンドと暮らす二二歳の姉は、持ち帰りのケバブなどを自分で買ってくる。母親はたいてい夕方になると、まず午後四時一五分に一一歳の娘に出来合いの食事を出し、次に自分用にステーキのダイエット食を作ってカッテージチーズとトマトと一緒に食べ、最後にジムから帰ってきた夫のためにチキンのムネ肉とサラダの食事を作る。[11]

この家族は、家族の食が完全にばらばらになった姿を映しだしている。食べるものも食べる時間も、全員が別々だ。母親が料理に時間を費やしていないというわけではない。反対に、彼女は自分自身、娘、そして夫の夕食を整えるために心を砕き、骨を折っている。毎日午後四時一五分から午後六時までの一時間四五分を料理にあて、自分自身を含めた全員の要求を満たそうとしている。家族そろっての一回の食事ですむならば、おそらくこれほどの時間はかからない。しかし好みや生活習慣の違いによって、食事時間の共有ができなくなってしまっている。

これは、ともに食事をしないということによる影響である。母親が料理をし、父親が秩序を維持する家父長的な夕食を取り戻せ、といいたいのではない。けれども、食事を楽しむ時間は人間の基本的要求だという原則は維持していく必要はある――たとえ新しい家族像が出現する現代という時代においても。日系アメリカ人の例が示すとおり、人が――少なくともときどきは――ゆっくり食事することを否定する文化は、いつかわたしたちの健康を害する。貧しい食生活が原因であるように見える問題にしても、その根底には極端な個人主義の文化が生んだ、余裕のない生活習慣がひそんでいる場合が多い。

食べ物を選ぶにしろ、人に食べ物を出してもらうにしろ、現代の「食の個人主義」はわたしたち自身に影響をおよぼしている。何を食べるかを決めるとき、食べたくないものは無理に食べる必要はないと多くの人が考えるようになった。今日はグルテンフリー。けれども明日もそうするとはかぎらない。なぜなら食べたいものを食べればいいのだから。先日、わたしは個人経営のカフェで食事をしている若い女性を見かけた。しゃれたサラダを食べながら飲んでいたものは、自分が持ちこんだスターバックスのラテだった。

無限に近い選択肢がある現代では、何でも好きにしていいように思える。決まった時間に人と同じ料理を食べるという考え方は、くだらない強制か、テレビに三つしかチャンネルがない世界と同じくらい時代遅れに思える。食事時間の崩壊——これは、より大きな社会的分断の一部なのだ。そこではもはや多くの人が食卓の価値にしたがう義務を認めていない。

この社会的な義務の感覚の衰退は、人間の自由を約束すると同時に大きな危険をはらんでいる。決まった食事時間は、食べる人と食べさせる人のあいだの契約のような役割を果たしていた。今、この契約の関係は破綻してしまった。わたしは子供の頃、時間が来たら食卓につき、出されたものを食べる義務を感じていたのをおぼえている。しかしそれは、誰かが自分のためにわざわざ料理を作ってくれたからでもあった。現代では、とくに仕事の世界にいるときは、食べること、あるいは食べないことについて本気で考えている人はいないようにも思えてくる。

◉音楽の休符の役目

アン・マリー・ラファティが一九七〇年代後半にスコットランドで看護学生だった頃、昼休みは一日のうちの最大の楽しみだった。看護師は全員八時間の交代制勤務で、あいだの途中休憩もみな同じ時間が割り当てられていた。食事には「厳格な社会的序列」が存在し、食堂も男女別だった。助成金のおかげで安く健康的な食事が提供され、みんな一緒に座って食べた。他者のケアに尽くすのが看護師だが、食事時間はそれとは反対に、雇用主が自分たちの面倒を見てくれる貴重なひとときだった。「昼休みは音楽の休符のようなものでした」とラファティ。「いったん演奏を止め、次の活動の英気を養うためにありました」

当時、食堂では主菜に加えて、スープかデザートの付く昼食を出していた。いつもおいしく食べたのをラファティは思いだす。「いわゆる心あたたまる料理のたぐいですよ」。主菜はローストビーフやチキン、さまざまなシチュー。野菜はいつもたっぷりあり、デザートにはあたたかなプリンや大盛りのカスタード。あたたかなスープも選べた。食堂で料理を買って別の場所で食べる人は「誰もいませんでした」。ゆっくり食事をすませたら食後はコーヒーを飲みながらタバコを一服。リラックスする時間が十分にあった（「当時は院内で喫煙できたんです」）。

このような食生活は、イギリスにかぎらず姿を消してしまった。五九歳のラファティはエネルギッシュだ。明るいオレンジ色のヘルメットをかぶってロンドンのどこへでも自転車で行く。現在はロンドン大学キングス・カレッジの看護学の教授を務めており、今の看護師には昔のようにゆっくりと昼食を楽しむ機会がないことを悲しんでいる。一九八〇年代、病棟や職員の食事エリアに市販の「スナック類」が設置されはじめた。ポテトチップスやチョコレート、炭酸飲料の自動販売機である。病院の大規模な改築がおこなわれ、職員用の食堂やキッチンはなくなることが多かった。

現在の——そして世界中の——看護師にとって、不健康な食習慣は日々の仕事にほとんど構造的に組みこまれている。看護師の働き方は一九七〇年代に比べて大きく様変わりした。院内で喫煙する人がいないのは進歩だが、その反面、以前の世代と比較して、健康を維持しながら働けるような環境ではなくなってきた。かつての八時間シフトにかわって一二時間シフトが一般的となり、労働時間が長くなった。にもかかわらず、食事休憩は短縮されている。

人々が健康になる手助けをおこなう医療従事者が普通の人より過体重や肥満になりがちなのは皮肉な話だ、とよくいわれる。健康についてきちんと心得ているだろうに、なぜ健康的な食習慣が保てないのだ？　これは問題の見方が間違っている。看護師は健康に関する知識は豊富かもしれないが、食事のための時間が不足しているのである。

二〇〇八年の時点で、アメリカ人看護師の平均体格指数（BMI）は「過体重」と「肥満」の中間の二七・二だった。残酷なコメンテーターはこの数値から、患者にとって「悪い例」となるような肥満の看護師は職業人として失格だと切り捨てたりする。しかし看護師のひどい食生活は、彼らが「不適格」なせいではなく、仕事に誠実に取り組み、まともに食事をすることが不可能なほどの業務と勤務日程にしたがっているのが原因なのである。出勤日の状況や重圧によって、食生活全体が不健康に陥りがちな看護師がどれほど存在することだろう。二〇一七年に、わたしはイギリスの若い医療従事者ケリー・ハートにインタビューをおこなった。彼女が働く病棟（大きな研究病院のフットクリニック）の看護師全員が食事時間の確保に苦労しており、その原因のひとつが、自分よりも患者の手当てを優先させるからだった。彼女もほかの看護師も、患者との時間を数分増やすためにランチ休憩を削るのはいつものことで、そうこうするうちにふたたび病棟に戻るまで、電子レンジでスープをあたためるひまもなくなってしまう。[12]

夜勤看護師が一二時間シフトの九時間目に休憩も取らず、書類仕事に追われながら入院患者の世話をしているようすを想像してみてほしい。身体は疲労と空腹で悲鳴をあげている。少しでも疲れをとって目を覚ますために、何か口にしたいと思う。そして廊下の向こうには甘いカフェイン飲料、ポテトチップス、チョコレートバーの自動販売機がある。その時間帯にあたたかい食べ物を売る店は院内に開いていないし、たとえあったとしても上司が三〇分の休憩をくれないことはわかっている。職員の食事時間確保は彼らの職務範囲に入っていないからだ。

夜勤労働者の食事は、時間の点で二重の圧力がかかる。彼らもほかの人々と同じく、きちんとした食事を作って食べる時間がないことに悩んでいる。しかも彼らにはタイミングの悪さという壁もある。仕事のために、実際は食べる時間ではないときに食物を摂取するのを強いられてしまう。夜勤労働者の場合、日勤労働者に比べて心疾患から2型糖尿病、肥満まで、食関連の健康問題の発生率が高いのは世界的な傾向だ。[13] 夜勤の徹夜は体内時計をくるわせ、連鎖的に代謝反応もおかしくなる。通常、身体は夜中に絶食状態にあるため、身体が休息を期待しているときに食べると、日中に同じものを食べるとき以上にグルコース応答が大きくなる。

こうした困難にさらに追い打ちをかけるのは、夜間の食事の選択肢がひじょうにかぎられており、高度加工品が多いという事実である。二〇一七年におこなわれたメルボルンの消防団への調査によれば、消防署内にはほかに食べ物がないため、夜間に出動したあとはチョコレートやビスケットを食べすぎることが多かった。日勤の消防士と比較すると、夜勤の消防士は糖分や塩分の多いスナック菓子を食べる傾向が強かった。また、男性には仲間意識を尊重する精神がある。真夜中にマクドナルドへ行こう、あるいはピザを買いにいこうという話が出ると、それに参加しないのはむずかしかった。[14]

看護師も消防士も意志が弱いわけではなく、ほかの労働者と同じように、タイミングや職場環境によって不健康な食事を強制されている面が強い。これは大人だけでなく子供にもあてはまる。ウェールズの学校を対象にしたある調査では、昼食の時間を数分間増やすだけで、児童が給食の野菜や果物を食べるかどうかに差が生じた。昼食の時間が短いほど児童はフライばかりを食べ、野菜を残す率が高かった。[15]

いつからわたしたちは、食事を日々のリズムを整えて活力を与えてくれるものではなく、仕事に支障をきたすものと考えるようになったのだろう？　日々の食事から食事という営みを追い出してしまう——それはわたしたちの社会が、勤務中はつねに仕事をしていなければならないと意識する社会になったことのひとつのあらわれである（この流れは電子メールやスマートフォンの登場によってさらに強化されている）。アメリカの労働者の大半は、同僚に追い越されることや、同僚よりも熱心でないと思われることを恐れて有給休暇を使い切ろうとしない。また、一〇代の若者もスマートフォンに届く最新の通知をつねに気にかけ、仲間と語らいながらゆっくり食事をする習慣を失ってきている。

昔のような昼休みやそれを支える文化が今もしあれば、わたしたちの生活と食習慣はどれほど変化するのだろうか？　もちろんほとんどの人は、一九二〇年代のヴェストファーレンの織物工と入れ替わりたいとは思わないだろう。厳格な管理、自由のなさ、単調な作業、土曜の午前勤務などは望まないはずだ。だが、九〇分間の昼休みだけはうらやましく思うのではないだろうか。

◉時間の無駄と食べ物の無駄

「そんなふうに豆を切っているのをぼくの母が見たら心臓発作を起こします！」ある四月の午後、ジャガイモとココナッツのカレーに入れるインゲン豆の両端を切り落とすようわたしに頼んだニキータ・ギュルハネは、声を荒らげた。彼は料理の先生で、わたしは友人の家のキッチンに立っていた。わたしたちは彼から本場のインド料理を習っているところだった。いつものように、わたしはぞんざいに豆を扱っていた。インゲン豆を束にして端を一度に切り落とし、切れた部分の長さがバラバラなのは気にしなかった。完璧なやり方でないのはわかっていたが、二分きっかりで豆を鍋に入れなければいけないときは、こんなふうにすることもある。いや、正直にいおう。わたしはほとんどいつもこんなふうにざくざくと切る。

それまでは和気あいあいとした雰囲気だったが、ギュルハネはあきらかにわたしのだらしないやり方に腹を立てていた。彼自身はイギリス育ちだが、インド人の母親——彼は母親を「ミセス・G」と呼ぶ——に、豆(ならびにすべての野菜)は先端のみ、つまり本当に硬くて食べられない部分のみを切り落とすようにと教えられた。この作業に時間がかかるようであれば、それでもかまわない。彼は現在ロンドンの北部に住んでおり、そこは野菜をぜいたくに切り落とすことに対するタブーはないも同然の地域なのだが、彼はいまだにカリフラワーの茎を捨てるのさえがまんならない。食べ物を絶対に無駄にしてはならぬ、というのがミセス・G——ムンバイからそれほど遠くないインド西部地域の出身——の教えだった。

インゲン豆に関するギュルハネとの口論は、わたしを落ち着かない気分にさせた。というのも、あとになってから彼が正しいと——しぶしぶながらも——認めざるをえなかったからである。わたしのなかで、食べ物の無駄と時間の関係についての考え方が変わりはじめた。かつては世界中の料理人と食べる人がミセス・Gと同じように、食べ物の無駄をなくそうと努力した。こうした救出作業の結晶だった料理は多い。放っておくと腐ってしまう、あるいは無駄になってしまうくずを有効活用するのは、複雑で時間のかかる作業だった。一九世紀、料理人はコンロのそばに「油壺」を置き、ベーコンや塩漬け豚肉を焼いたときに出る白い油をためていた。[16] この種の倹約は、もはや想像もつかない。今の時代、朝食にベーコンを焼いたフライパンに残った白い油を、ただちに捨てるべきゴミではなく栄養と考える家族がいったいどれほどいるだろうか？

以前、わたしたちは食べ物を無駄にするのを嫌った。現在は、時間を無駄にするのを嫌っている。一九九七年にアメリカの「時間の使い方」の専門家ジョン・P・ロビンソンとジェフリー・ゴッドベイは、時間を「究極の貴重品」と呼んだ。[17] この変化の影響はいたるところで見られる。二〇〇四年のWRAP（廃棄物と資源に関するアクションプログラム the Waste and Resources Action Programme）の調査では、イギリスの平均的市民は金額にして年間四二四ポンド分の食物を廃棄しているという。イギリスの世帯の半分以上が食べきれなかったという理由で、未開封の牛乳やパン、チーズ、調理済みの肉、あるいは飲みさしのワインを捨てていた。こうしたパターンの無駄は世界中のあらゆる先進国で認められる（商品に記載された「消費期限」や「賞味期限」も、まだ十分に食べられる食品の大量廃棄に拍車をかけている）。

食べ物の無駄にはさまざまな原因と形がある。インドのような発展途上国では、無駄の多くは生産段階の畑で発生する。インドの生鮮食品全体の四〇パーセントが、輸送や保管の不良のために市場に到達する前に腐ってしまう。対照的に、裕福な国でもっとも問題になっているのは消費者による無駄である。若い世代の道徳観念の衰退がこうした無駄をまねいているという説が聞かれるが、食のほかの面と同様、食品廃棄には環境と社会構造が作用している。たとえば、二個購入すると一個が無料になるキャンペーンは自分が食べられる以上の商品の購入を消費者にうながすし、つねに商品でいっぱいの陳列棚も購買意欲をかきたてる。[18]

食べ物を——それこそ多種多様な形で——無駄にしてしまうこともまた、わたしたちをせきたてる文化の副産物だ。時間に追われていると感じながら買い物をすると、必要以上の食品を買ったり、高くても簡単に調理できるチキンのムネ肉を選んだりする。ニワトリを丸ごと一羽購入して切り分け、すべてを余さず使い切るなどは最初から思案の外だ。料理をして食べる段階でも、時間の圧力にさらされて冷蔵庫の中身をきちんと調べるのを怠り、腐る前に食べなくてはならない食品を見落としてしまう。

一九六五年、経済学者のゲーリー・ベッカー（一九三〇〜二〇一四年）は、アメリカ人は「食べ物を節約する人種から時間を節約する人種に変わった」という考え方を初めて示した。[19]彼の画期的な論文、『時間配分の理論』は、「新家庭経済学」という新しい経済学分野の確立につながった。コロンビア大学のベッカーと同僚のジェイコブ・ミンサーは、人間の行動を純粋に個人的なものとして見るのではなく、家族という観点から説明することに関心を持った。

ベッカーはその当時、アメリカ人と時間の関係が新たな段階に入っていることに気づいた。手にする自由な時間は増えたのに、アメリカ人はいっそうの自由時間を求めていた。人々が労働にあてる週数は「長期的かつ大幅に減少」しており、大半の国々の労働者は一日のうちの約三分の一しか働いていなかった。さらに、自動車や電動カミソリ、電話等の技術も労働時間の短縮を助け、一九六〇年代の人々は戦前世代よりも多くの自由時間を得ていた。[20]

しかし奇妙にも、こうした新たな自由時間は人々をいっそう忙しくさせているようだった。ベッカーの見るところ、一九六〇年代のアメリカ人はかつてないほど時間を意識していた。「人々はつねにスケジュール表を作成し、分単位でアポイントメントを取り（そして守り）、それでも急ぎ、時間のかかるシチューなどではなくステーキやチョップスを作る」。このアメリカ人の時間に対する執着の原因は何だろう？　ベッカーが注目したのは、アメリカはほかの国よりも——とくに女性の場合——商品価値（食品を含む）に比べて「時間の市場価値」が高いという点だった。[21]

社会変化のひとつに、家庭内での性別による役割分担の時間があげられる。一九三〇年代以降、労働年齢の男性の賃労働時間は平均して減少している一方、女性のほうは増加している。アメリカ人女性は、二〇〇〇年と一九七〇年を比べた場合、週に一一時間多く賃労働をおこなっていた。当然ながら、この大きな社会変化は生活のほかの部分にドミノ効果をおよぼし、男性と女性の両方の料理の時間を奪っていった。女性は賃労働と家事の両立のために忙殺されていると感じ、男性もまた、労働時間は減少したものの、さまざまな家事の分担を期待されるようになったために時間がたりないと感じた。一方、どちらの性も過去に比べて子育てに時間を費やすようになったため、料理に使える時間はさらに減っていった（しかしわたしの経験では、キッチンは子供を楽しませる最高の場所となりうる）。[22]

近年まで、食事のしたくは一日のうちで問答無用の時間を占めていた——ともかく女性にとっては、である。ところが二、三〇年前から、その貴重な時間の割合がどんどん少なくなっている。二〇〇一年の時点では、アメリカ人の時間の使い方に関する調査に対して、二一〜六四歳の男性の六四パーセント、女性の三五パーセントが、ふだん食事のしたくにはいっさい時間をかけていないと回答している。[23]

料理に費やす時間の減少を嘆く前に、わたしたちは何を嘆いているのかをはっきりさせる必要がある。長時間かけて食事のしたくをしていた過去の女性たちは、自分の時間にそれほどの価値をおいていなかった。一九五〇年代の母親——とりわけ職業についていない場合——は、いちばん安い旬の品を求めて食料品店を探しまわり、切りとっておいたクーポン券で数ペニーを節約しようとしたことだろう。ところが、ベッカーが述べるように「女性の時間の市場価値」が高まると、女性は賃労働に従事するようになり、料理の時間を削って簡便な食事に頼るようになる。ベッカーはそれを、アメリカ人の母親が怠惰になったしるしとは考えなかった。それは通常の、合理的かつ経済的な意思決定だった。ベッカーは、経済学者が本当に家庭の所得について理解したいのであれば、その金銭的予算だけでなく、時間的予算、つまり家族の各構成員がどの程度の自由時間を持っており、その時間をどのように評価しているかを検証すべきだと考えた。[24]

もちろん、現代社会にも食を重視する人はいる。たとえ経済的な事情から忙しく働かざるをえなくても、時計とにらめっこせずに簡便な料理を作ることは不可能ではない。ただし料理に対する考え方を「自分の持ち時間」にあわせて調整する必要はあるだろう。あなたがスペインにいるとしよう。パンをトーストしてニンニクと塩をすりこみ、つぶしたトマトとオリーブ油をかける——「パン・コン・トマテ」の出来上がり。五分でできる。パパッと作ってすぐに食べられる。それでいいのだ。

一九五〇年代の主婦が用意したような夕食は自分には作れないと嘆くのではなく、新しい生活のリズムにあわせてわたしたちの食を変えていけばいい。食生活のあわただしさを懸念したのは、わたしたちの世代が最初ではない。すでに一世紀前、忙しいときこそしっかり食べるのが大切と考えたフードライター、エドゥアール・ド・ポミアンからヒントを得てみよう。

◉現代の生活リズム

現代人のわたしたちは、一九三〇年代の生活はそれほどあくせくしていたとは思わない。手作りの朝食を食べ、紙の新聞を読むのが普通の、帽子とレコードの時代。しかし、その前世紀に生まれ育った人からすると、一九三〇年代は十分あわただしい時代だった。

一九三〇年、ポーランド系フランス人の栄養学者で科学者のエドゥアール・ド・ポミアンは五五歳だった。彼が若い頃の一九世紀と比べ、フランスの生活ペースは変化していると感じていた。どうもフランス人は昔ほど食事に時間をかけていないようだ――ポミアンはそれを絶対悪と考えたわけではなかったが、新時代に即した、新しくスピーディな料理が必要とされている兆候には違いなかった。「今はあらゆる生活のリズムが変わってきている。残念ながら、すばやく調理した料理をすばやくかきこんで満足しなければならない美食家があまりにも多い。だが、それでも彼らが美食家であることに変わりはない」とポミアンは述べた。

一九三〇年にポミアンは料理書『一〇分間でできる料理 *Cooking in Ten Minutes*』を出版し、大人気を博した。副題は「現代生活のリズムに対応しよう」。やる気を出してきちんと計画を立てれば、ほんの一〇分間でも――二皿以上楽しみたいときはもう少しだけ時間がかかるが――おいしい料理はかならずできる、とポミアンは読者に伝えた。対象とした読者は、「学生、〔お針子や女店員〕……芸術家……怠け者、詩人、活動家、夢想家、科学者、昼食や夕食に一時間しか費やせないけれども三〇分の幸福を望むすべての人」である。ポミアンが最優先事項としてあげた助言のひとつは、帰宅したらすぐにお湯を沸かすこと。もうひとつは、何かを焼くつもりだったら「帽子を脱ぐよりも先にフライパンを火にかけること」だった。

ポミアンの一〇分間料理は、現代の基準からすると驚くほど野心的だ。多数の卵料理（彼によれば「グリンピース入りスクランブルエッグは完全無欠」らしい）。ムール貝の白ワイン蒸し。スパイシーなエビ料理――エビは五分間ゆでて味つけし、バターをぬったパンと食べる。子牛肉のカツレツ。ニシンのフライ。ウズラのココット料理、などなど。びっくりするが、ポミアンが一〇分間では簡単に料理できないとしている食材のひとつが野菜だった（ホウレンソウのバター炒めなどの料理は除く）。そのかわりに、豆の缶詰、調理済みのビートルート、ザワークラウトの瓶詰めなどのおいしい保存食や、生トマトのスライスを活用するのを勧めた。また、カボチャを手早く料理するときは「節約を考えずに大胆に皮を剝き」、四角く切ってバターで炒めよ、と述べており、インゲン豆を雑に切るわたしの罪悪感を少し軽くしてくれた。ポミアンの料理書では、新鮮なカボチャを食べる時間がないと感じるよりは、少しぐらいの皮を無駄にするほうがましなのだった。[25]

スピーディな食に対するポミアンの考えは、わたしたちの頭に浮かぶファストフードとは大きく異なっていた。ポミアンにとって、手早く料理を作るいちばんの目的は、夜のささやかな贅沢をよみがえらせることだった。彼は読者に呼びかける。夕食を楽しんだあとは「あたためたカップにコーヒーを注ごう。お気に入りの肘掛け椅子に身を沈め、両足をほかの椅子の上に載せよう。タバコに火をつけ、煙をゆっくりと天井に吐き出す。目を閉じて。次の一服を、二口目のコーヒーを夢見よう。あなたは幸せだ。そのとき蓄音機は、タンゴかルンバの調べを静かに奏でている」

ポミアンの著書を読むと、現代に欠けているのは食べる時間そのものではなく、たとえ時間があろうとなかろうと、わたしたちには、食卓について料理を楽しみ、味わう権利があるという感覚なのだと思い知らされる。ポミアンには、手間をかけずに作ったおいしい料理――そしてワインとコーヒー――とは、人間に許されたわずかな自由時間を楽しむ方法だった。ところが現在は、自由時間とは食べ終わったあとにのみ存在するもの、と多くの人が考えている。当然、食事に対して敬意をはらわなくなる。必要なカロリーを超特急で体内に摂取することだけが眼目なのであれば、ナイフとフォークを手に食卓につくのは時間の無駄に思えるだろう。

電子レンジであたためる夕食やサンドイッチを当たり前に思う感覚からすれば、ポミアンの一〇分間料理はかぎりなくスローである。この性急な文化が――それだけではないにせよ――わたしたちが大量のスナックを食べる理由のひとつとなっている。

◉絶対に間食をしない女性

「ビュッフェは閉店」。一九八〇年代、オリア・ハーキュリーズの祖母（シベリア出身）は、こういって食事の終わりを告げた。その言葉で、オリアと彼女の兄に、その日はもう何ひとつ食べるものは出てこないということを知らせたのだった。

オリア・ハーキュリーズは一九八四年生まれ。ウクライナ農村部の小さな町で育った。放課後におやつをくれる人はいなかった。その必要がなかったのである。家族全員――オリア、彼女の兄、両親――が毎日午後二時頃に帰宅し、母親がみんなのために遅めの昼食をたっぷり作ってくれた。たいていは、ボルシチ（牛肉、ビートルート、トマトのスープ）とパンのような料理だった。家族は毎日、テーブルクロスを敷いてダイニングルームに座り、みなでおしゃべりをしながら食事をした。これは特別なことではなく、日常の一部だった。「当時の生活は今ほど忙しくもせわしくもなかったのです」

と、ある冬の日にロンドン中西部で朝食をとりながらオリアがわたしに語ってくれた。オリアは卵とナス、タヒニ［中東や地中海料理に使用されるゴマペースト］、平焼きパンを食べ、甘いカルダモンの香りのするコーヒーを飲んでいた。

オリアが一二歳まで暮らしたウクライナでは、間食を避けるのはむずかしくなかった。一九八〇年代当時、オリアの家族も、小さな町の知り合いたちも、全員が同じ食生活を送っていた。つまり、あたたかい料理をたっぷり食べ、間食はほとんどしなかったのである。おかあさんにおやつを作ってとせがまなかったの？　わたしはオリアに尋ねた。信じられない、とでもいうように彼女は首を振った。

「おなかが減れば、食事で満たせばいいんです」

食生活の変化は速い。当然のものとして記憶していた習慣が突如として不自然な、ほとんど不可解なものになってしまったりする。ロンドンでフードライター兼シェフとして働くオリア・ハーキュリーズは、幼少期と同じ食生活を淡々と維持することで抵抗を続けた。つねに何かをモグモグ食べたりチビチビ飲んだり、またポテトチップスがみんなの大好物だったりする世界で、この女性はけっして間食をしない。

わたしがオリアを知ったのは、彼女が最初の料理書『マムーシュカ *Mamushka*』を出版した二〇一五年のことだった。これは彼女自身が食べて育ってきたウクライナ料理のレシピ集で、サワークリームパンケーキ、ガチョウのローストとヌードル、脂ののった豚の塩漬け肉とポテト、さまざまな自家製ピクルスなどが載っている。オリアとその本は、わたしにとって大きな謎だった。妖精のようにほっそりした彼女が、なぜこんなに栄養満点でボリュームのある料理を食べられるのだろうか？　その年のクリスマス直前、オリアはわたしを彼女の自宅の夕食に招待してくれた。彼女が用意したのは、あたたかなマルド・サイダー［リンゴ酒のサイダーにスパイスや果物を入れてあたためたもの］、食べごたえのあるミートボール、スパイスをきかせたカボチャのロースト。甘くふっくらとしたウクライナパンのデザートを食べながら、オリアは何気なく、自分はけっして間食をしないといった。わたしを含めて——夕食の席にいた三人のイギリス人女性はぎょっとした。絶対に間食をしない？　土曜の夜にテレビを見ながら、トルティーヤチップスをワカモレ［アボカドのディップ］につけて食べたりもしない？　ジムに行ったあと、ダークチョコレート付きのライスケーキを食べることもない？「いいえ、ありません」とオリアは答えた。

その夕食後、「間食」がわたしの頭から離れなくなった。すべての間食がなくなったら現代の——いや現代でなくてもいい——食生活はどうなるだろう、とわたしは考えはじめた。そして突然、わたしの綿密な計画など度外視して、あれこれ間食するのが自分の家族の生活の一部になっていることに気づいた。ほぼ間違いなく、子供たちは「ビュッフェは閉店」したことを信じない。わたしにシベリアの祖母の権威が欠けていることはあきらかだ。

わたしは心のどこかで、自分も間食に対してオリアのように厳格な態度をとりたいと願っているが、自分にその覚悟があるかどうかはわからないと思った。間食しないのが当然の日常のなかで食べずにいることと、間食するのが当然の時代と場所で同じ自制を保つことは、まったく異なる。食事の合間に何かを食べたら、社会が非難のまなざしを向けた例《ためし》はないのだろうか？　あったのだとすれば、それが姿を消して久しい。

現在ほど人間が間食をする時代はかつてなかった。この時代の変化は、量と種類の両方におよぶ。世界中の食品の売上を分析する企業のデータモニターによると、間食は現在、アメリカにおけるすべての「食事の機会」の半分を占めている。わたしたちが食べる間食の量は、一世代前とは比べものにならない。チョコレートプレッツェルに、日本のワサビ味スナック。デーツとナッツを原材料とし、ブラウニーより甘いにもかかわらず「ヘルシー」を売り物にするエナジーボール［ブリスボール］などを間食として食べ続けている。もうわたしたちが子供に間食しないよう注意しなくなっているのだとすれば、ひとつには「食事の合間に食べる」ことがすでに食生活の一部になっているからかもしれない。間食は、現代人の一日のリズムが昔に比べて大きく変化した原因であり、同時に結果でもある。

多忙な時代になったために、ウクライナ国内でさえも一九八〇年代の小さな町の家族のような食生活はめずらしくなっている。ウクライナは中国、インド、ロシアに次いで、世界で四番目のジャガイモ生産国だ。伝統的に、ジャガイモは家庭で調理して食べるものだった――ゆでる、揚げる、ほかの野菜と煮こむ、もしくはポテトパンケーキにしてサワークリームを添えて出す、などである。しかし現在では世界中の人々と同じく、ウクライナ人もポテトチップスに遭遇した。

オリア・ハーキュリーズがウクライナを離れて数年たった二〇〇二年、ウクライナに「フリント」というブランドのスナック菓子が誕生した。フリントのラインナップは各種ポテトチップスやクラッカーなどである。「若者向けスナック」と銘打った商品には、ケバブ、子牛、カニ、イクラ、ハンティングソーセージなどの不思議な味がそろっている。派手なパッケージのウクライナ製スナック――旧ソ連圏の国々でも販売されている――は、それらが取って代わった家庭料理の味を模倣する。現在はクリスマスイブを除き、きちんと食卓について伝統的な「鯉のアスピック［ゼリー寄せ］ホースラディッシュ添え」の夕食をとるウクライナ人は、ほとんどいないかもしれない。しかしそのかわりに、祖父母が食べていた食事の亡霊のような、塩辛い「アスピックとホースラディッシュ味」のスナックが手に入る。
スナックはその定義からして、小さなものであり、だから見落としやすい。オックスフォード英語辞典はスナックを「一口、もしくは少量の食事」と定義している。しかし、その一口が積み重なる。一九七〇年代以降のスナック摂取頻度の増加——これは世界中の傾向だ——は、多くの人が空腹の感覚を忘れていることを意味する。朝食、昼食、夕食という食事の枠組みのかわりに、食べているという意識も楽しみもほとんどないままスナック菓子をひとりで口にし続けることが、新たな食事パターンとなっているのだ。
スナック——そして「飲むスナック」である加糖飲料——がなければ、わたしたちの摂取するカロリーは一九七〇年代の人々よりも大幅に少なくなる。現在の平均的アメリカ人が消費する全カロリーの約三分の一はスナック由来だという。男性は一日約六〇〇キロカロリー以上、女性は約五〇〇キロカロリー以上にのぼる。この数値は自己申告に基づくものであり、実際はさらに高くなるだろう。かつては道端で何かを食べることはタブーだったが、今はそれも普通になった。自分はあまりスナックを食べないと思っている人でさえ、午前中にカフェラテとアーモンドビスケットで一服し、午後にはプロテインバーを食べたりする。食品業界は、さまざまな新商品で空腹を即座に消すことを奨励する。[26]
現代社会ではスナックを食べない人は例外的存在なので、それを食べない人がいるということを人はなかなか信じない。オリア・ハーキュリーズは現在、五歳の息子のサーシャとロンドン北部に住んでいる。サーシャは学校から帰ってくると母親に毎日おやつをせがむ。学校が終わると、ほかの家ではビスケットやクロワッサン、クラッカー、ドライフルーツなどを食べさせてくれるのを知っているから、彼も食べたいのだ。そのたびにオリアは拒否する。「間食はわたしたちの文化には存在しない、そんなことはするものじゃない、といつも息子に言い聞かせています」

一方、オリア・ハーキュリーズが幼少期を過ごしたウクライナとは異なり、間食を蔑視しなかった食文化も存在する。「スナック snack」という語には、ふたつの相反する意味がある。また、名詞にも動詞にもなる。ひとつめの意味の場合、スナックは市販の特定の食品をさす——高度に加工され、糖分や脂肪分、塩分の多いスナック菓子のことだ。もうひとつの意味で使われるときは、食の形式になる。栄養はあるけれども通常よりずっと量の少ない、軽食と呼ばれるもので、三食以外に食べられる。

世界の一部の地域では、一日のうちの軽食行事がひじょうに大事にされており、独自の名前がつけられ、スケジュールも決められている。フランスには「ル・グーテ」——意味は「味」——という軽食（おやつ）があり、学校や仕事が終わったあとの午後に食べる。また、フランスの子供は寝る前にバゲットとダークチョコレートか果物、コップ一杯のミルクをもらうこともある。スペイン語圏には、朝食と昼食、もしくは昼食と夕食のあいだにとる「メリエンダ」という軽食（おやつ）がある。ハム数枚とパン、冷たいトルティーヤ、ブラックコーヒー、もしくはトーストとジャムなどを食べる。

間食を非道徳的なもの、あるいは栄養的に不健全なものとみなさない国のひとつがインドである。「子供に間食をするなと教えるインド人の母親はいません」と、イギリスとアジアに関するフードライター《チャート》のミーラ・ソダは語る。彼女は多彩な軽食をとりながら育った。インドの軽食には、さまざまなジャガイモ料理や、みんなが大好きなサモサがある。さっくりと揚がった三角形の皮のなかには、スパイスを軽くきかせた野菜やカレー風味のチキンやラムなど、さまざまな具材が詰まっている。ソダはサモサを「よろこびの三角形」と呼ぶ。

二〇一六年にムンバイを訪れたわたしは、早い朝食と遅い昼食の隙間の時間に、有機野菜農家市場で軽食を売る屋台に立ち寄った。女性店主は数年前に夫を亡くしてから屋台をはじめたのだという。その日、屋台で売っていたのは赤いイドゥリだった。栄養豊富な赤米《あかごめ》から作った蒸しパンの一種である。アメリカの朝食のパンケーキとほぼ同じサイズだが、穀物のざらざらとした食感が楽しめる。店主は、びっくりするほどおいしいチャツネを味見させてくれた。材料はココナツ、レモン汁、塩、そしてグリーンハーブ。ピリッとするけれども深みがあって、甘さもある。すばらしい調和だった。

インド人の多くが直面している栄養問題は、栄養過多ではなく栄養不足である。宗教上の理由からベジタリアンが多いインドの場合、ヒヨコ豆などの豆類やキビなどの穀物を材料とする軽食は、身体に必要な栄養を補給する役割を果たす。インドのおいしい軽食のようなものばかりだったら、「スナック」に問題は発生しない。スペインのタパスや中国の点心と同じく、伝統的なインドの軽食は風味も食感も――もちろん栄養の点でも――従来のアングロサクソン式の三食よりもずっとすばらしい食文化を構成しうる。

しかしムンバイでの滞在中に、わたしはインドに新しいタイプのスナックが上陸したという話を聞いた。黒と黄色に塗られた三輪タクシーに乗って暑く混雑した街を縫うように走っていくと、路上には新鮮なココナツやオレンジを売る昔ながらの屋台に混じって、甘い炭酸飲料の缶やお菓子、ポテトチップスをならべた新種の売店があるのに気がついた。二〇一四年、インドはスナック菓子だけに一七億ドルを費やした。二〇一五年の市場報告書は、日本や中国などのアジア諸国ほどポテトのスナック菓子を購入していないものの、インドはこの分野で「例外的な成長」を遂げていると述べている。同様に、これまではほとんど見かけなかったチョコレートバーも、現在では一般的となっている。[27]

消息筋によれば、インドのチョコレート市場の急速な成長の鍵は「浸透（ペネトレーション）と手頃な価格（アフォーダビリティ）」にある。インド国内の商品「浸透」に関しては、多国籍企業は大手スーパーマーケットよりも、津々浦々の小さな農村の店舗での販売に力を注いだ。また「手頃な価格」のほうでは、子供でも購入できる数ルピー程度の極小パッケージを開発した。[28]

バンガロール近郊の農村で子供の支援をしてきた女性から話を聞いた。彼女は、貧しい農村の家族がスナック食品に熱狂するさまを見たという。その家族は、白米と少量の水っぽい野菜カレーがやっとの生活をしていた。食生活にはタンパク質が——いや、すべての栄養素が不足していた。村の店舗がチョコレートの小さな袋を販売しはじめると、子供たちは先を争って食べた。このおやつには味以上のものが含まれていた。西洋の豊かさが詰まっているように思えたのだ。

ウクライナとは異なり、インドはつねに軽食やストリートフードを愛してきた。しかし新たに登場した市販のスナック食品は、いわば未知との遭遇であり、これらの商品が大衆の健康に与えた影響ははかりしれない。莫大な数の家族の食生活の質が、こうしたスナック食品によってさらに悪化している。栄養転換のほかの面と手をたずさえながら、同じパターンが世界中で繰り返されている。

◉世界のスナック食品

バリー・ポプキンは、中国で間食人気に火がついた年をおぼえている。二〇〇四年である。それ以前は、中国人が食事の合間に口にするものといえば、緑茶か白湯《さゆ》くらいのものだった。ところが二〇〇四年に、一日二食あるいは三食という従来の食習慣はいきなり新しい方向へ急転回した。[29]

間食が登場した中国では、食生活だけでなく食の慣習も変わった。食卓で食事をすませたら空腹になるまで待つという食文化は、一日をとおして食べ物と飲み物を少しずつ補給する文化に変容した。

ポプキンは中国人の栄養学者チームと共同で中国の食生活を追跡しており、定期的に約一万人から一万二〇〇〇人にアンケート調査をおこなって、二〜三年ごとに食の動態報告を作成している。一九九一年の中国では、間食はめずらしかった。食事のほかにおやつが出されるのは、一年のうちの特定の時期にかぎられていた。たとえば、中秋節にはラード入りの生地に餡《あん》を詰めた月餅を食べた。しかし、こうした祭日のごちそうはあくまでも儀式化されたものであり、シリアルバーのようなカジュアルさはなかった。

二〇〇四年に、中国において間食の習慣がどこからともなく、しかし劇的に広がった。調査期間の三日間のうちに「間食をした」と答えた人数は、一九歳から四四歳の中国人成人では約二倍になり、二歳から六歳までの子供でも同程度増加した。二〇一一年にはさらに広がりを見せた。データによれば、国民の半数以上が定期的に間食をしていた。最新の調査結果では、中国人の子供の三分の二以上が一日のうちになんらかの間食をする。これは食生活における革命である。[30]

中国の間食の興味深い点は、当初は果物を間食にする人が多かったため、人々の健康度が実質的に高まったことである。二〇〇九年の場合、お菓子などの甘いものを間食にしていた子供はわずか二〜三パーセントであり、三五〜四〇パーセントは果物、二〇パーセントは穀物やナッツを食べていた。この初期段階の間食は、おもに都市部を中心とした、食品に少しお金を使える余裕ができた人々のあいだに認められた。人々は、つねづね食べたいと思っていた食品にお金を投じたのである。初期のデータでは、間食をしている中国人の子供はしていない子供に比べ、過体重になる可能性が「低かった」。これはひとつには、食生活が多様になったために、主食の米を食べる量が減ったからだと考えられた。

しかし、次の第二段階は大きく異なる。「マーケティングが進出してきた結果、間食はもはや健康的ではなくなりました」と、ポプキン。二〇一五年の中国におけるスナック食品の市場規模は七〇億ドル以上になった。アメリカやヨーロッパと異なり、プレーンなポテトチップスはあまり人気がなく、市場の五パーセントを占めるにすぎない。中国では、塩味であれ甘いものであれ、超加工スナックの人気が高い。中国スナック市場をリードする日本企業カルビーは「掘りだそう、自然の力」をスローガンに掲げているが、油で揚げたえびせんや野菜せんべい、油で揚げた豆菓子を多数販売している。[31]

多くの人々がほぼ間断なく何かを食べている。間食の増加は、食を危険な方向へ転換させる重大な要因となった。「第二次世界大戦前は、間食と呼べるようなものはありませんでしたよ――少なくともこんなすごい規模のものは」とポプキンはいう。もちろん、戦前にはこの種のスナック菓子も存在していなかった。

市場開拓によってアジア中に新しい間食の習慣が生まれた。一九九九年、タイ人は年間平均でひとりあたり一キロの市販スナックを食べていたが、これはごく少量に思える。当時のメキシコ人はひとりあたり三キロ、アメリカ人は一〇キロも食べていた。ペプシコ社の菓子部門ブランドであるフリトレーは、タイにビジネスチャンスを見出した。タイ人の買い物客こそ気づいていなかったが、フリトレーには、適切な方法でマーケティングをおこなえば、タイ国民はもっと積極的にスナック食品を買うことがわかっていた。一九九九年から二〇〇三年にかけて、フリトレーはタイのスナック販売促進にかける費用を二倍以上に増やし、客層に応じたテレビコマーシャルを放送した。小さな子供に対しては「チートス 小エビ味」を、もう少し年齢の高い、購買力もある層には「レイズ ポテトチップス」を売りこんだ。伝統的なタイ料理とはいっさいつながりのない味の「ドリトス トルティーヤチップス」

の場合は、新規顧客層の開拓をめざした。未知の味に対する嗜好を生みだすのが目的だった。[32]

一九九九年に、フリトレーはタイでのドリトス販売促進に四五〇〇万バーツ［当時の為替レートで約一億三六〇〇万円］を投じた。二〇〇〇万個の無料サンプルを配布したほか、一〇代の若者向けのクールな広告をMTVで流した。翌年はドリトスのマーケティング予算を四倍に増やし、フィンランドの電気通信機器メーカー「ノキア」と提携して、ドリトスの袋に入っているジグソーパズルを四つ集めてノキアの携帯電話の写真を完成させたら「携帯電話を無料進呈」のキャンペーンを張った。またたくまに塩辛いチップスがタイ人の食生活の一部となった。[33]

アジアのスナック市場で現在起きていることは、西ヨーロッパで一九八〇年代に起きたことに等しい。ロンドンに本拠をおく市場調査会社ミンテルの一九八五年度の報告書は、イギリスのスナック市場が、とくに子供向けの製品が「爆発的な」成長を遂げたと書いている。当時人気があったのは「エイリアンスペーサー」（多色のコーンスナック）、「トワラーズ」（からんだ糸のようにしたポテトスナック）などである。ポテトチップスのコマーシャルの多くは子供向けテレビ番組で放送され、子供の需要を生むのを明確な目的に掲げた。マーケティング担当者は、ポテトチップスを購入した家庭では、大人も夕食の前後にお酒を飲みながら、あるいはテレビを見ながら、チップスを食べる可能性が高いことを知っていた。

ただし販売側は、厖大な数の消費者が夕食前後ではなく夕食がわりにスナック菓子を食べはじめるとまでは、予想していなかった。低額で大量のカロリーを提供するスナック食品は、肥満をともなう飢餓という、新たな現象を生みだした。昔なら、貧しいためにきちんとした食事のとれない人は空腹だった。しかし現在は、食の貧困は栄養価の低い、大量のスナック食品によって覆い隠されている。

人は食卓について食事をすることなく、数千キロカロリー摂取することもできる時代となった。

◉「彼は食べ物にあまり興味がないの」

間食が夕食前のささやかな楽しみとはかぎらない。ときとして、その背後にはきびしい経済論理が存在する。生活の苦しい人にとって、袋入りのスナック菓子は本物の食料を買えないときに買う食品となった。二〇一一年、研究者たちはフィラデルフィアの低所得層の母親三三名（ほとんどはアフリカ系アメリカ人）を対象に、スナックに関するフォーカスグループ［特定の消費者層を複数集めて意見交換をしてもらう市場リサーチ法］を実施した。半数の母親は肥満であり、五分の一は生鮮食品を買う余裕のない家庭だった。参加した母親は全員、就学前の子供になんらかのスナック菓子を食べさせていた。内容は「ダニマルズ」や「ゴーグルト」などのヨーグルトやスムージー、「テイスティケーキ」などの箱入りケーキ、フルーツカップ、ポテトチップス、クッキー、「マイク・アンド・アイク」の小さな箱入りキャンディなどだった。母親たちはむやみに与えていたわけではない。徳用サイズのポテトチップスはサンドイッチ用の小さい袋に詰め替えて量を管理し、箱入りケーキは個数を制限し、余裕があるときは果物を食べさせた。しかしスナック食品は、彼らの困難な生活において、通常の食品が果たせない役割を果たしていた。これらの家族にとって、スナック食品には経済的価値と情緒的価値の両方があった[34]。

「貧困と肥満が共存するのはなぜか」という問題には、スナック食品も大きくかかわっている。低所得者層の場合、食事がわりにスナックを食べてお金を節約するのはよくある手段だ。カフェであたたかい料理を食べるより、ポテトチップスの大袋のほうがはるかに安い。フィラデルフィアの母親たちのように、食べ物を確実に入手できない人々は、そうでない人々に比べてスナック食品を食べる率が高い。アメリカの子供が食べるスナック食品は「カロリーが高くて栄養に乏しい」――つまり、砂糖や精製炭水化物が多くてビタミン類が少ないものが大半だ。二〇〇九～一〇年のデータによると、アメリカの子供はカロリーの三七パーセントをスナックから摂取していたが、これらの食品からは、必要な必須微量栄養素の一五～三〇パーセントしか得られていなかった。[35]

栄養の点では、スナック食品は普通の家庭料理に遠くおよばない。それでも――パンと肉汁だけの昔の粗食とは異なり――スナック食品は食べる人に怒りや落胆ではなく、一種の感謝やブランドに対する忠誠心を発生させる。パッケージはカラフルだし、たとえ腹持ちは悪くても、味の濃い人工調味料で一口ごとに満足感が味わえる。フィラデルフィアの母親たちは、スナック食品と食べ物は別ものものだと考えていた。スナックは、安くて、手軽で、簡単で、食事よりもずっと楽しめるものだった。ある母親は、息子はスナックだったら一日中よろこんで食べているが、「食べ物にはあまり興味がないの」と述べた。

間食《スナック》はつねに「食事」と対比されてきたが、現代のスナックの奇妙な点は、「食べ物」自体と対比されるようになってきたことである。スナックと食事は正反対といっていい。食事とは、おなかがいっぱいになるだけの量があり、たいていはあたたかく、風味豊かで、誰かと一緒に食べたりするものである。しかし現在のスナックは、普通はあたたかくなく、さほどの量はなく、ひとりで食べ、甘いことが多い。スナックと食べ物を「ふたつの異なるもの」と考える人が増えてきたのは、不思議ではない。

フィラデルフィアの母親たちは苦しい生活のなかで、スナック食品を栄養摂取の一助ではなく、子供の、そしてときには自分の精神を安定させる手段として用いていた。スナックの話をするとき、何人かの母親は「留置所」という言葉を使った。食事の時間までに子供がぐずりだしても、ほら、「留置所」に入れておけばおとなしくなるから、という冗談である。また、病院などの公の場所では子供の機嫌をなおし、母親の負担を減らしてくれる手段にもなる。スナックはぐずる子供をなだめるものであり、行儀がよいときのご褒美でもあった。ある母親はこういった。「生活保護の手続きに行くと四時間はかかります。キャンディとか、ポテトチップスとか、ジュースとかがあると助かるんです。息子を三時間なり、二時間なり、なんとか静かにさせておけますから」

別の母親は、息子を座らせて食事をさせるのは一苦労だが、「スナックなら一瞬で食べさせられる」と語った。何人かの母親は、子供や自分が全部食べてしまわないよう、鍵をかけた棚にスナックをしまっておくといった。彼女たちは、食事には野菜のほか、イモ類や米を用意しなければならないと考えていた。すべてを一から作らないにしても、少なくともあたためるという手間はかかる。料理には、準備、労力、時間そして費用が必要だ。それとは対照的に、スナックは「袋から」そのまま食べられる。食事は退屈で義務的だけれども、スナックはうれしいご褒美のようなものであり、家族全員を一瞬でも苦難から解放してくれる。ある母親はそれを次のような言葉でまとめた。「わたしにとって、スナックは息子がほしがるもの。食事とは、いやでも食べなければならないもの。違うのはそこよ」

わたしたちの総合評価のなかで、感謝できるものとしてのスナックの地位が上がったときに、食事の地位がどれだけ下落したかが初めてわかる。二〇一一年に調査したフィラデルフィアの家族の場合、スナックと食事の大きな違いは、スナックは母親や子供に愛されていた、という点である。

複数の異なる市場に一気に進出する方法をメーカーが見つけた以上、スナック食品産業の隆盛はある意味で止められない。空腹を安く満たす方法としてスナックを食べる貧しい消費者がいる一方、中国やタイなどの中所得層は自由に使えるようになったお金で、ふだんの食生活に彩りを添えるものとしてスナックを買う。どちらのタイプの消費者も、従来の食事にはなかった魅力をスナックに見出している。

市場報告書から判断すると、スナック食品メーカーの最大の不安は、消費者が突然製品の不健康さに目覚め、食べなくなることだ。「代用品──たとえば果物などの強い脅威が存在する」と市場調査会社データモニターは二〇一五年、アメリカのスナック菓子に関する報告書で警告している。一九八五年の昔、イギリスのスナック食品に関するミンテルの報告書は、イギリス成人の五二パーセントが脂肪分と糖分をひかえているとの申告を考えれば、健康に対する懸念からスナック食品の売上は低下するおそれがあると警告した。しかし同時に、より健康的な代替スナックを開発すれば、業界は反スナックの気運に対抗できる可能性があるとも予想した。この報告書作成メンバーは、それがどれほど正しい予測だったか、想像もしなかったはずだ。消費者は健康を心配してスナックを食べるのをやめるどころではなかった。食生活全般への懸念から、まったく新しいスナック市場が発生しているのである。[36]

◉ヘルシースナック

最近の高級スーパーの高級スナックコーナーに足を踏み入れるとびっくりしてしまう。ここには、ケールやブルーコーンで作った「ギルトフリー」のチップス、乾燥枝豆、グルメ用ポップコーン、さまざまな海藻スナックなどがならんでいる。チップス様《よう》のフルーツスナックがあり、フルーツスナック様のポテトチップスがある。グルテンフリーの食生活を送る人向けのビーフやココナツ製のジャーキーがあるかと思えば、真の目的が不明な「スーパーカリウムスナック」がある。クッキーでさえ「古代穀物入り」を売りにしている。こうしたスナック類は普通の食品にはない効能があると主張しており、それ相応の値段がする。ヘルシースナックを二、三点買うと、おいしいサンドイッチやスープに払う以上のお金が簡単に飛んでいく。

新たに出現した健康への懸念は、スナックメーカーにとって脅威でもあり機会でもある。栄養学の最新の流行は「糖質との戦争」だ。ユーロモニターインターナショナルのデータによれば、二〇一六年の時点で、世界的に調査した全消費者の半数が糖分を含んでいない食品を積極的に探していた。「健康的な」スナックメーカーは、砂糖やブドウ糖果糖液糖などの甘味料を敬遠しはじめている。消費者にしてみれば、食べておいしく、しかも糖分の入っていないスナックは聖杯のようなもの。自分の身体がちょっと気になってきたとき、間食をしないと決意するよりは、良質なスナックを選ぼうと考えるのは当然だ。

率直にいって、「ヘルシースナック」として販売されている食品の多くは、健康には結びつかない。グラノーラバーなどの「天然」スナックに含まれる糖分は、チョコレートバーの糖分を上まわる場合がある。二〇一六年、イギリスのスーパーマーケット「テスコ」は、子供向けの健康的なスナックとして「ヨーグルトでコーティングしたイチゴ味のフルーツバイト」という一口サイズのお菓子を販売した。この製品の糖分含有量は一〇〇グラムあたり七〇グラム。マーズバー［ヌガー入りチョコレートバー］（一〇〇グラムあたり六〇グラム）よりも多かった。

「ヘルシースナック」は世界中の間食の習慣をいっそう強めている。なぜなら、食べるのをやめる理由を見出せないからだ。一世代前の欧米でもスナック食品の人気は高かったが、食事よりは不健康であり、脂っこいから食べすぎはよくないという共通認識があった。ヘルシースナックはわたしたちの不安を取り去る。「どうぞ食べてください！　いや、食べないことこそ問題です」。これらの製品はそうささやいているかのようだ。わたしが通うジムでもヘルシースナックを売っている。パッケージが主張している内容の図々しさと値段の高さに驚かされる。タンパク質を強化したパンケーキに、信じられないほど高価なエナジードリンク。こうした商品が、ゆっくりと時間をかけて楽しむ一皿のスープを上まわる効果を持っているとは、わたしにはどうしても思えない。

どうやら、わたしたちの食文化全体が「スナック化」しはじめているらしい。ある消費者レポートが述べているように、栄養価の高いスナックの成長にともない、「夕食は、ほかの活動の合間の休憩にすぎなくなる。昼食は、仕事が山積みだからとスケジュールからはずされがちだ。そして朝食は、通勤途中にすませる作業となる……スナックは、もはや気分転換のために何気なく食べたりする、食事とは無関係の食べ物ではない。スナックはわれわれの食生活に欠かせない一部なのだ」[37]。スナックは、急速に変化する食生活の原因であり、結果でもある。

こんなことを考えてみた。スナックから摂取するカロリーをすべて夕食にまわしてみたらどうなるだろう？　けっして間食をしないオリア・ハーキュリーズのように、ボリュームのある食事を楽しめるに違いない。もしくは、スナックを食べなかった分のカロリーをどこにもまわさない、という選択肢もある。すべてのスナック食品（いわゆるヘルシースナックも含めて）を取り除けば——仮定にすぎないが——肥満や食由来の健康問題の発生率は下がるかもしれない。問題は、スナックがなくなったら、わたしたちは自分と毎日の生活をどうすればよいのか、という点である。平均的な一日の食生活で見た場合、いかなる食事よりもスナックの占める割合が大きいというのは、驚くべきことだ。

わたしは間食が道徳的な問題だとは考えていない。一〇代にポテトチップスを朝食にして、あの塩辛い味に夢中になっていたわたしに、判断する資格はない。普通の三食よりも、六回か八回の小さな食事にわけるほうが体調によい人もいるだろう。しかし、市販スナック経済の現況は制御を失っている。スナックが氾濫した世界には、「食べずにすごす時間」というものが欠落している。かつては、それが食事に意味を与えていた。沈黙がなければ音楽はない。食べるのをけっしてやめなかったら、本当の食事はありえない。

昔ながらの食文化——仕事の手を休めて、みなで語り合いながらおいしい食事に舌鼓を打つという習慣は、ますますわたしたちの生活から遠ざかりつつある。スナック食品によって食べる時間はほぼ無限に延長され、従来の生活リズムを乱している。朝食、昼食、夕食は、生活に区切りを与えてくれていた。これらは一日のはじまりと終わりを示すものだった。食事は、わたしたちが集まり、祝うための手段だった。そしてわたしたちが何を食べ、いかに振る舞うかのルールを教えてくれた。延々と食べ続けるスナックにはそのような構造やルールがない。いつでもどこでも食べることが可能であり、ゆえに他人から食べ物の適不適を判断されることもないのである。[38]

◉みんな一緒にひとりで食べる

アメリカ国勢調査局のデータによると、一九七〇年から二〇一二年のあいだに、ひとりで食事をするアメリカ人の数は六パーセントから一二パーセントに倍増した。[39]また、二〇一六年二月のニューヨークタイムズ紙の記事は、アメリカの職業人の六二パーセントが毎日デスクで昼食をとっており、すべての食事をデスクですませる人もいると報じている。ひとりきりで食事をとる忙しい人が世界中に大勢存在するが、彼らにとって食べるという経験は、メディアが伝える社交的イメージとは完全にかけ離れている。

そのせいか韓国では、インターネット上で容姿端麗な人が食べる動画を視聴することがはやっている——親交の遠隔版とでもいおうか。これは、韓国語の「食べる（モグヌン）」という語と「放送（パンソン）」という語から「モクバン」と呼ばれる。こうした動画の配信者——BJ（ブロードキャスティングジョッキー）と呼ばれる——は、楽しげに語りながらウェブカメラの前で盛大に音を立てて食べることで、毎月一万ドルを稼ぐ場合もあるという。番組の多くはインターネット放送の「アフリカTV」から配信される。視聴者はお気に入りのBJに仮想通貨の一種「星風船」を贈れるようになっており、BJはそれをあとから現金化するという仕組みだ。[40]

典型的なモクバン動画では、スレンダーな女性が大量のファストフードを食べるようすを見せる。日本人ユーチューバーの木下ゆうかの配信も人気で、アニメに登場する小柄なお姫様のような彼女が、約五キロのご飯と二パックのインスタントカツカレーを食べるようすを二五〇万人以上が視聴した。合計で六四〇四キロカロリー、一回の食事で平均的な女性の三日分のエネルギーを摂取したことになる。「カレーライスのおいしさを忘れていました」と木下。「最高の組み合わせです！」木下はほかに、一〇パックのクラフトマカロニチーズ、三キロのオレオシリアル、六パックのインスタントラーメン、鮨百貫以上などをたいらげている。

このような動画の何が魅力的であるのかを特定するのはむずかしい。昔であれば、誰かが平凡なコメントをしながら食べるようすを二〇分間見るのは、退屈と考えられただろう。しかし視聴者数の多さから判断するに、モクバンは一種の覗き見的趣味を持つ人の琴線にふれたようだ。アメリカの「モクバン」ユーチューバー、トリシャ・ペイタスも、シェイクシャックのハンバーガーやケンタッキーフライドチキンを大量に食べる動画で一〇〇万回以上の再生回数を稼いでいる。食事の実況中継モクバンは、人々の心にひそむ食への不安や欲望を解き放つのかもしれない。食べすぎが日常化した世界で大食いの動画を見ると、持ち帰りのピザを夕食にすることくらいはなんでもないと思わせてくれる。

現実の生活は食にまみれているため、インターネットの世界では一休みしたいのではないか、と思う人もいるだろう。しかしどれほど飲んだり食べたりしても、実際にはできかねる食をデジタル世界で満たしたいという、抑えきれない欲求があるようだ。モクバンだけではない。インターネット上では、手だけを撮影した超高速レシピ動画の人気もひじょうに高い。このような料理動画の発信力は大きく、料理書を購入したり新聞のレシピコラムを読んだりする層を超えて社会に浸透している。有名人の動静や悪いニュースばかりの世界で、どこの誰ともわからない手が料理をしている光景に癒やしを感じる人が多いのかもしれない。もっとも再生回数が多いのは、ほとんどがオンラインメディア『バズフィード』の「テイスティ」が配信する動画だ。二〇一五年から二〇一六年の一年間で、テイスティのフェイスブックはバズフィードの一番人気となった。[41] 二〇一七年の六月だけで、テイスティの動画は一一億人によって視聴されている。[42] 誰が作成したか知らないまま、「革新的な八つのピザレシピ」や「ピーナツバターが好きな人向けの九つのデザート」などの動画を共有した人もいるかもしれない。

「手の料理動画」といえば、たいていはそれだけで通じる。

テイスティの動画を見ていると、自分の手が卵を割り、バターを溶かし、パイ生地の形を整え、サラダ用のキュウリとアボカドを切り、レモンを搾り、冬にぴったりのあたたかなスープをおたまですくっているような、奇妙な錯覚に陥る。重要な点は、それが誰の手かまったくわからないことである。バズフィードは、特徴のありすぎる手や宝石をつけた手を視聴者が見たがらないことを知っている。視聴者は、自分の手がタマネギをすばやく切りきざんでいるという感覚を味わいたいため、ブレスレットが写ると「興ざめ」してしまうのだ。[43] どんなテイスティ動画でも見終わったときには、清潔で整頓されたキッチンで仕事を完了したという思いから、軽く高揚した気分になる。ヌードルにきざんだ新タマネギを散らしたり、ペストリーの上に白いシロップをジグザグにかけたり、アップルパイにアイスクリームを盛りつけたり——やり残したことは何もない。[44]

テイスティとモクバンの成功はどちらも、社会的かつ時間的に分断された食生活を送っている人がいかに多いかを示している。韓国では、よく別れ際に「次は一緒に食事しましょう」という。しかし概して、一緒に食べる機会はない。ほかの多くのアジア諸国と同様に、韓国にはひとりで食べることに対する強い社会的タブーがあるが、未婚者の増加を考えると、ひとりきりの食事は多くの人にとっての現実なのである。モクバンの「ソーシャルイーティング」は、ひとりでビビンバを食べている自分をあまり意識させないでくれる。アフリカTVの重役のひとりアン・ジュンスは、「オンラインだとしても、誰かが食べながら話していれば、どんな言葉も親密に感じられます」と語っている。

わたしは一〇代の頃、あまりに多くの時間をひとりでキッチンにこもり、おびえと恥にさいなまれつつ、空白を埋めるために食べることに費やした。ときどき、あの頃スマートフォンがあったら自分の食の経験はどれほど変わっただろうと考える。オンライン上に自分と同類の人を見つけ、自分の秘密の食欲に対する恥ずかしさを薄れさせていただろうか？　画面上で親密にやり取りできる関係を築いたら、あれほど頻繁に過食の衝動を感じないですんだろうか？

ひとりの食事はかならずしもさびしいものではない。モクバンは、従来の家族単位で食事をしない人が増えたという現実に、食文化がゆっくり適応しているサインともいえる。ひとり暮らしが増えているのだから、大勢がひとりで食事をするのは当たり前のことだ。ユーロモニターによると、世界中のひとり暮らしの人数は一九九六年の一億五三〇〇万人から、二〇一一年の二億七七〇〇万人に増えている。アメリカとイギリスでは全世帯の約三分の一がひとり暮らしだが、料理書（ダイエット本は除く）は判で押したように四人から六人分のレシピを載せつづけている。ある五〇代の独身女性は、ひとりで外食に行き、レストランでおいしい食事をするのが好きだ、とわたしに話してくれた。しかし彼女の既婚の友人たちは、「なぜわざわざひとりでレストランに行くの?」などと無神経な言葉で彼女を傷つけたりする。

ひとりの食事を積極的に受け入れさえすれば、これほど自由なものはない、と二〇一八年に料理書『ひとり――自分のための料理のよろこび *Solo: The Joy of Cooking for One*』を出版したノルウェー人のシグナ・ヨハンセンはいう。自分のための料理では、料理で他者に好印象を与えるという「重労働」から解放される、とヨハンセンは語る。どれほどニンニクやトウガラシを使っても誰も何もいわない。エドゥアール・ド・ポミアンと同じように、ヨハンセンは一日の労働が終わったあと、手早く料理することで心身をリラックスさせる。自分のためにウィスキーソーダを作り、ポッドキャストのスイッチを入れ、「シンプルな料理をさっと作る」よろこびをかみしめる。[45]

みんなとする食事は理想の形態と思われがちだが、ひとり暮らしではない人も新種の孤独にとらわれる場合がある。シェリー・タークルが二〇一三年の著書『つながっているのに孤独――人生を豊かにするはずのインターネットの正体 *Alone Together*』［渡会圭子訳／ダイヤモンド社／二〇一八年］で述べているように、多くの人が同じ部屋にいる人よりも、手に持っているiPadに親近感を感じている。ソーシャルメディアも、食事を中断して料理の写真を撮影することを推奨する。

数年前まではこのような行為は奇妙で無礼に思えたが、現在では──少なくともミレニアル世代［二〇〇〇年代に成人あるいは社会人になり、インターネットが普及した環境で育った最初の世代］のあいだでは、この儀式はほぼ当たり前になっている。皿が運ばれてきても誰も料理を口にしない。食前の祈りを捧げるかのように、全員が息を吸いこむ。祈るのではなく、いっせいにカメラをかまえて料理を撮影し、インスタグラムに投稿する準備を整える。#フード。#フレンド。#楽しみ。かつては自分の子供が初めて歩く姿を撮影する両親だけが示したような愛情で、コーヒーカップのラテアートを撮影する人々がいる。

食卓を囲み、誰かと目をあわせて会話をするというプロセスは、スマートフォンの通知音に対応し続ける時間の過ごし方とは、完全に相容れないものとなっている。仮想世界の友人や食事と時間を過ごせば過ごすほど、血肉をそなえた友人と本物の食事に費やせるエネルギーは少なくなっていく。

食生活にスマートフォンがおよぼす影響を完璧に測定することなど不可能だ。学術的に研究するには時間がかかり、一方『バズフィード』のテイスティ動画のような新機軸が次々と生まれ、情勢は数か月単位で変わっていくからである。しかし、液晶画面と食事の相性は水と油のようなもの──という証拠が出はじめている。アメリカの一〇代を対象にした二〇一四年の調査では、家族との食事中に画面を見る若者は、緑色野菜や果物を食べる率が低く、甘い炭酸飲料を飲む率が高く、家族と会話をする率が低く、家族との食事が重要と考える率が低かった。[46]

インターネットは、つねに家庭の幻影を見せてくれる場所だった。画面上に現れるおいしそうな料理は、従来の食事とその恩恵からわたしたちが遠く離れてしまったことを覆い隠してしまう。フェイスブック上でまたたく間に料理を作る器用な手に、わたしたちが魅了されるのも不思議はない。こうした動画は、自分は小さな無機物の表面をスワイプしてタップすることにしか親指を使わなくなった忙しい人間ではないと、キッチンで創造的な料理を作る人間だと思わせてくれる。

現在、多くの人が家庭料理という概念に圧迫感をおぼえている。おいしいものが周囲にたくさんあっても、それを料理して楽しむ時間がないと感じているからだ。悲しいことだと思う。わたしたちにはきちんとした食事をする時間がない、という集団心理は、よい食事——とくに誰かと一緒にする食事——ほど心を豊かにしてくれるものはないという点で、大きな皮肉といえる。時間の効率に執着しすぎると、時間を楽しめなくなる。時間の経験に関する研究は、時間を厳格に管理せず、もっと自由に使うようにすると忙しさを感じる度合いが減ると示唆している——たとえば、その時間を大切な人の夕食を作るためにあててもいい[47]。

あわただしい現代生活だが、時間が柔軟で広大であると感じられる瞬間がないわけではない。わたしの場合、こうした瞬間の多くは誰かと何かを食べているときだ。そう、夏の宵——大きくてみずみずしいチェリーを買ってきて、口が赤く染まるまでのんびりと食べ続けるとき。テーブルには淹れたてのミントティーのポットがあり、アーモンドケーキの最後の一切れをみんなで分けあうとき。そんなとき、まるで誰かが時間のかけらを手渡してくれたかのように、時計の針が止まる。そして時間そのものが感じられる。

第5章 移り気な消費者——流行

どうして朝食にスキアーを食べるようになったのか、わからない。この歳になるまで、そんな食べ物があることすら知らなかったのに。たぶん何かの理由で、スキアーは健康にいいと思うようになったのだろう。こうして夏の朝、イチゴや炒ったヘーゼルナッツを入れたスキアーをスプーンですくって食べている。ものすごく当たり前のものを食べているように。そう、今ではもう当たり前のものになった。

知らない人のために説明すると、スキアー（skyr）はアイスランド発祥の醱酵乳製品で、ヨーグルトとクリームチーズの中間みたいな食感がする。舌ざわりはマスカルポーネのように濃厚。だが、ほかの醱酵乳製品よりもずっと低脂肪で高タンパク質。アイスランドではバイキングの時代からいろいろな形で食べられてきた。ヨーグルトより固く、かきまぜればスプーンにくっついたまま離れない（ただし、とりわけ固いものでもわが家のいちばん下のチビがしたみたいに、すくったやつを床めがけて叩きつければ話は別）。「スカイアー」と読むのかと思ったが、「スキアー」と発音する。一〇年前まではアイスランド以外で話題にのぼることすらほとんどなかったのに、二〇一六年時点の世界市場は八〇億ドル相当。今もなお売り上げは伸びている。驚きの変化だ。

このように、近年は食関連の新しい驚きが続々と登場している。あまりに数が多すぎて、いちいち驚くのも忘れてしまうほどだ。かくいうわたしも、気がつけば、スーマック（ウルシ科の植物の実を乾燥粉末にした香辛料）やタヒチライム（ペルシアライムともいう）の乾燥粉末を無頓着に使っている。イラン料理によく使われるタヒチライムの粉末など、つい最近までは名前も聞いたことがなかった。数十年後、もし孫に歳をきかれたらこう答えるだろう。「キヌアっていう言葉を知らなかった時代から生きているよ」と。

毎年、食の流行を予想する人たちは、次はこれがブームになる、次はこれ、と理解に苦しむような新しい食べ物をどんどんあげてくる。チャイ味クッキー！　藍藻《らんそう》［植物プランクトンの一種］！　スパイシー・ンドゥイヤ・ソーセージ［イタリア南端カラブリア州の辛口サラミ］！　ときには新しい食べ物ではなく、遠い昔からあるものを最新トレンドと銘打つこともある。たとえばケール。二〇〇九年、シェフのダン・バーバーが、ケールにオリーブ油を塗ってオーブンで焼いた「トスカーナ・ケール・チップス」のレシピを発表すると、この見た目がキャベツみたいな野菜に対する人々の考えが一変した。バーバーがオーバークック・ケールの新趣向を試みたのと同じ頃、別のアメリカ人シェフ、ジョシュア・マクファーデンはほんの遊び心から、まったく火をとおさず、ただ千切りにしてガーリックオイルとチリフレークであえたものを作ってみた。マクファーデンの生ケールサラダは、今ではもっとも人気のあるレシピのひとつになっている。二〇一七年にはケールチップスはどこのスーパーマーケットでも見られるようになり、ケールサラダはマクドナルドのメニューになった。ケールの生葉はアメリカの食料品市場で年間一億ドル以上の売上を誇る。[1]

この五年で、消費者は食に対してかなり移り気になった。二〇一七年の春、わたしはスージー・リチャーズと一緒に、金色に輝くターメリック・フムス［ヒヨコ豆のペースト］を食べた。彼女は当時、イギリスのスーパーマーケット・チェーン第2位のセンズベリーで商品開発部門部長をしていた。「ある日突然、なんの前触れもなくターメリックがはやりはじめたんです」とリチャーズ。すでにセンズベリーは、ターメリック（ウコン）の主成分クルクミンの抗炎症作用が健康によいという噂を知った顧客に、生のターメリックや粉末ターメリック、ターメリックティー、「ターメリックショット」の小瓶を売っていた。リチャーズはフムスにターメリックを振りかけながら、この真っ黄色は万人受けするわけじゃないんだけれどねと言い添えた。

センズベリーで働いて一二年たつが、その間に人々の食品の選び方は大きく変わったとリチャーズはいう。「消費者の動向は昔よりずっとつかみにくくなっています」。最近は、サツマイモやアボカドで栄養価を高めたヴィーガン向け自然食品を求める人がたくさんいる。その一方、「男飯」——ナチョピザのように肉をたっぷり使った、金曜の夜のビールのつまみになる加工食品——の増加も肌で感じてきた。二〇一四年頃から、買い物客が以前より「要求が多く、世間慣れしてきた」と思うようになった。伝統を守るタイプなのか健康重視タイプなのか、客のタイプを見分けるのはスーパーマーケット業界にとってますますむずかしくなってきている。ここ最近のわずか数年で、それはさらに複雑化した。センズベリー・ネクターポイントカード（顧客の購買履歴を追えるカード）のデータを見れば、多くの客がじつにいろいろな種類の食品をカゴに入れているのがわかる。たぶん、スーパーフードのビートルートサラダも、こってりしたタフィープディングも、どちらも同じくらい食べたいのだ。食べ物が個人のアイデンティティだとするなら、今やほとんどの人が二重人格ということになる。

この極端な流行——あるいは偏向《へんこう》といってもいい——は、食の変遷の歴史の最新のステージだ。遠い昔、わたしたちの食は、身近な土地で育てられるものにかぎられていた。次の何世代かは、子供のうちは無理にでもテーブルに座らされ、母親の出したものを食べた（あるいは残した）。今は、お金さえあればなんでも食べられる。この自由は歓迎すべきもの。しかし不安にもさせられる。

どうでもいいようなフードトレンドもある。これから黒炭スムージーがはやりますよ、なんて誰かが話しているのを聞いても、わたしはやれやれと思うだけで、マグの中の熱い紅茶をすすってほっとしたいと思う。何十年も同じやり方で淹れてきたお茶を、これからも同じマグで、死ぬまで飲み続けたい。ハワイ風ポキ丼が「新しい鮨」として売り出されたら、「今までの鮨で何が悪い？」と思ってしまう［ハワイの伝統料理「ポキ」はマグロやアボカドを角切りにしてタレに漬けこんだもの］。

しかしどんなフードトレンドであっても、それは世界に大きく影響する。たとえばアボカドトーストのようなちょっとしたアイデア料理であったとしても。嗜好の変化は消費者にとっても生産者にとっても大きな意味を持つ。おしゃれな食品が大流行しても、農家も消費者もさほど得をしないという例は多い。人気のスーパーフードにしたところで、じつは謳われているほどすばらしい効果があるわけではないといっていいだろう。何百万という人々が一度に食習慣を変化させたら思いもよらないことが起きる——ボートの片側で大勢の人間が立ち上がったら反対側がひっくり返るのと同じように。

食材の変化だけでなく、食に対する人間の姿勢も根本的な変化を遂げてきた。大航海時代や帝国主義の時代などを通じて、人間はこれまでに何度も積極的に新しい食習慣を取り入れてきたが、その入れ替えの過程はゆっくりで、漸進的なものだった。十分な量があり、味もよければ、毎年同じ食材を食べることにほとんど不満はなかった。だが現代人は、かつてなかったほど気まぐれに食べるものを選ぶようになり、靴下を履きかえるように夕食の内容を変えていく。ひょっとしたらいちばん大きく変わったのは、わたしたちが変化そのものに依存するようになったことなのかもしれない。

◉サルサってなんですか？

なぜ現代は、こんなにたくさんの新しい食べ物が形を変えて次々に出現するのだろう？　二〇〇六年の著書『ルッコラ合衆国 *The United States of Arugula*』で、ジャーナリストのデイビッド・カンプは、わたしたちの食習慣に新しい食品が取り入れられる速さに驚嘆している。この本でカンプは、一九八四年にある結婚式で、サルサはおぼえておいたほうがいいと人からいわれ、「サルサってなんですか？」と聞き返したというエピソードを書いているが、そのサルサは、二〇〇六年にはケチャップを抜いてアメリカでもっとも人気のある調味料となった[2]〔サルサはスペイン語でソースの意〕。

とはいえ、フードトレンドという面から見ると、二〇〇六年はいまでは化石時代のようなものだ。このあと、二〇一〇年に写真共有サービスのインスタグラムが登場し、世界のフードトレンドの移り変わりは一気に加速する。ケンプが本を出版した無垢な時代、人々は味の想像がつくものだけを選んで取り入れていた。いちばん「インスタ映え」するブランチを注文できるカフェを選ぶようなことはしていなかった。フードトレンドが今ほどめまぐるしく変わったり、またたく間に世界中に広がったりした時代はない。そうなった理由のひとつは、ソーシャルメディア（ＳＮＳ）の普及である。エクストラヴァージンオリーブオイルや、ペスト〔バジル、ニンニク、オリーブオイルのペーストソース〕、カンプの本のタイトルになっているルッコラ（イギリスではロケット）がエリート食材でなくなり、一般人の買い物カゴに入るようになるまでには何十年もかかった。それにひきかえ、インスタグラムなどのソーシャルメディアサイトは、シェフの気のきいたアイデアを数か月、もしかすると数日で広めてしまう。

サンフランシスコで「グラットノミー（Gluttonomy）」という食品〝イノベーション〟会社を経営しているニダル・バラケによると、レシピや新しい食材が拡散するスピードは、この五年でさらに加速したという。バラケは、レストランや一般のコーヒーチェーン、家庭のキッチンで「雪だるま式に広まっていきそうな」レシピ——プルドポークやザータルチキンなど——に注目しているという。

何を食べるかの選択に影響を与えるソーシャルメディアの力は大きく、多くのカフェやレストランが、写真を撮りたい、料理をネットでシェアしたいと望む客の要望に合わせて、メニューの内容や照明や食器をアレンジするようになってきている。写真映えのするボウルに盛った料理（いわゆるボウル・フード）、花を撒いたサラダ（食べられる花もあれば食べられない花もある）、普通とは違う色の野菜——これらは、最近ソーシャルメディアで話題になったトレンドのほんの一例だ。

ソーシャルメディアは新しい食べ物——アサイー［ブラジル原産のヤシ科植物の実］からヘンプミルク［麻の実から作られた植物性ミルク］まで——を広めると同時に、古い食べ物に新しい光を当てることにも成功している。たとえば卵は、卵黄にコレステロールが多いという理由で、健康志向の強い人々に何十年も敬遠されてきた。ところが現在、卵はソーシャルメディア上で新しいトレンドを引き起こしている。一九九〇年以降の研究によって、卵と心疾患との因果関係はまったくないということがわかった。卵黄に含まれるコレステロールは——以前考えられていたように——人体の血中コレステロールに直接作用することはない。これは、卵白だけのオムレツはものたりない、つまらないと思っていた人間にはすばらしい朗報だ。卵の売り上げ額は、世界的に見れば多くの国で低迷したままだが（「オムレツ命《いのち》」のスペインは別)、それがやっと上向きになってきたのは、インスタグラム上に無限にあるブランチの写真のおかげだろう。

二〇一六年現在、#卵は、世界のインスタグラムでもっとも使われたハッシュタグ・ランキングの第八位に入っている。#ピザ、#スシ、#チキン、#サラダ、#パスタ、#ベーコン、#バーガーに次ぐ順位だが、#サンドイッチ、#ヌードル、#カレーに比べると、使われた数は二倍以上にのぼる。[3]卵には、インスタグラム上で有利に働くいろいろな強みがある。ソーシャルメディアで人気の「高タンパク質&低糖質ダイエット」に向いていて、#ヴィーガンとまではいかなくても、#ベジタリアンをつけられる。しかしいちばんの強みは、卵白と卵黄の色のコントラストがとても写真映えすることだろう。二〇一七年のインスタグラムで主役の座についたフードトレンドのひとつは「クラウドエッグ」だった。泡立ててメレンゲ状にした卵白の真ん中に卵黄を乗せて焼いた、目玉焼きの漫画版みたいな料理である。[4]現代フード写真の図像学では、セザンヌのリンゴかマティスのオレンジに相当する――つまり、幸せの丸いシンボルというわけだ。

ある意味で、こういった「シェア」される食べ物は、たしかにどれも豪華である。二〇一七年現在、インスタグラム上には「#フード」というハッシュタグがついた投稿が二億五〇〇〇万件以上ある。インスタグラムをのぞけば、違う国の人々、遠い大陸の人々がどんな生活をし、何を食べているかを見ることができる。ヘルシンキの朝食とネパールの朝食を比べることもできるし、ベトナムの緑色のオレンジと、ロンドンのオレンジ色のオレンジの違いを知ることもできる。いろいろな種類のスープがあってみんなおいしく味わっているとか、たくさんのキッチンでたくさんのワッフルが作られていることに気づくのも楽しいものだ。食べ物はいつの世も人と人をむすびつけてきたが、インターネットをとおして他人の生活の断片をいろいろと見ることができるし、食べ物に関する新しいアイデアをたくさん集めることもできる。

アイデアをシェアできるインターネットのおかげで、ごく普通の家庭料理がこれまでよりずっと実験的でオープンなものになった。わたし自身も、新しい料理テクニックは、料理本と同じくらいブログやソーシャルメディアから仕入れている。パン生地はかならずしもこねる必要はないとか、スクランブルエッグは油じゃなくて水で調理できること（これはカリフォルニアのシェフ、ダニエル・パターソンのアイデア）を知った。圧力鍋を使えば手間も時間もかけずにインディアン・バターチキンを作れることもおぼえた。いちばん役に立ったのは、「シリアス・イーツ」のサイトで見た、J・ケンジ・ロペス＝アルトの調理法だ。アスパラガス――わたしの大好物――は蒸すのがいちばんおいしいと思っていたが、じつは甘さを引きだす最良の調理法は蒸し煮らしい。ブログもソーシャルメディアも、食べ物にまつわる耳寄りなアイデアを広めてくれる有能なツールだ。しかし同時に、悪い情報を広めてしまう媒体でもある。

インスタグラムはその性質上、見た目優先、味は二の次になる。形も色も地味でぱっとしないが味はよくて栄養豊富な料理（たとえばシチュー）よりも、あまり味はしないが色あざやかな料理（花を散らしたスムージーボウルなど）が選ばれる。

最悪な場合、ソーシャルメディアは、見映えさえよければ有毒なもの、健康によくない食べ物も推奨する。何世代か前は、合成着色料はそれに含まれる化学物質がアレルギーの原因になる可能性があるうえ、栄養学的にも価値がなく、過剰な摂取は健康に悪いという考え方が一般的だった。しかし今、食品着色料は、インスタグラムにあげられるレインボーカラーの食べ物の登場とともに、ものすごい勢いで復活してきている。その代表例がレインボーベーグルである。レインボーベーグルとは何か？あるオンライン批評家は「けばけばしくて、うんざりする蛍光色の輪」と評している。[5] これは着色料で七色にわけた生地をリング状のロールに成形して焼いたもので、五歳児のバースデーパーティの席で見てもけばけばしすぎると感じられる代物だ。普通のパンよりおいしく見えるのはインスタグラムのなかだけ。実際に食べてよろこぶものではなく、アイデアを楽しむものといえよう。

普通の食文化と同様、ソーシャルメディア上の食べ物は二極化される。不健康というラベルが貼られるものと、健康によいというラベルが貼られるものだ。これまでのインスタグラム上のトレンドの多くは――レインボーベーグルを筆頭に――クッキーとマシュマロを飾りつけたアイスクリームサンデーや、肉とチーズが何層にも重なった、とても人間の口に入りそうもない強烈なハンバーガーのような、極端なジャンクフード方面ばかりに目が向いていた。だがその一方で、健康によい食べ物を熱心に取りあげる動きもある。ベリー類にオーバーナイトオーツ［牛乳や豆乳などで一晩浸したオートミール］やチアプディング［チアシードをミルクに浸して冷やし固めたもの］、もしくはある種のヨーグルトなどを加えた、見た目にも美しくアレンジされ、身体にもよい朝食などが好例だろう。

#スキアーと入力すると、本書の執筆時点で、フード系インスタグラムのコメントは二五万件以上ある。たった五年で、スキアーはよく知らない食べ物から多くの人が愛する食べ物に変貌した。ソーシャルメディアによって、このアイスランドの醗酵乳製品はヨーグルトより高タンパク質だと広まったからである。二〇〇六年、アイスランドの起業家シギー・ヒルマーソンがシギーズ・スキアーを販売できた店舗は、アメリカ国内で二か所だけだった。それが二〇一六年には、二万五〇〇〇店で売られるようになった。その年、シギーズのバニラ味スキアーがスターバックスカフェに登場し、何百万

人というアメリカ人の朝食の座を獲得する。[6]

イギリスでのスキアーの市民権獲得はもっと早かった。二〇一五年から二〇一七年のわずか二年間で、スキアーは無名の食品から売れ筋商品になった。転機は二〇一五年六月だった。ふたつの異なる会社が、それぞれのスキアーを別個にイギリスに上陸させた。ひとつはヘスパー・ファーム・スキアー――もう一方より味がよかったほうだ――で、サム・ムーアハウスという二一歳の農家の青年がヨークシャーに持ちこんだ。サム・ムーアハウスは二〇一四年まで、スキアーという食品を見たことも食べたことも聞いたこともなかった。しかしミレニアル世代らしく、新しい味に抵抗はなかった。もともと家族でホルスタイン乳牛を飼い、普通の牛乳を出荷していたが、もっと多くの利益を得られないかと調べているうちに偶然スキアーにいきあたったという。同じ頃、ヨーロッパの大手乳製品会社アーラ・フーズ（ルアーパック・バターを製造する）も同じことを考えた。アーラ社が大量販売しているスキアーは今やイギリス中のスーパーで売られており、昔からずっとそこにあったかのようにギリシャヨーグルトの隣にならんでいる。[7]

フードビジネスにおいて見極めがむずかしいのは、この流行のプロセスが実際にはどう動くかということだ。新奇好みの時代にあっても、新しい食べ物のすべてが、ただちに消費者に受け入れられるわけではない。スキアーのように新しい商品が即座に成功する例もあれば、人気を得られないものもある。

◉じつは新しくない

フードトレンドのなかには、一時期の話題になっただけで終わるものも多い。食卓に迎え入れられた食べ物――ケールチップスやラスエルハヌート・スパイスミックス［北アフリカや中東のスパイス］など――がある一方、流行一歩手間で牽引力を失ってしまったものも何千とある。カプチーノ味のポテトチップスしかり、紫ケチャップしかり。ブルーチーズ風味ポルトガル・カスタードタルトしかり（めずらしくわたしはこれを作らなかった）。二〇一四年にアメリカで売り出された一万四〇〇〇件以上の新しい食品や飲料も、そのほとんどがやがて跡形もなく消えていくだろう。[8]

二〇一六年の冬、わたしはロンドン東部で開かれた、一〇〇以上の業者が新商品を展示する食品貿易展に行った。ほとんどのブースが、世界中の誰もまだ味わったことのない商品をならべていた。アボカドアイスクリームに、スーパーフードのバオバブの実から作ったチューイーキャンディ。「新商品のココナツウォーター」の宣伝は耳にたこができるほどだった。メイプルウォーターを売りこんでいる男性もいた。「糖分を半分に抑えたココナツウォーターみたいな飲み物です。誰からも愛される、飽きのこない味ですよ！」と陽気に説明していた。

フードトレンドは周知のように、予測をたてにくい。対象が人間の欲望という気まぐれなもので、影響されやすく、商品化しにくいものだからだ。発表するだけではフードトレンドは生まれない。何年もかけて十分に受け入れられるようになるまで、新しい食べ物というのはなんだか見慣れない、いや、むしろ気味の悪いものに見える。

人間にとって、絶対的な嫌悪を感じる場合は別として、新しい食べ物に疑いを持つのはきわめて自然な行為である。この嫌悪感は、心理学者によると、もともとは進化の過程における長所だった。狩猟採集時代に、毒のあるものや腐った危険なものを摂取しないための防御本能として作用した。食べることに関して人間はつねに、ネオフォビア（新しいものへの恐れ）とネオフィリア（新しいものへの偏愛）のあいだを揺れ動いてきた。毒のあるベリーを食べて死ぬのはいやだが、エネルギー源となり舌も満足させてくれるごちそうを逃すのもごめんだ。[9]

本当に成功するフードトレンドは、ネオフィリア面を刺激しながら、用心深いネオフォビア面を親近感でやわらげる。スキアー人気があっという間に広まった理由のひとつも、そこにある。スーパーの棚に登場したとき、わたしたちにはすでに受け入れ態勢ができていた。スキアーは、ウールのジャンパーを着たギリシャヨーグルトだった。

「じつは新しくない」とは、スキアーの流行について語ったリン・ドーンブレイザーの言葉である。ドーンブレイザーは一九八六年に世界市場調査会社ミンテルに入社し、今は重役として企画開発を担当している。彼女は食べ物の流行の浮き沈みを見てきた人間特有の、明るく厭世的な調子でこういった。「まったく新しい流行なんてありません」。何かしらの意味を持たせないといけないから、そう呼ばれるにすぎない。長い経験から、「新しい食べ物」のなかで本当に新しいのはごくかぎられたものだけだとわかったという。「スキアーはただのヨーグルトなんですよ。おかしいでしょ」

成功したフードトレンドの多くは、まるっきりの新発明というより、味をつけたしたり、すでに好まれている材料を使ったものだったりする。スキアーの突然の大成功は、それ以前のギリシャヨーグルトの流行なしにはありえなかっただろう。マーケット通は、スキアーを複数の国による「ご当地ヨーグルト」戦争のひとつだと見る。[10] たとえばシンガポールやタイで大きなシェアを占め、飲料としても販売されているブルガリアヨーグルト。北米で人気が出はじめた、クリーミーで濃厚なオーストラリアヨーグルト。そこに参戦したのがアイスランド発祥のスキアーだ。けれども、どのご当地ヨーグルトも、ギリシャヨーグルトには追いついていない。[11]

アメリカのヨーグルトは最初、一九七〇年代にダノンが巨大なマーケットを持っていた。グルジア（現ジョージア）で一〇〇歳以上の人々が食べている長寿の秘訣、というのが宣伝文句だった。「そのあとヨーグルトは全乳傾向に変わり、とろみが少なくなりました」とドーンブレイザー。いつしか自然志向の食品と思われるようになり、アメリカのカウンターカルチャーとむすびついていった。

さらに一九八〇年代になると、ヨーグルトは、増粘剤《ぞうねんざい》、乳化剤、甘味料のほか、昔ながらのストロベリー味や、変わったところではチーズケーキ風味、チョコレートチップ入りなどのフレーバーがつくようになり、デザートに近づいていった。「市場を牽引したのは『ヨープレイト』です」。ヨーグルト（とフローズンヨーグルト）は、ダイエット中でも食べられるデザートになった。一九八〇年代から九〇年代にかけて、パッケージ入りのヨーグルトが先進国で急速に広まった。ヨーグルトはトレンドになりつつあった。

インド、ポーランド、トルコの人々は、ヨーグルト――および醱酵乳製品全般――は流行などではなく主食である、と異を唱えるかもしれない。多くの文化において、ヨーグルトは、プラスチックのカップから食べるフルーツ風味の食品ではなく、家庭の鍋や瓶でこしらえる日々の味である。しかし乳製品に関して異なる伝統を持つイギリスやアメリカなどの欧米諸国では、ヨーグルトとは有名食品メーカーが売り出した「新しい」食べ物だった。甘味料を添加したヨーグルトにつけられた「健康的」という宣伝文句を、わたしたちは信じた。

世界のヨーグルト市場のルールを変えたのは、アメリカのギリシャヨーグルト市場の雄チョバーニである。七年間で売上は一億八〇〇〇万ドルにまで伸びた。通常の粘度の少ないヨーグルトより二五パーセント多くコストがかかるにもかかわらず、チョバーニの水切りヨーグルトは、数年でアメリカの全ヨーグルト市場の三分の一を占めるまでになった。その成功は、生まれ故郷トルコのヨーグルトの味が恋しくなったハムディ・ウルカヤの起業家としての才覚によるところが大きい。ニューヨークに住む二〇代の学生だったウルカヤは、なぜアメリカ人がこんなまずいヨーグルトでがまんできるのか不思議だった。甘すぎて、いろいろな気味の悪い増粘剤で増量されて、保存料でだいなしになっているヨーグルト。トルコで育った彼にすれば、ヨーグルトはもっとおいしい食べ物であるべきだった。本物のヨーグルトは菌が生きているものだ。その菌を保存料で殺してしまうなんて。ウルカヤはそう憤慨しながらも、おいしいヨーグルトを食べた経験のないアメリカの消費者がそんな発想をしないこともわかっていた――今のところはまだ。[12]

チョバーニを作るにあたって、ウルカヤは、アメリカの消費者がこの「新しい」水切りタイプのヨーグルトを受け入れやすくなるように、あらゆる努力をした。それまでにもギリシャヨーグルト――「ファイェ Fage」――はあったが、ブランド力が弱いと感じていた。まず商品の名前の発音の仕方がわからず、消費者はとまどっていた（gはyのようにやわらかく発音する）。それにそもそも、ギリシャヨーグルトとは何か、がわからない。粘り気やにおいが強いのか？　ダイエットに向いているのか？　なんでこんなに高いのか？　ウルカヤはチョバーニを発売するにあたり、「値段が高いのは高タンパク質だから」という点を強調して二の足を踏む消費者を納得させた。故郷トルコ伝来の味なのだから「トルコヨーグルト」と名づけてもよかっただろう。しかし、ウルカヤはギリシャヨーグルトと呼ぶことにこだわった。そのほうがコンセプトとしてわかりやすかったからである。さらに、アメリカ人になじみのあるブルーベリーなどの風味をシリーズ化した。二〇一三年、レベッカ・ミードはニューヨーカー誌に「ウルカヤはチョバーニで、異国の民族アイデンティティを完全にアメリカの製品にした」

と書いた。[13]

シギーズのスキアーは二〇〇四年にアメリカの食料品店に初めてならべられ、消費者に受け入れられていくことになるが、その素地はチョバーニのギリシャヨーグルトが整えていたのである。スキアーとギリシャヨーグルトが、アメリカ人とヨーグルトの関係をふりだしに戻してくれた、とドーンブレイザーは感じている。一九六〇年代のカウンターカルチャーの時代にはヨーグルト作りは健康志向の一環だったから、酸味もあって健康的だった。しかしやがて甘いものになり、大量に市場に出まわるにつれて高度に加工されるようになった。今はまた、酸味のある健康的なものに戻りつつある。

この三〇年間のフードトレンドをドーンブレイザーに要約してもらったところ、もっとも大きかったトレンドは「健康に対する概念の変化」だという。三〇年前、アメリカの「ダイエット食品」は低カロリーだが塩分とコレステロール分が多く、食物繊維も少なめだった。「知識が不足していたのです」と彼女はいう。それが変わりはじめたのは、一九八九年、心臓発作を経験したヘルシー・チョイス・フードのCEOが、自社製品のなかで自分が食べられるものは「ひとつもない」と会議で不満を述べたことがきっかけだった。「けれども今は、健康に対するもっと全体論的なアプローチが注目されているようです。消費者は最善のものを口にしたいと思っています。健康やウェルネスが強調された結果、食べ方はまるっきり変わりました」。スキアーは、この大きなトレンドのなかの小さな要素にすぎない。

昔からずっとスキアーが生活の中心にあったアイスランドの人々にしてみれば、よその国の人間がいっせいに、スキアーは高タンパク質だ、朝のコーヒーにぴったりだ、と「発見」して騒いでいるのは奇妙に感じられることだろう。だがフードトレンドの多くはそんなものだ。誰かのトレンドは別の誰かの昔なじみの味だったりする。

近年大流行したもうひとつのフードトレンドは、アフリカ料理である。[14] ヨーロッパでもアメリカでもオーストラリアでも、「アフリカ料理はホットな最新流行」と持ちあげる記事が引きも切らない。これはこれでいいのだけれど、細かな点で間違いがある。まず、「アフリカ」料理というものはない(ガーナ料理、チュニジア料理、あるいは各地の地域料理など、食もまたアフリカ大陸同様、バリエーションに富んでいる)。また、すでに一二億人が食べているものを、厳密には「ホットな最新流行」と呼ぶことはできないだろう。

フードトレンドという現象は、食料システムに内在する大きな問題の一部といえる。トレンドは食材の消費地と本来の地を分断してしまう。ある食べ物が突然流行すると、その影響はよい意味でも悪い意味でも、必然的に生産者にまで広くおよぶ。しかし、食べる側はそのことを知らない。なぜなら消費者は、口にする食品はまるで魔法のように、食べたいときに現れるものと思わされてきているからだ。

◉期待されるキヌア

一九五〇年代に、ニューヨークタイムズ紙が一度だけキヌアを取りあげたことがある。一九五四年のことで、見出しは「期待されるキヌア」だった。ニュース欄に掲載された小さな記事には、アメリカ農務省が国内におけるホウレンソウの代替品として「植物キヌアの薄い葉の応用研究をしている」と書かれていた。ある作家は「若いやわらかい葉をサラダに使えた」のを発見した。けれども、キヌアの種は「石鹸みたいな味がする」からお勧めしないと述べている。[15]

好みは変わるもの、というのはひかえめな表現だろう。一九九〇年から二〇一八年のあいだに、ニューヨークタイムズ紙は三〇〇回以上キヌアを特集しているが、それらは例外なくすべて種の話であって、葉ではない。料理コラムニストは、玄米と同等の栄養価があって玄米よりも高タンパク質なこの穀物状の種子の再発見に、こぞって興奮した。しかもグルテンフリーだ！

二〇〇〇年代のはじめ、健康的な食品志向の人々のあいだでキヌアは定番の食べ物になりつつあった。一九六一年と二〇一四年のペルーのキヌア生産量を比較すると、二万二五〇〇トンから一一万四三〇〇トンに増えている。キヌアサラダは今や世界中で、健康によい食べ物の代名詞になった。わたしはケープタウンでもロンドンでもムンバイでもブリュッセルでも、キヌアサラダを見たことがある。

古代から種を栽培して食べてきたアンデスでは、キヌアの消費量は逆に減っている。ボリビアのアルティプラノ高原南部で輸出用キヌアを栽培している農民は、今では自分たちの育てたキヌアを口にすることはほとんどない。値段が高すぎるのだ。コペンハーゲンの生命科学教授のスヴェン＝エーリク・ヤコブセンは、ボリビアで二〇年以上にわたってキヌアに関するフィールドワークをおこなっている。ヤコブセン教授は、世界で急騰するキヌア需要が、キヌアを主食としてきたボリビア人の生活にどのような影響を与えるかをつぶさに見てきた。二〇〇〇年、キヌアの価格は一〇〇キロあたり二八・四〇ドルだった。二〇〇八年には二〇四・五〇ドルとなった。七倍以上になっている。[16]

大幅で急激な価格高騰によって、多くのボリビア人は、金銭的な理由からキヌアの栄養をとれなくなっている。キヌアの全世界での生産量は三倍になり、ボリビアでの消費量は三分の一以下に減った。今では、自分たちの土地で作った主要炭水化物より、インスタントの小麦ヌードルのほうが安いし簡単に手に入る。支援活動家たちは、健康志向の北米人がすでに十分健康的な自分たちの食事に、スーパー栄養食品のキヌアを取り入れたいと貪欲に求めることで、ボリビアで栄養不良が起こるのではないかと危惧している。というのは、ボリビアでは粗悪で精製過剰の炭水化物の摂取が増えているからである。

増大するキヌア需要は、土地にも強い影響をおよぼした。ボリビアのウユニ塩原周辺では、さらなるキヌア増産の必要に迫られた結果、これまでの農業経営のやり方が一変している。それまでは、キヌアは手作業で、時間と手間をかけながら、環境にやさしい方法で栽培されてきた。しかし今はトラクターを多用し、それが土壌劣化の原因となっている。昔はラマも使っていて、その糞が肥料になっていたのだが、今ではラマの放牧地はキヌア畑拡張のために削られてしまった。ボリビアのこの地区では、農民と家畜と土地の関係が変わってしまったのだ。キヌアとロースト根菜のヴィーガン向けサラダを食べたいという、一見まったく罪のなさそうなわたしたちの望みのせいで。

キヌアの生産量を上げること自体は、悪いことではない。二〇一三年、国連食糧農業機関（FAO）は「国際キヌア年」を制定し、キヌアは「必須アミノ酸、微量元素、ビタミン類を含み、グルテンを含まない唯一の植物性食物である」と宣言した。理論的には、キヌアは世界を養う食料になる可能性を持つ。量だけでなく、貧しい人々の食の質の向上に役立つため、飢餓の解決策となりうるのである。[17]

二〇四〇年には世界の人口が九〇億に近づくといわれるなか、キヌアは、激増する人々を養うための、持続可能かつ栄養豊富な解決方法と考えられる。旱魃《かんばつ》や低温にも強い。気候変動による環境の変化を考えたとき、この特性は農作物として必要不可欠な要素といえる。さらに、キヌアは完全タンパク質を含有する唯一の植物性食物だ（たとえばヴィーガンはタンパク源としてレンズ豆などの豆類を食べるが、栄養素的には不完全であり、米やパンといったデンプン類と組み合わせる必要がある）。

「世界を救い、気候変動や栄養問題などに取り組める作物をひとつあげろといわれたら——それはキヌアです」とスヴェン＝エーリク・ヤコブソンはいう。しかしボリビアの農民たちは、母国のキヌア種子の遺伝子バンクを世界と共有することに踏み切れないでいる。ジャーナリストのリサ・ハミルトンは、二〇一四年にキヌア農家を取材するためにボリビアを訪問した際、キヌア種子の所有権は多くのボリビア人にとって食物主権の問題なのだと気づかされた。もしボリビアがキヌア種子を世界に開放したら、アメリカの会社に市場を占有され、もはやボリビアのものではなくなってしまうのではないか、と危惧する気持ちは強い[18]。

それでも、キヌアはやはり世界を救う食物になるかもしれない。ここ数年、アメリカ、カナダ、イギリスでは、キヌアの国内栽培に取り組む動きが続いており、イギリスのサフォーク州の田園地帯ではホドメドッド社がキヌアを栽培している。

とはいえ、キヌアがスーパーフードからボリビアの主食穀物に戻る日が来るかどうかはわからない。欧米人のファッショナブルな欲望の対象というキヌアの経済的価値は、飢餓に苦しむ世界には手が届かないものとなってしまった。今やキヌアは贅沢品であり、本当に必要としている人々の自給作物に戻ることは容易ではないだろう。

生産時点では予想もしなかった結果を生んだ最近のフードトレンドは、キヌアだけではない。二〇〇六年から二〇一六年にかけて、アメリカ国内で消費されたアボカドの量は四倍以上になり、年間一〇〇万トンを超えるようになった。その需要にこたえるため、二〇〇一年から二〇一〇年、メキシコのミチョアカン州では森林開拓や水の極端な使用増加をうながして、アボカドの生産量を三倍に増やした。アボカド果樹園で使う水の量は、同じ広さの森林の二倍だ。つまり、森の野生生物への影響も二倍になる。森を失い、山の水源も奪われる。たしかに、アボカド産業の成長はメキシコに経済的利益をもたらしてきた。ミチョアカン州からの二〇一六年のアボカド輸出量は、世界の八割を占めている。しかしメキシコ環境保護部門のギレルモ・アロ司法長官は、この国の森林は「アボカドの輸出より貴重な財産である」と述べ、強く警鐘を鳴らしている[19]。

欧米のカフェライフに照らしてみると、アボカドトーストほど害のなさそうな選択肢はほかにあまりない。フレキシタリアン［ゆるやかな菜食主義者］でベーコンは食べないようにしている人はアボカドを選ぶ。体調はいいけれどケーキはやめておこう、と思っているときもアボカドだ。カリカリしたトーストよりも、あの翡翠《ひすい》色やみずみずしい食感が大好き、という人も当然アボカドを選択する。カフェにいる人の半分が食べているくらいだから注文しないのも変かもしれない、と思って食べる……。

けれども欧米におけるアボカドの流行は（アボカドの輸入量が毎年二〇〇パーセント増加している中国もそうだが）、メキシコの多くのアボカド栽培者の生活に利益と危険の両方をもたらしている。二〇一〇年代、どんどんふくらんでいくアボカドの利益に目をつけた地元の麻薬カルテルが、アボカド栽培者に「税金」を課した。支払いを拒んだ者は家族を誘拐され、暴行され、農場を焼きはらわれた。こうした犯罪の増加のせいで、やがてメキシコのアボカドを「ブラッド・ワカモレ（血にまみれたアボカドディップ）」と称する人々も現れた[20]。

キヌアを食べる人もアボカドを食べる人も、新しい味と暴力がつながっているとは夢にも思わないだろう。しかし、これがフードトレンドの闇の部分なのである。世界各地で消費パターンが次々と移り変わっていけば、じっくり検討する時間も、嗜好の変化がどんな影響をおよぼすかを考える余裕もない。わたしたちは最新流行のヘルシーフードを買うとき、その生産者が苦難に見舞われるとは予想もしない。また、ほしくてたまらないその新商品が偽装《フェイク》かもしれないと疑うこともない。

◉流行と詐欺

食品でも飲料でも、混ぜものがしてあるもの、中身と違うラベルが貼ってあるものを見つけたいなら、まずはトレンド品をあたるといい。「食品の偽装と流行は腕を組んでやってくる」というのはクリス・エリオット教授の言葉だ。

深みのある北アイルランド訛りで話すエリオット教授は、食品偽装の仕組みや防止の方法などを研究する第一人者だ。イギリス国内の安いハンバーガーのパテに馬肉が使われていたことが発覚した「ホースゲート・スキャンダル」事件のあと、教授は食料供給ネットワークの健全性に関するエリオット・レポートを発表した。クイーンズ大学ベルファストの副総長補佐を務めるエリオット教授は最先端の研究室を持ち、食品成分の信頼性を分析している。「オレガノ」というラベルが貼られたハーブの束は本当にオレガノなのか、それともオリーブの葉を詰めたスーマックなのか。エリオット教授は次なるフードスキャンダルを予測し、その発生を未然に防ぐために研究者仲間とともに世界の食料供給の調査を継続している。防弾扉付きの食品分析研究室を見れば、エリオット教授の研究の成功を望む食品詐欺師がいかに少ないかがわかるだろう。[21]

食品を偽装するという行為は昔から——それこそ食べ物を物々交換していた時代からある。高価なサフランをもっと安いものに詰めかえておく商人。水で薄めたビールを出す宿屋。重さをごまかして品物を渡す売り子。いつの時代もそういう輩《やから》はいた。しかしグローバル化した現代において、食料供給はこれまでとは比較にならないような偽装が可能となっている。

この点からトレンドを追跡するのがエリオット教授の仕事の核心である。食品偽装が起こる要因はいくつもある――販売側の欲、政府の無干渉、監視しきれないほど長いフードチェーン――しかし最大の要因は需要と供給のアンバランスだ。需要を満たせるだけの材料が不足すれば詐欺師は大きく食指を動かし、偽装品が世間に出まわることになる。

となると、すぐに欲望とむすびつきやすい最先端のスーパーフードは、どれほど「混じりけがない」と謳っていても、すべての食料のなかでもっとも危ういものとなりがちだ。ザクロジュースがいい例だろう。新世紀になって最初の一〇年間、ザクロを使った製品は、巧みなマーケティング、ザクロには特有の抗酸化成分があるらしいと持ち上げる健康特集記事などによって人気が急上昇した。アメリカ国内のザクロジュース消費量は、二〇〇四年は約二四〇ミリリットル入りのジュース七五〇〇万本分。だが、わずか四年後の二〇〇八年には四億五〇〇〇万本とうなぎのぼりに増加している。[22] 同時に、消費者のザクロジュースに対する要求もきびしくなった。二〇〇四年にアメリカ人が買ったザクロジュースの半数は安価な果汁とザクロのミックス品だったが、二〇〇八年には四分の三のザクロジュースが果汁一〇〇パーセントとして売られるようになった。当然だろう。健康のためにザクロジュースを買うのだから、恩恵も一〇〇パーセントでなければいけない。

ただ、ひとつ小さな問題があった。当時エリオット教授が分析したデータから、この未曾有のザクロ需要を満たすには、世界中のザクロの木を集めても足りないということが判明した。ザクロは新しく植えた木が実をつけるまで八年かかる。エリオット教授をはじめ食品偽装のエキスパートたちには簡単にわかるようなことだった。そう、イラン、イラク、シリア、その他中東の国々からアメリカやイギリスに輸入される「ザクロ一〇〇パーセント」ジュースがすべて一〇〇パーセント果汁であるはずがないのだった。

この食品偽装の動機はおもに経済的なものだ。二〇一三年のザクロ一〇〇パーセント果汁濃縮ジュースの価格が約四リットルあたりの卸売価格で三〇から六〇ドル。一方、濃縮リンゴジュースは同量でわずか五ドル。ザクロジュースにリンゴ、あるいはグレープを半々の割合――あるいはもっと――で混ぜれば、生産者は大きな利益を得ることができる。それらのジュースは、インドや中国やロシアの代理店に海上輸送され、再梱包したのちに欧米諸国に送られて、さらにボトルに詰められる。ザクロ一〇〇パーセントジュースを仕入れたつもりの瓶詰め業者は、まがいものが入っているとは夢にも思わない。消費者だって――そもそもその味を知らないから――高いお金を出して買った健康ジュースがほかのもので稀釈されているとは考えもしないだろう。[23]

二〇一六年にインタビューしたときには、クリス・エリオットの関心はココナッツに移っていた。当時ココナッツウォーターは、一六三七年のオランダのチューリップバブル以来の爆発的人気商品だった。この薄味の飲み物は、甘い清涼飲料にかわるものを探している消費者にとっては、少々値段は高いが、ほかにかわるもののない「水分補給」飲料なのだ。ココナッツウォーターの世界市場は二〇二〇年までに毎年二七パーセントずつ成長すると見こまれており、食品偽装のターゲットとしてはおそらく上玉の部類に入る。「もっとも簡単な方法は」とエリオット教授はいう。「水で薄めて砂糖を加えることです」。ココナッツウォーターの栄養価は年によっても収穫時期によっても変わる。もし水分量の値が大きいと分析されたとしても、その年の気候や収穫時期の結果なのだと主張することもできる。[24]

ザクロと同じように、ココナッツ製品も詐欺師にとっては天からの恵みだ。健康に気を使う消費者は、今のところココナッツシュガーからココナッツビネガー――そう、そんなものも存在する――まで、ココナッツを使った食品なら何にでも金を払う。飽和脂肪がかなり多く含まれているココナッツは、健康の観点からは避けるべきだと長年思われてきた。けれども今では「よい脂」として、クリーンイーティングを実践する人々に持ちあげられる食品になっている（ココナッツが健康によいかどうかはまだ結論は出ていない[25]）。

二〇一六年、タイのココナッツが不作となった。突然の供給不足に、ペプシコのようなココナッツウォーターの世界的な主要加工業者のいくつかは拠点をインドに移した。エリオット教授は、食品偽装が起きていることまではわかっても、それがどれくらいの規模のものなのか判断することはできないという。混乱状況は詐欺をするにはもってこいだ。プレミアム健康食品のとどまるところを知らない需要。安定しない供給。ザクロと同様に、ココナッツも一朝一夕に作り出せるものではない。ザクロの木は実をつけるまでに八年かかるが、ココナッツの木はそれ以上だ。一〇年かかる。

現在五〇代なかばのクリス・エリオットは、食習慣がもっとゆったりと安定していた時代を知っている。彼は北アイルランドのアントリム州の小さな農場で育った。「数頭の牛、少しのジャガイモ、それと、小ぶりの果物」。エリオット家はフードトレンドとは無縁だった。子供時代、クミンシードなど口にしたこともない（隣の農場との物々交換で手に入ったので初めて食べた、というものはある）。ときどき祖父はトラックにジャガイモを山ほど積んで出かけ、キャベツを山ほど積んで帰ってきた。その頃の自分の食生活と現代の食生活を比べ、あの頃は幸せだったと思うそうだ。裕福ではなかったが、毎日とれたてのものを食べ、シンプルに調理した。しかし今、「新鮮な農産物は多くの人にとって贅沢品に近いものになりました」

自分は何を食べているかをちゃんと知っている——そういった認識が現代の子供に稀薄になっていることをエリオットは心配する。ベーコンが豚肉からできていることや、牛乳が牛からとれることを知らないイギリスの子供は多い。ヘルシーフードの流行によって、人々はますます食の実態から乖離《かいり》していくのではないだろうか。食への不安を解消するため、手当たりしだいに流行のものを求めれば求めるほど、自分にはコントロールできない食品市場に無防備なわが身をさらすことになる。

この新しいものを追い求める動きの行きつく先はどこなのか？　どんな代償が待っているのか？そう、冷蔵庫にスキアーが入っている自分はかぎりなくラッキーな側にいる。ときどき、食品の選択肢がずっと少なかった祖母の世代を思い、世界中の味を選べる今の時代との差に驚く。たとえばアジアのハーブ——タイホーリーバジルの風味、パンダンリーフの神秘的な香り。またあるときには、とくに悪い部分はないのに、もう時代遅れで刺激的でもないという理由で食べなくなってしまった過去の食べ物について考える。今食べられている大量のスキアーも、けっして陽の目を見ないライスプディングといつか同じ運命をたどるのだろう。

置き去りにされる人々のことも案じられる。ミンテルで何年もフードトレンドを分析してきたリン・ドーンブレイザーは、低所得者層は高所得者層と同じようにトレンドに参加することはできないという事実に、やりきれない思いを抱いている。フードトレンドは文化的な排除にもなりうるのである。ドーンブレイザーの見解では、アメリカでは年収五万ドル以下の消費者は「けっしてトレンドの先端に立つことはできません。絶対に。低所得層には、ちょっとためすだけとか、家族に不評だったから捨てるなんてことをする余裕はないんです」。ここまでみてきたように、ザクロやココナツのトレンドに参加するお金があるというのは、よいようでもあり、悪いようでもある（もちろん、そう望むのならば、ばかげたお祭り騒ぎに加わるチャンスは持てるだろう)。ドーンブレイザーは長年の研究から、低所得層も、間違いなく、ほかの人々と同じように質のよい食べ物を買い求めたいはずだと考える。よい食べ物を求められるのは金持ちだけということになれば、高価なトレンディフードの増加とはすなわち、富裕層とそれ以外の人々の格差を広げることにつながる。

この数年で大々的に宣伝された新しい食べ物の多くは、マーケティングにふんだんに予算をかけているものだ。栄養学者のマリオン・ネスレ教授は、食品業界は特定の商品を売るために科学者やブロガーに金を払い、他人を犠牲にしていると暴露した。ピスタチオはナッツ類のなかではいちばん健康によい、という記事があったとする。そうした記事や研究の裏側で、ピスタチオ業界の金が動いている可能性がある。高額スーパーフードの販売戦略は、ファッショナブルな食材たったひとつだけで健康的な食生活を送れるわけではないという重要な事実を、巧妙に覆い隠す。さまざまな種類の野菜や果物を食べ、そのほか身体によいとされる食品を毎日幅広くとることで得られる栄養と、たった一種類のスーパーフードから得られる栄養が同じであるはずがない――けれども、こういった退屈な時代遅れの話には、最近は誰も耳を貸さない。[26]

食べ物は、水や空気と同様、五分ごとにモデルチェンジする必要はない。おそらく、流行食品の最大の問題点は、人が飛びつくような話題を提供して、もっと根本的な課題――楽しみと健康の両方をかなえる食事と忙しい現代生活を堅実に組み合わせる方法など――からわたしたちの目をそらしてしまうところにある。基本をなおざりにしたまま、食の不安の解決策として目新しいものに飛びつく風潮を見ていると、どこか「たが」がはずれてしまっている気がしてならない。わたしたちは食生活上であまりに多くの変化を経験してしまい、ときどき食物の本来の意味を見失ってしまうようだ。

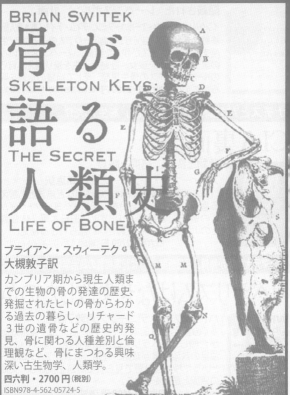

良質のロマンスを、あなたに ライムブックス

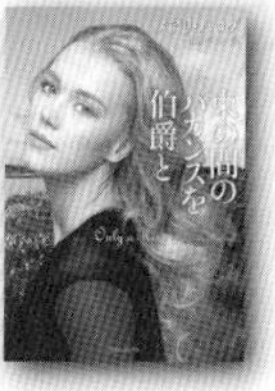

ISBN978-4-562-06531-8

《サバイバーズ・クラブ》シリーズ第6弾

束の間のバカンスを伯爵と

メアリ・バログ／山本やよい訳

ナポレオン戦争に士官した夫が戦死して以来、義理の家族とともに田舎の領地を守ってひっそりと暮らしてきたイモジェン。伯爵である義父も亡くなり、爵位を遠戚のバークリー子爵が継ぐことになった。ロンドンからやってきた子爵はありあまる富を持ち、かつ美男子で放蕩のかぎりを尽くしてきた男。領地や館の運営に口を出してきてイモジェンと衝突するのだが……　**文庫判・1200円**（税別）

ほのぼの美味しいミステリはいかが？ コージーブックス

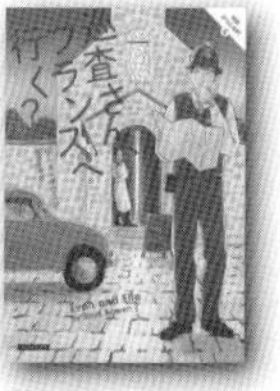

ISBN978-4-562-06103-7

おいしい料理が事件を招く!?

英国ひつじの村④

巡査さん、フランスへ行く？

リース・ボウエン／田辺千幸訳

村のすぐ近くにフランス料理店ができた！シェフ自らが教える料理教室には、村の女性たちが喜んで通うようになった。そんなある日、店に脅迫状が届く。相談を受けたエヴァンズ巡査は、近頃、村で発生している放火事件との関わりを疑う。火事の現場はどこも、よそものが関係している場所だったのだ……　**文庫判・940円**（税別）

死への憧憬を映し出す夜の生き物の誘惑

ヴァンパイアの教科書

神話と伝説と物語

オーブリー・シャーマン／元村まゆ訳

邪悪な闇の存在でありながら愛と死を投影されてきたヴァンパイア。世界各地の伝説や伝承に基づく起源とともに、見た目のイメージを作った映画、ヴァンパイアが起こしたとされる実際の犯罪、近年のロマンス小説までをも網羅。　**A5判・2000円**（税別）ISBN978-4-562-05717-7

人びとを夢の世界に連れていく愛らしい危険な生き物

妖精の教科書

神話と伝説と物語

スカイ・アレクサンダー／白須清美訳

妖精はいたずら好きで気まぐれで裏切りも得意、人を助けることもあれば死に誘うこともある。ルールに縛られない自由さと危うさは、太古から人を惹きつけてきた。世界各国に存在するさまざまな性質の妖精を紹介、妖精の目撃談も収録。　**A5判・2000円**（税別）ISBN978-4-562-05716-0

好評既刊

ドラゴンの教科書 神話と伝説と物語
ダグラス・ナイルズ／高尾菜つこ訳　A5判・2000円（税別）ISBN978-4-562-05677-4

魔法使いの教科書 神話と伝説と物語
オーブリー・シャーマン／龍和子訳　A5判・2000円（税別）ISBN978-4-562-05693-4

静かなる暗殺者の秘密

[図説] 毒と毒殺の歴史

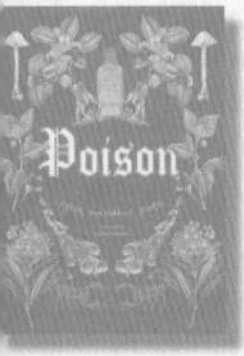

ベン・ハバード／上原ゆうこ訳

毒を使った暗殺の歴史は、人間の歴史と同じくらい古い。本書では、クレオパトラ、ボルジア家、サド侯爵といった歴史上の人物から現代のテロリストまで、毒と人間との関わりや、代表的な毒物の作用、効果をフルカラーで解説。

A5判・3000円（税別） ISBN978-4-562-05728-3

言語が消滅するとき、何が消えるのか？

最期の言葉の村へ

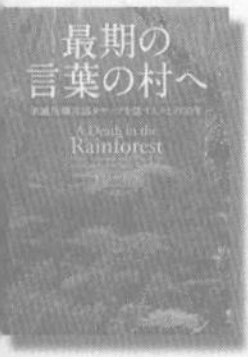

消滅危機言語タヤップを話す人々との30年

ドン・クリック／上京恵訳

いかにして古代からの言葉が消えていくのか。パプアニューギニアの村ガプンの人々と寝食を共にし、ネイティブ原語を30年間にわたって調査してきた言語人類学者によるルポルタージュ。西欧文明が村から奪っていったものは。 **四六判・2700円**（税別） ISBN978-4-562-05720-7

「暗殺」が歴史に与えた影響とは

暗殺が変えた世界史 上・下

上 カエサルからフランツ=フェルディナントまで　下 ニコライ二世からチャウシェスク夫妻まで

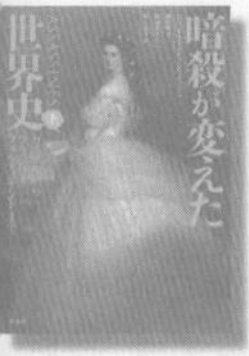

ジャン=クリストフ・ビュイッソン／
神田順子・田辺希久子・清水珠代訳

カエサル、リンカン、エリーザベト（シシィ）、ニコライ2世、サダト、インディラ・ガンジーほか15の殺人を選び、悲劇的な出来事に先立つ数か月、数週間、数日、数時間、そして数秒を可能なかぎり正確に物語る。

四六判・各2000円（税別）（上）ISBN978-4-562-05714-6
（下）ISBN978-4-562-05715-3

ユング心理学の源泉は占星術にあった

占星術とユング心理学

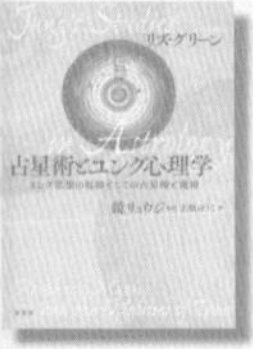

ユング思想の起源としての占星術と魔術

リズ・グリーン／鏡リュウジ訳

英国の心理占星術の第一人者であり、ユング派の心理分析家であるリズ・グリーンが、ユング心理学における占星術の影響について解明した画期的な書。未公開の資料までをも発掘し、ユングの思想の源泉にせまる。 **四六判・4000円**（税別） ISBN978-4-562-05709-2

による英訳を掲載！

語　2019冬［Vol.199］

説委員室編／国際発信部訳

2月分収載。金田正一さんを悼む／コンビニの曲がり角／
／にわかファンのW杯／八千草薫さん逝く／「身の丈」発
壁の崩壊から30年／空前のタピオカブーム／大嘗祭とい
警察／シュレッダーと霞が関／きょうからCOP25／中村哲
策の遅れ／テコンドー協会の再建／カジノ汚職／大みそか

A5判・1800円（税別）ISBN978-4-562-05664-4

つきあってきたか

の歴史

ンジオ／富原まさ江訳

の甘い至福、デザート。しかしその歴史
。香辛料との深い関係、デザート誕生
業革命とデザートの進化、大衆文化の影
トの奥深い歴史を楽しいエピソードと共
カラー図版多数。　**A5判・2800円**（税別）
ISBN978-4-562-05722-1

フを豊富に用いて世界の「今」を解説

全5巻　刊行中！

東ハンドブック

・シャニョロー／太田佐絵子訳　シリア、イエ
生じている中東の紛争で危険にさらされてい
の運命であり、ときにはばらばらに引き裂かれ
20点以上の地図とグラフで解読し、今後のあ
A5判・2800円（税別）ISBN978-4-562-05698-9

ツハンドブック

ドイツは多様な顔をもつ国である。誰の目
めてはいるが、深刻な分断と向き合ってもい
たび多くの資料やコンピュータグラフィックス
国の複雑さと挑戦を分析・評価するための、
5判・2800円（税別）ISBN978-4-562-05696-5

ルハンドブック

A5判・2800円（税別）ISBN978-4-562-05695-8

アハンドブック　2020年4月刊

A5判・2800円（税別）ISBN978-4-562-05699-6

エルハンドブック　2020年8月刊

A5判・2800円（税別）ISBN978-4-562-05697-2

消費文化が花開いた黄金時代のヴィンテージ・ポスターの世界

［アートミュージアム］ポスター芸術の歴史

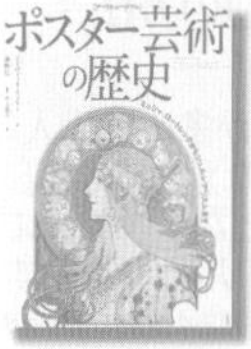

ミュシャ、ロートレックからシュルレアリスムまで

デイヴィッド・ライマー／海野弘解説／井上廣美訳

ミュシャなどのアール・ヌーヴォーやアール・デコ、ロシア構成主義、シュルレアリスムなどさまざまな芸術運動と印刷技術の発達を関連させて作品を解説する。美術史的・デザイン史的に重要なポスターを100点以上収録。

A4変型判・5800円（税別）ISBN978-4-562-05729-0

世界の食文化をめぐるガイドブック

イラストで見る　世界の食材文化誌百科

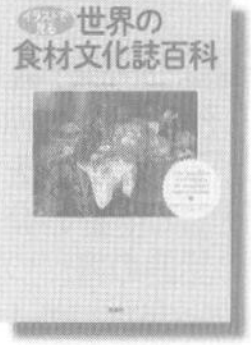

ジャン＝リュック・トゥラ＝ブレイス／土居佳代子訳

各食材の特徴、使われ方、歴史的エピソード、諺や言い伝え、文芸作品での言及などを紹介。野菜、果実、穀物、肉類、魚介類、飲料など、主要な食材約80項目（小項目を含めて約100項）を、それぞれいくつかの短いコラム形式で解説。各エピソードにイラストや写真も掲載。　**A5変型判・2800円**（税別）ISBN978-4-562-05711-5

はらはらするほどの巧緻な技術。江戸太神楽の匠による初の著書

太神楽　寄席とともに歩む日本の芸能の原点

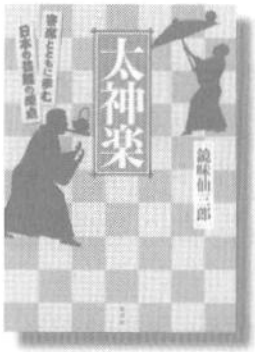

鏡味仙三郎

神事にして最古の芸能ともいわれる太神楽。その歴史から華麗な技芸、寄席での交遊録に至るまで、名人・仙三郎が自身の半生とともに語り尽くす。技芸のショット、貴重な資料となる写真も多数収録した誰でも楽しめる一冊！　また田中真弓（声優）、鏡味健二郎（江戸太神楽最長老）との特別対談も収録！　**A5判・2400円**（税別）ISBN978-4-562-05719-1

古代史をめぐるさまざまな謎を明快に看破！

高天原と日本の源流

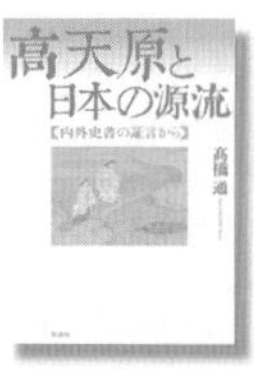

内外史書の証言から

髙橋通

高天原とはなんだったのか。そして「九州王朝」とのかかわりは？　なぜ「日本」という国名が生まれたのか。さまざまな謎を、工学博士ならではの論理的思考で明らかにしていき、新しい「古代」を提示する。

四六判・2800円（税別）ISBN978-4-562-05734-4

第6章 自由――外食・宅配・スーパーマーケット

世界中のどこの街でも、夏の夜の七時頃（それがスペイン語圏なら九時頃）にその中心部を歩いてみれば、たくさんの人々がじつにさまざまな方法で外食しているのを目にするだろう。活気あふれる街角のテーブル席で、ビールやネグローニ［カンパリ、ベルモット、ドライジンをあわせたカクテル］をゆっくり飲みながらスパゲッティをフォークに巻きつけるカップルたち。窯で焼いたピザをほおばりながら笑いさざめく二〇代の若者たち。あるいは、幼い子供連れの家族がレバノン料理のメッゼ（前菜）を囲み、よちよち歩きの子の口元にファラフェル（ヒヨコ豆のコロッケ）を運ぶ。アジア料理が好きな人たちは、鮨をつまんだり、鼻につんとくる激辛のベトナム風ヌードルスープをすすったりする。

ひとりで食事をする人もいる。フランス料理のビストロで隅のテーブルにひとりで座り、ボリューム満点のカスレー［白インゲン、肉、タマネギなどのシチュー］と赤ワインのグラス、それに一冊の本を友にして、料理をしない宵を過ごしている。わたしもおしゃれをして、わが家のキッチンよりずっと洗練された明かりの灯る部屋で、誰かが作ったおいしい料理を食べたくなる。

レストランで、人は自分が主役になったように感じる一方で、いつでも望むときに宵闇に姿を消せるようにも感じられる。また、家ではけっして作ろうとしない新しい料理をためすのも、子供のときには許されなかったごちそうを注文するのも思うがままだ。現代の外食は、すべて親に見張られ管理されていた昔の家庭での食事とは対極にある。ここでの食事は、批判されることも邪魔されることもいっさいない。これほど多くの人が、自宅以外の場所で食べる楽しみを自由かつ簡単に得た時代はなかったはずだ。事実、現代のアメリカ人の食費の約半分は外食に費やされている。[1]

新世紀のはじまり以来、外食はわたしたちの好む食事の仕方であるというだけでなく、人気の娯楽の形態そのものになっており、とくに若い世代にその傾向が顕著である。これはつまり、時間に追われる日々にあっても食事を重視し、お金を費やす価値があると考えている証《あかし》だ。市場調査会社ミンテルのトビー・クラークによると、外食に使う金額が増えているのは、「物をたくさんためこむよりも経験にお金を使いたいという新たな欲求を消費者が持つようになったからだという。[2]

楽しみのための外食に心が弾む理由のひとつは、少なくとも今の形で外食するようになったのがごく最近のことだからだ。古くから惣菜屋やパン屋といったものは存在したし、客がおいしい食べ物を買って帰ることはできた。しかし、必要に迫られてではなく楽しみとして、席についてあたたかい料理を提供してもらうことは、街道沿いの宿屋で食事をする旅人でもなければあまり味わえない贅沢だった。ところが現代では多くの人々にとって外食の楽しみは日々の贅沢であり、自己表現の形にさえなっている。今夜は朝鮮風焼き肉にしようか？　それとも近所に最近できたシチリア料理の店に行ってみようか？

わたしたちはかつてないほど頻繁に外食をしている。そう、自由に使える所得の多い人が以前より増えたのである。一九九〇年代以降の外食の急増——世界的な現象——は、多くの人々がこれまでより豊かになったという幸福な事実がなければ起こりえなかった。たとえば南アフリカでは一九九四年から二〇一〇年にかけて平均所得がほぼ二倍となり（三六一〇ドルから六〇九〇ドル）、同じ時期に安価なレストラン・チェーン——チキン料理の「ナンドス」や「デボネアーズ・ピザ」など——の店舗数は大幅に増えた。[3]

世界中で外食の機会が驚くほど増えている。飲食店での食事は年に一度の特別な楽しみではなく、ショッピングの合間に気軽にすませるものに変わった。これはもっと大きな変化の一部であり、昔の社会に存在した、食にまつわる無数の義務から解放されたことが背景にある。本人がやりたくなければ料理などしなくていいし、現代のわたしたちが食べ物を手に入れる自由さは、昔とは比較にならないほど大きい。わたしたちはさまざまな味がならぶ巨大な市場で、思いどおりに食欲を満たすことができるのだ。

外食にしてもオンラインショッピングにしても、消費者はじつにさまざまな種類の食品をいまや驚くほど容易に入手できるし、それを昔どおりに食べなければいけないという古くさい義務もいっさいない。「これほどふんだんに食べ物が手に入るようになるとは夢にも思わなかった」と、ある中国人の老人が二〇〇七年に作家のフェイス・ダルイシオのインタビューに答えて語っている。何十年も食糧難の時代を生きてきたこの老人は、子供たちが登校の途中で朝食に揚げパンを買い、半分を捨ててしまうのを見て不安を感じると洩らした。[4]

食べ物の買い方についてのこうした変化は、食べ方だけでなく暮らし方にもかかわっている。今日わたしたちは公共の場で頻繁に食事をし、オンラインでひそかに食材を買う。だが、かつては逆だった。食料品を買うのは、青空市場であれ個人の食料雑貨店であれ、いずれにしろ公共の場だった。他人の助言や意見をなにも聞かずに食べ物を買うことはなかった。しかしそのおかげで、料理の決まりごとや食べ物に対する態度といったさまざまなことが維持されていたのだ。ほかの買い物客が買っているのを見て、自分も同じものを買った。一方、食べる行為自体はほぼ個人的な体験だった。食事は家の食卓でするものであって、何をどれくらい食べるべきか、食材についてどう感じるべきかなどは親から指示されていたものだった。

今はもう、誰も人の食品選びを監視したり、妨害したりすることはないだろう。こうした変化には——栄養転換のほかの面と同様に——よい影響もあれば悪い影響もある。カフェが流行り、利便性が高まる時代になって、食べ物に関して途方もない自由が新たにもたらされたが、そうした自由を誰もが同じくらい共有してこられたわけではない。それに、何でも好きなものを食べる自由は見かけほど自由ではない。社会的、経済的な自由のなかで何かを得ても、健康面で何かを失う場合が多い。たとえ暮らしが楽になったとしても、外食産業やスーパーマーケットの発達は、多くの人が食事に由来する病気を抱える主因にもなっている。本来、食べ物はこんなに簡単に手に入るものではなかった。昔から、大都市に住み、食べ物を食べすぎる人々は、もともと人間の脳と身体が了解してきた状態からは逸脱していったものだ。いつ食べるのをやめるか判断するのは、かならずしも簡単ではない。ビストロやテイクアウトの店やカフェが、四方から甘く呼びかけてくるのだから。

◉民主的な飲食店

外食があまりにも当たり前になったので、そうではない時代があったことをわたしたちは忘れかけてしまうほどだ。しかし何千年も前から、自家製の食べ物こそが世界中で摂取されるカロリーの主たる供給源だった。たとえばアメリカではつい一九五〇年代まで、楽しみのためにレストランで食事をするなど、一般家庭にとってはまさに一大事だった。[5]

資産家を別にすれば、たいていの外食はどちらかといえば楽しみよりも実用のためのものだった。アメリカでは労働者向けの軽食レストランや簡易食堂といった気軽な店があり、サンドイッチや卵とハッシュブラウンといった質素で簡便な料理が出され、薄いコーヒーは何杯でもおかわりできたが、テーブルクロスにワイン、家庭とは異なる料理を楽しむような食事に出かけることはめったになかった。アメリカのこうした状況は、世界中のほとんどの地域にもあてはまる（ただしフランスやイタリアのように、こぢんまりして値段も手頃な家族経営のレストランが昔から根づいている国もある）。一九六〇年の調査によると、オランダでは国民の八四パーセントが外食を「めったに、あるいはまったくしない」と答えている。その当時、レストランに頻繁に通うのは大金持ちの特権とされていた。堅苦しくて改まりすぎているし、値段も法外に高いというのがオランダのレストランの一般的な評価だった。[6]

昔の食料品店では客が値踏みされている気分を味わうことがあり、また昔のレストランも、多くの人が疎外感をおぼえるほど金のかかる楽しみを提供したものだった。イギリスでは、レストランとは上流階級がシャンパンと牡蠣を楽しむお高くとまった場所であり、庶民は寒空の下で窓に鼻を押しつけるだけと言われていた。レストランは、形式ばっていて小うるさく、フォークを間違えただけできびしく批判される場所と思われていた。

わずか二、三〇年のうちに、楽しみのための外食は富裕層だけのものではなくなった。一九八〇年には、外食を「めったに、あるいはまったくしない」オランダ人の数はぐっと少なくなり、たった二六パーセントにまで低下した。同じ傾向はほかの国でも見られる。一九五九年にイギリス人が食費のうちで外食に使う金額の平均の割合は九・六パーセントにすぎなかったが、一九九五年にはそれが二八・四パーセントとなり、食費の三分の一に迫るほどになった。おそらくもっとも顕著な変化は、平均的なイギリス人が食費のうちで外食に使う比率が大金持ちと同じくらいになったことだろう。これだけの短い期間に驚くべき転換である。外食は社会をおおいに平等にしてきたのだ。[7]

外食が一般の習慣として定着するまでには、ほかにもいくつかの変化が必要だった。まず、レストランで食事をする経済的余裕のある人が十分な数だけ存在しなければならない。そして、その人たちを迎える手頃な価格の飲食店あるいは軽食堂の数も求められる。さらに客の舌も、「目新しい料理は食べる価値がある」と評価する水準まで肥える必要があった。

外食に金を払うには、一種の自信が必要になる。つまり、家計に余裕があるという認識から生まれる自信だ。外食が増えるための素地となった第一の社会的変化は、世界中で所得が伸びたことだった。言い換えれば、自分自身のために外でおいしいものを食べるだけの金銭的余裕ができたから外食をするようになるのである。

ただし、外食はかならずしも裕福な証というわけではない。それは、家庭料理が安上がりとはかぎらないのと同じことだ。ときには台所が持てないほど貧しいため、外で食べ物を買う人もいる。その好例がアジアの屋台料理だ。たいていは安い露店で購入し、ビニール袋で持ち帰る。たとえば塩干しの魚とチャーハン、グリーンカレーにロティというパン……。とはいえ、ほとんどの外食は――ファストフードでさえも――たいていの簡単な家庭料理よりも金がかかる。どこの国でも、所得が上がるからこそ外食の回数は増えていく。ステージⅣのほかの面と同じく、外食は、国と国民が裕福になり、外に出て働く女性が増え、労働者が都市部に移ってきたときに起こる現象である。[8]
外食が増える道を開いた第二の変化は、人々が新しいタイプの飲食店――伝統的なフランス流の古いビヤホールより安くて堅苦しくない店を想像してほしい――を求めたことだった。二〇世紀の終わりに人々があれほど外食を楽しむようになったのは、移民たちが経営する、「エスニック」フードを売る新しいタイプの飲食店があったからこそだった。オランダにインドネシア料理のレストランができたり、シアトルでベトナムのフォーが食べられたり。イタリアのピザとパスタに至っては地球上のほぼどこにでもあるほどだ。現代のレストランの成功は、移民にまつわる物語であり、人の移動と交流が世界にもたらした繁栄についての物語でもある。
第三の、そして重要な変化は、こうした新しい料理を「食べたい」と思うレベルまで、わたしたちの味覚を発達させたことだった――たとえ家庭の味とはまったく異なっていても。わたしたちはなじみのない味に対して、口も心もオープンにする必要があるからである。
「甘くてすっぱい料理があるということが、理解してもらえませんでした」。ウーン・ウィン・イップは、一九五〇年代から六〇年代に中華料理店を訪れたイギリス人の客たちについて、そう振り返る。一九三七年生まれのウィン・イップは、一九六二年、イギリス東部の海辺の町クラクトン＝オン＝シーに初めて自分の中華料理店を開いた。一九五九年に香港から渡ってきたとき、ポケットの金はわずか二ポンド（数ドル）。まずはウエイターの職にありついた。店をはじめて間もない頃は、客が料理について否定的な言葉を吐くのをたびたび耳にした。彼らは食べ終わって外に出るなり、「甘くてすっぱい豚肉とはな」と、まるでそんな奇妙な組み合わせはジョークに違いないとでもいうように、皮肉っぽく言うのだった。しかし最初の懸念をよそに、中華料理店は――インド風カレー店のように――同じ値段ならばイギリスの食堂にはとてもまねできないほどの快適さとサービスを提供するということに、イギリスの客たちはまもなく気がついた。一九七〇年までに、イギリスの中華料理店は四〇〇〇軒まで増えた（一九一四年にはたった一店だった）[9]。

世界中の安価な飲食店と同じく、イギリスの中華料理店は、客に好きなものを好きなように食べてもらうことで、徐々に新しい味に慣れてもらう方法をとった。客が慣れ親しんだ味を求めるのも「あり」とした。イギリス人の客が鶏肉のカレー炒めをパンとバターで食べたいといったら、無作法だなどと冷笑されず、気持ちよく食べられるようにした。同様の話をわたしはインドでも聞いた。二〇一六年にインドを訪れたとき、多くのインド人が話してくれたのは、インドの中華料理店でも本場の味とは違う楽しみを客に提供しているということだった。インドのクミンや青トウガラシと中国の醤油や酢を合わせて、現地の好みにあわせた料理を作っているのだ。

イギリスの初期の中華料理店は、客を王子のようにもてなした。客の望みは何でも受けいれ、たとえ「木曜日の夜を祝いたい」という意味不明な理由であっても宴席を用意した。「うちではカーペットを敷いていました」。イギリスに中華料理店ができたばかりの頃について、ウィン・イップはあるインタビューで回想している。「テーブルクロスも敷きました。その頃、カーペットやテーブルクロスやウエイターのサービスがあるのは、うち以外ではホテルだけでしたね。普通の店では予算的に無理だし、夜九時半には早々に閉店していました」。一九八〇年代、わたしがまだ子供だった頃、イギリスの中華料理店に連れていってもらったときの高揚感はけっして忘れない。醤油の匂いを漂わせ、ジュージューと音を立てながらおいしい料理がホットプレートにのって運ばれてくる。テーブルには白とピンクのつるつるしたテーブルクロスが敷かれ、食事が進むにつれて、そこにさまざまな色のソースが、抽象表現主義の画家ジャクソン・ポロックの模様よろしく飛び散るのだった。

当時はまだ、レストランでの食事はめったにない特別な機会だった。しかしその状況はどんどん変わっていく。一九八五年と二〇〇五年を比較すると、イギリスの外食への支出は三三パーセント増加した。アメリカはその上昇がさらに急激で、七六パーセントも増加となり、二〇〇五年の平均的なアメリカ人が外食に使う金額は年間二五〇〇ドルだった。[10]

友人との外食は人生最大のよろこびのひとつだ。食いしん坊なわたしは、今この時代に生きていられてじつにありがたいと思うことがある。現代は外食をじつにさまざまな方法で楽しむことができる。食べ物がいくらでも慰めや気晴らしになるし、気分を高めてくれるボックス席やテーブルもたくさんある。T・S・エリオットの詩「J・アルフレッド・プルフロックの恋歌」のなかで、プルフロックはコーヒースプーンで自分の人生を計った。わたしはレストランのテーブルで自分の人生を計れる。そのひとつひとつが新たな味覚の世界の扉を開いてくれた。子供の頃、カレーハウスに行くと、ビンダルー［南インドの激辛カレー料理］の辛さで真っ赤になった父の顔を眺めたものだった。二〇代、ヴェネチアのテーブルで、水のようになめらかでおいしいシーフードのリゾットを食べた。その数年後に祖母が亡くなったあと、スペイン料理店で泣きながらタパスを飲みこんだこともあった。

だが外食の増加は、楽しみだけではなく問題ももたらした。そのひとつは、特別な日のごちそうがありふれたものになったため、以前ほどのよろこびを感じなくなってしまったことだ。

イギリスの食文化研究者チームが、外食に対する態度について二度の調査をおこなった。最初は一九九五年、次は二〇一五年である。一九九五年当時は、多くのイギリス人が――調査対象は一〇〇〇人強――外食はきわめて特別なものだと考えていることがわかった。対象者は口々に、そうした外食の機会をおおいに楽しみにしていると答えた。彼らはレストランでの食事のすべてに楽しさと満足を感じると語った。誰かと一緒に食卓を囲むこと、料理、特別な行事に参加しているという感覚――何もかも楽しかった。[11] まるで外食という行為から満足感を得るのだとかたく決意しているかのように。

二〇一五年にふたたび調査がおこなわれた際、回答者は以前のようなよろこびの感覚をほぼ失っていた。たいていの人は二〇年前よりはるかに頻繁に外食に行くようになっており、すでに当たり前のことになりつつあった。外食をすればするほど、それを楽しむ気持ちは薄れてきた。以前の特別感や行事の意識はほとんど消えてしまった。

外食は、もはやかならずしも社交の場ではない。ここ一〇年ほどで、世界各地の有名な通りにファストフード店とレストランの中間ぐらいの新しい飲食店が軒をならべるようになった。食べる時間もろくにない人向けの店ともいえる。ジュースバーもあれば、ビートルートとキヌアのサラダを売る店、鮨からサラダから味噌汁まで売っているヘルシーな日本食の店もある。スープカフェ、ブリトーカフェ、そして何千店ものスターバックス。平日のランチでもこれだけバラエティに富んだ食品や料理から選べるのは、じつに贅沢なことだと思う。何を選んでも人からとやかくいわれることもない。だがこうした手軽な食事はどこかありふれている。カジュアルだが、記憶に残るようなものではない。

外食の増加にともなうさらに深刻な問題は、栄養を犠牲にしてきたことだ。アメリカのある研究によると、週にたった一回自宅外で食事をするだけで一年後には約一キロの体重増加となり、これは一日あたり一三四キロカロリーに相当する。そしてアメリカ人の多くは――ほかの国でもそうだが――外食は週に一回どころではなく何回にもおよぶ。[12]

◉カロリーと便利さ

一般に、外食で食べるものの栄養価は、自宅で食べるものと同じではない。ＵＳＤＡ（アメリカ農務省）が一九七〇年代におこなった調査によると、アメリカ国内で外食した場合の栄養の質は家庭の食事よりもビタミンが大幅に少なく、カルシウムと脂質が多くなる傾向であることがわかった。それでも一九七〇年代は、アメリカ国民の食生活全体の質にとってとくに問題ではなかった。当時はまだ外食がたまにしかない楽しみだったからだ。それがクリームたっぷりのフェットゥチーネ・アルフレード［バターとチーズをふんだんに使ったパスタ］であっても、月に一回程度ならカロリーを気にする必要はなかった。[13]

だが、ますます外食が増えている現代では事情が違う。食事から摂取する――あるいは摂取しない――栄養が、以前よりも問題になりはじめている。ヨーロッパ一〇か国で四万人近くを対象に調査した結果、外食は家庭の食事と比べて多くのカロリーを摂取し、甘いものをたくさん食べることにつながるとわかった。もっともなことだ。外食しているときは気が大きくなり、好きな料理をたっぷり食べたくなる。一方、飲食店のほうでも、そうした安らぎを十分に提供しなければ客をよそに奪われてしまうと承知している。[14]

飲食店の食事があらゆる点で家庭料理ほど健康的でないことにさしたる理由はない。欧米の飲食店の多くが――ファストフードでもそれ以外でも――野菜などの食材は、おいしく味わうものにはなりえないと決めつけているだけだ。イギリスの食品財団が二〇一七年におこなった調査によると、三軒の飲食店――ファストフードだけではない――で食事をしたとき、イギリスの平均的な客は、野菜をわずか半皿分しか食べなかった。
子供たちと外食するとき、わたしはよく付けあわせにグリーンサラダを二皿ほど注文する――みんな好きだからだ――が、ときどきウエイターやウエイトレスが、ずいぶん健康的ですねと冗談まじりに驚いてみせることがある。ところが中華料理店で野菜を注文すると、まったく状況が違う。ウエイターは野菜を食べたがることをいぶかるどころか、チンゲンサイとカイラン［アブラナ科の緑黄色野菜］のどちらを選ぶべきかアドバイスしてくれたり、ニンニクとオイスターソースの長所を比較して教えてくれたりするのだ。[15]

誰の人生にも悲しみや喪失がちりばめられている。すてきな外食で悲しみをまぎらわしたり――あるいはめずらしくすべてがうまく運んだことを祝ったり――することは、ふたたび明日に向かう活力を与えてくれる。何の責任も持たなくていいテーブルに座り、誰かが作ってくれた料理を味わうのは、慰めになる。聖書にも、「太陽の下《もと》、人間にとって、飲み食いし、楽しむ以上の幸福はない」と書いてある［旧約聖書「コヘレトの言葉」八章一五節（新共同訳）］。しかし祝宴はあまりにも頻繁となり、病気の原因になってしまった。

外食の多さがわたしたちの健康をそこなっているとしたら、ひとつには外食の多くがファストフードだからである。いまやアメリカのすべての飲食店のほぼ半数がファストフード店になった。ファストフード店はフルサービスのレストランと違って、マナーなんか気にせずに、ただ食べたいという気持ちに集中させてくれる。ファストフードのフランチャイズは世界中に行き渡り、どこに行っても現代的な味として歓迎――拒絶する人もいる――されてきた。[16]

ジャーナリストのエリック・シュローサーが二〇〇二年に発表した『ファストフードが世界を食い

つくす』〔楡井浩一訳／草思社／二〇〇一年〕は、ファストフードのハンバーガーとフライドポテトの裏側を暴露した本だ。巨大な食肉処理場で、牛ひき肉が便に汚染されているおそろしい現状が明かされていた。『スーパーサイズ・ミー』という、モーガン・スパーロック監督の二〇〇四年のドキュメンタリー映画もあった。スパーロックが三〇日間マクドナルドの商品だけを食べ続けた結果、体重が一〇キロ増加した。気分は浮き沈みし、脂肪肝になった。

それでも、わたしがこれまで食べたうちで、一九九三年のモスクワ旅行で食べたビッグマックほどおいしいものはまずないだろう。ソヴィエト連邦の崩壊から二年後、ゴキブリがうようよいる学生向けのアパートに短期滞在していたときのことだ。当時のロシアの食料品店は、ほとんどがまだ社会主義時代の考え方から抜けだせずにいた。黒パン一斤を買うにも、棚が半分空っぽの店に行列しなければならなかった。ところがプーシキン広場のマクドナルド――一九九〇年一月開店――は豊かで楽しい雰囲気にあふれ、まさに自分の食べたいものを食べている人々で一杯だった。食べたいものが、ハンバーガーとフライドポテトとチキンナゲット、濃厚でよく冷えたミルクシェイクならば、の話だけれども。

ファストフードは、九九セントのハンバーガーの誘惑の声を一度も聞いたことがない人々から見下されることがある。こうした店では――貧しい顧客を対象にしているという理由で――正式なレストランの食事より満足度が低いと思われがちだ。わたしの経験からして、それは真実とはほど遠い。ファストフードで得られるよろこび――自宅ではない場所でとても濃い味付けのものを食べるというよろこび――は、ミシュランの星付きのレストランで一〇品のおいしいコースメニューを食べるときの気持ちとまったく同じくらい、強烈なものになり得る。違いといえば、ファストフードの客の多くは

――ヘビーユーザーであるほど――満足の代償として、長期にわたる健康問題を抱えることである。
ファストフードを頻繁に食べると心臓病のリスクが増し、インスリン耐性と2型糖尿病を引き起こすリスクも増すことは疑いようもなく、今ではその十分な証拠もある。ファストフードの食事は家庭料理と比べて脂質と糖質が多く、野菜や食物繊維、ビタミン、乳成分の量が少ない傾向にあることを考えれば、驚くにはあたらないだろう。二〇〇七年から二〇〇八年にファストフードを食べた典型的なアメリカ成人は、その食事から一日に八七七キロカロリーを摂取していたという報告がある。[17]
ファストフードの愛好者がみんなそろって体重が増加し、体調を崩すというわけではない。食べ物というものは、どの場合もじつに複雑なのだ。さまざまな種類のファストフードから危険因子を抽出するという数少ない研究のひとつから、以下のことがわかった。アフリカ系アメリカ人の三〇歳以上の女性四万人の集団を対象に調べたところ、一〇年後に2型糖尿病になった率がもっとも高かったのは、週に二度以上ハンバーガーとフライドチキンを食べた人たちだった。いつもフライドフィッシュや中華料理をテイクアウトしている人たちは、糖尿病の危険がもっと少ない。そして、メキシコ料理やピザを食べていた人々は糖尿病のリスクが増していなかった。これについての判断はおまかせしよう。[18]
ファストフードは健康面の不平等があらわれるメカニズムのひとつであると考えてよい。貧しい地域にファストフード店がより多く集中する傾向にあるからだ。ファストフード店の利用しやすさと小児肥満の比率には、あきらかに相関関係が認められる。これは小さな問題ではない。いまやアメリカの子供の三人にひとりが毎日ファストフードを食べており、この比率は一九七〇年代と比べて五倍に増えている。[19]

自宅がファストフード店に近ければ近いほど、大人であろうと子供であろうと肥満になる可能性は高くなる。二〇一〇年、アメリカの三〇〇万人の子供と三〇〇万人の妊婦を対象にある調査が開始された。ファストフード店のそばで暮らすと体重がどうなるかを調べるものだった。コロンビア大学の経済学者ジャネット・カーリーが率いる研究チームは、学校から一六〇メートル以内にファストフード店がある場合、子供の肥満率が五・二パーセント上がるという結果を得た。[20] この調査は十分な数の調査対象者数を得ているので、ファストフード店に近いことが実際に肥満を引き起こす（相関しているだけではない）ということを立証する調査としてはもっとも厳密なものだった。とはいえ、この調査も完璧とはいえない。カーリーが指摘するように、理想としては、比較のためにアメリカ国内でファストフード店が少ない地域に住む人々も調査すべきだった。だがそんな調査をおこなうことはおそらく不可能だろう。ファストフード店が少なく、かつ十分な数の調査対象者が得られる地域など、アメリカのどこにもないのだから。[21]

ところでファストフードの定義とはなんだろう？　たいていの人はファストフードを見ればそれとわかるが、実際のところそれが何であるのかについての統一した見解はないに等しい。『アメリカン・ヘリテージ・ディクショナリー』の定義では、「ハンバーガーやフライドチキンなどの安価な食品。短時間で調理して提供される」となっている。ほかの定義では、ファストフードの傾向として、メニューが限定されている、テーブルサービスがない、食品が使い捨ての包装紙や容器に入れられる、といった点があげられている。だがこの定義では、「ファストフード」と「菜食主義者向けの手作りタコスを売る個人経営の移動式屋台」との違いをあきらかにできない。カーリーと同僚たちはファストフードについていくつかの基準を設定しようとした。そして、最善の基準を導きだすには米国のトップテンのチェーンに注目すればすむのではないかと考えるにいたった。すなわち二〇一〇年でいうなら、「マクドナルド、サブウェイ、バーガーキング、ピザハット、ジャック・イン・ザ・ボックス、ケンタッキーフライドチキン、タコベル、ドミノピザ、ウェンディーズ、リトルシーザーズ」である。これらのチェーンは、たいてい精製油と砂糖と炭水化物をふんだんに入れて膨らませた食品を売っているという共通点がある。また、こうした食品に商標をつけて積極的に宣伝し、販売する手法でもよく知られる。

ファストフードは、たとえそれが伝統的な食べ物より栄養も味も劣るとわかっていながらも消費者が買ってしまうように巧みに誘導するマーケティングにたけている。二〇〇九年、タイの研究者チームが六〇〇人以上のティーンエイジャーにインタビューをおこない、ファストフードについてどう感じているかを尋ねた。そのうち四分の三を超える若者たちは、フライドチキンやハンバーガーといったファストフードはカロリーが高いことも、グリーンハーブやガランガル［インドネシア原産のショウガ科の植物でトムヤムクンにも使われる］を使った伝統的タイ料理より肥満を招きやすいことも、ちゃんと知っていた。にもかかわらず半数以上が、味や食感以外の理由でこの西洋のファストフードを習慣的に食べていた。若者たちがファストフードを好むのは、それが現代的だと思うからだった。販促進のための景品や特別価格、テレビの宣伝で見覚えがあるという事実に心を惹かれていたのである。とりわけ気に入っているのは、ハンバーガーと炭酸飲料をさっと流しこむという素早さと効率のよさだった。ファストフードは、彼らが子供の頃に食べた料理ほど健康的でもなく、おいしくもないが、完全な利便性を与えてくれるのだ。

ファストフードは、マクドナルドに足を踏み入れたことのあるなしにかかわらず、わたしたちすべての食のあり方を変えた。というのも、多くの消費者が食べるものすべてにファストフードなみの便利さを求めはじめているからである。いまや大量の人々が、魔法使いの気分にさせてくれる食品を求め、何もないところから料理を取りだしたいと望んでいるらしい。

◉ディナーが自転車に乗ってやってくる

「奇妙なのは、けっして上司に会わないことかな。なにしろ上司は名前も顔もないアプリですからね」。二〇一七年の夏、わたしは一八歳のザックと話した。わたしたちが住む大学都市ケンブリッジで、シックス・フォーム・カレッジ［イギリスで中等教育の最後の二年間、大学入学をめざして行く学校］に通って最終試験のために勉強するかたわら、アルバイトをするイギリス人青年だ。ザックは世界中に三万人以上もいる「デリバルー」の配達員のひとり。デリバルーは二〇一三年二月に立ち上げられた新興企業で、レストランの作りたての料理を――自転車かスクーターで――スマートフォンで注文されてから数分後に配達する。二〇一七年九月までにデリバルーの評価額は二〇億ドル以上となり、一二か国一五〇都市でサービスを展開している。[22]

つい最近まで、ステーキとフライドポテトにベアネーズソースを添えた料理を自宅にすぐ届けてほしいと人に頼むなど、想像を絶する贅沢に思えただろう。それが今は、少なくとも都会に住んでいる人々にとっては、まったく当たり前のことになっている。ケンブリッジではデリバルーの配達員が毎晩縦横に路上を走っている。ほんの二年前までそんな人はひとりもいなかったことを思いだすためには、ときどき自分をつねらなければならないほどだ。

配達員たちは、まるで青いカメが自転車をこいでいるように見える。背中のバックパックにはパッタイやポークリブ、それに山ほどのフライドポテトがこれでもかと詰めこまれ、ずっしりと重い。ザックは毎週金曜日の午後、パスタとあたためた冷凍チキンバーガーをたらふく食べてエネルギーを充塡してから、青緑色の断熱仕様の巨大なフードバッグを背中にベルトで固定し、自転車に乗って六時間の勤務に向かう。それこそ町中を走りまわり、多少の無理をしてもできるだけ早く駆けつける。配達するごとに歩合給がもらえるからだ（「両親はぼくがいつか交通事故にあうんじゃないかと心配しています」とザックはいう）。典型的な金曜の晩の勤務では、八人分の宴会用の中華料理から、論文に追われて料理できない学生のために一人前のメキシコ料理まで、さまざまな種類を配達する。「一度なんて、男性ひとりにブリトーひとつとコロナビール一二本を運ばされたこともあります」

一〇代の友人たちの多くがそうであるように、ザックはデリバルーの従業員であり、客でもある。この仕事を気に入っている理由のひとつは、土曜の晩に彼女とデートするための小遣い稼ぎになるからだ。デートといってもたいていは自宅でくつろぎ、ネットフリックスを楽しんで、デリバルーで食事を注文するといったもの。「食事をしながらリアリティ番組［事前の台本や演出のない番組］を観て、そのあとは映画です」。まもなく大学に入って自然科学を専攻する予定のザックは、自分の銀行取引明細書の状況についてこんな冗談をいう。「要するに、デリバルーから入ってデリバルーに出ていくってことですね」

信じがたいほどわずかな期間に、デリバルー――そしてアメリカでは「シームレス」や「ウーバーイーツ」など――は食べ物の入手方法に大変革をもたらした。労せずして食べるという意味では究極の方法だ。アプリとお金さえあれば、こうした宅配サービスで町中のレストランの味を食べられる。自宅のソファ、オフィス、学生寮――どこからでもただちに注文を受けつけてくれる。出前そのものが新しいというわけではないが、ある種の食べ物にかぎられていた。その代表格はピザで、ドミノピザなどは一九六〇年代から宅配をはじめている（二〇一六年のアメリカの消費者は宅配ピザに一〇〇億ドルを支払った）。シームレスやデリバルーが新しいのは、宅配ピザの便利さをあらゆるジャンルのレストランに応用した点だ。フランス料理のビストロでも日本の鮨屋でも、大きなフランチャイズ店でも小さな個人店でも、朝昼晩どの食事でも注文できる。二〇一六年までに、アメリカの宅配の注文は、国内の飲食店のすべての売り上げの約七パーセントを占めるようになった。[23]

家族経営のレストランのなかには、こうした宅配サービスが頼みの綱になっている店もある。イギリスのブリストルでインドのターリー料理レストランの小規模チェーンを営むオーナーに聞いたところ、デリバルーとの提携を決めて以来、売上高が飛躍的に増したという。このアプリなら、彼の所有する店に一度も来たことのない客たちにまで届くからだ。その一方で、宅配方式は経済的な打撃であり、この商売から魂を奪いとっていると語る店もある。というのも、宅配アプリによって収益が大幅に減るからだ――通常の注文の約二〇～四〇パーセントにも相当する。また、宅配の注文を受けることで、店は飲み物を注文する客から収入を得るチャンスを失うことにもなる。宅配アプリの流行以来、かつて繁盛していたレストランが、ランチタイムに半分が空席という事態に陥っている例もある。[24]

こうした宅配アプリは、外食に対する人々の期待も変えつつある。レストランのほうから客に歩み寄ったおかげで、以前は感じていた外食へのハードルの多くが取り除かれたのだ。まるで時間無制限のルームサービスのようである。三人兄弟の末っ子のザックは、自分が週末ごとに宅配で食べたり恋人と過ごしたりするやり方は、ふたりの兄が自分ぐらいの年齢だった、はるか昔の二〇一〇年代初めとはぜんぜん違うものだと感じている。ジャックのすぐ上の兄はたった四歳違うだけだが、食べ物のこととなるとまったく違う世代のようだ。兄は週末にはパーティーをしたりクラブに行ったりして、帰り道にふと思いついて食べ物を買う。ザックは、自分が暇なときの関心のすべては、出かけることよりも食べ物に注がれていると感じる。「もしデリバルーがなかったら、毎週末をどう過ごすのかわかりません」

すでに十分な利便性が定着していたフードシステムだったが、デリバルーはそれを新たな極限まで推し進めた。五人家族のわが家にしても、初めてデリバルーをためしたとき――ワガママ・チェーンで日本食を注文した――各自が違う料理を頼んだのにすべてがあまりにも簡単に届いて、にわかには信じられなかった。うどんの麺もスープもそれぞれ一人前ずつ、大きくてつやつやした、黒い蓋つきのボウルに入っていた。ザックも、デリバルーのすべての料理に使われている梱包容器は「めっちゃすごい」と断言する。漏れることがないようにさまざまなケースをバックパックにぴたりと詰めこむ挑戦を楽しんでいる。「まるでテトリスをしてるみたいなんだ」

わたしたちの多くが、まるで誰も見ていないかのような食べ方をしはじめている。かつて食事のために人が集まるのは、きわめて社会的な行為だった。シームレスやデリバルーはその対極にある。宅配サービスは、顧客を普通の社会的義務から切り離そうとする過程のひとつであるようにも感じられる。そしてそれはおそらく、デビットカードをタッチスクリーンにかざすだけで、人とかかわることなく食べ物が届くからではないだろうか。ロンドンのデリバルーのある配達員が、二〇一六年にガーディアン紙の記者にこんなことを語っている。レストランからヌテラ［ココア入りヘーゼルナッツスプレッド］のクレープを一枚だけピックアップして配達しろと注文されるなんて「コケにされてる感じだ。シティ・オブ・ロンドンの誰かさんのデスクにじかに届けさせられるんだ。何やってんだろ、って気分になるね。高度資本主義社会ってやつさ」。さらにこの配達員は、料理を届けても「たいていの客はただ受け取るだけでなんにもいわない」とも語っている。ザックによると、「四〇回連続でチップがもらえなかった」経験もあるそうだ。彼の経験では、チップをもらってもたいていは五〇〜六〇ペンス（六〇〜七〇セント）程度にすぎないらしい。ザックのように小遣い稼ぎに週何日か働く学生アルバイトならそれでもさほど問題ではないが、多くの配達員はフルタイムで働いて家族を養っている。彼らは新たな「ギグエコノミー」「インターネットを通じて単発もしくは短期の仕事を請け負う働き方と、それによって成り立つ経済形態」の一部になっている。そこでは何百万人もの労働者が、セーフティネットも社会保障もなく、いつの間にか「オンデマンド」ビジネスの暴力的な気まぐれに適応すべく働いているのだ[25]。

食べ物をいかに入手するかは現代社会において大きく変化してきたが、デリバルーはその終着点である。かつて食べ物を売り買いする行為には、ほかの人間と日常的に接することが含まれていた。ところがいまや、相手と目を合わせる必要もなく、コンピュータを何度かクリックするだけで済んでしまったりする。食料品を買うという行為は従来なら人目にふれる社会的なものだったが、オンラインならば誰かに見られているとか批判されているなどと感じずに食料品を選ぶことができる。もしわたしたちの祖先がいま生きていればかなりの衝撃であるだろうことはもちろん、想像もしなかった自由さであるに違いない。

◉セルフサービス

最初にスーパーマーケットのとりこになる理由は人さまざまだろうが——手軽さ、品ぞろえ、野菜を季節に関係なくいつでも買えること、時間の節約（これは幻想だが）、ちょっとスピードを上げてショッピングカートを押していくワクワク感など――それによって暮らしに最大の変化がいくつも起こったことを人はときとして忘れてしまう。スーパーマーケットは、誰にも許可をもらわずとも商品を思いどおりに手に取る自由を与えてくれた。誰もわたしを見ないしあれこれいってこない。こっちを見ているのは商品だけ。というか、自分ではそう思っていた。

個人経営の小さな食料品店が無数にあった時代から、非個人による大規模な小売店への移行は、いたるところで飛躍的に進んできた。一九五六年には、プエルトリコ全体で「スーペルメルカード」――すなわちスーパーマーケットに分類される店はわずか一三店しかなかった。ところが一九九八年までに、プエルトリコのスーペルメルカードの数は四四一軒に増えた。ウォルマートのような巨大な小売店が世界中に広がり、同様のことがどこでも起こっている。イギリスでは、たった四種類のスーパーマーケットが国内のすべての食品の七五パーセントを扱っている。[26]

スーパーマーケットはレストランにも増して、自由な状態で食品を買っているという錯覚を起こさせる。だが、メニューが言葉上手に客の選択を誘導するように、スーパーマーケットの店舗の構造は積極的に――とはいえほとんどわからないように――こちらの決断を方向づける。小売店は特価販売や棚の配置によって、買うつもりなどなかった品物をショッピングカートに入れるよう働きかけることができる。スーパーでは、生身の店主が客に話しかけることもなく、よく目立つ箱や瓶が「沈黙のセールスマン」のようになっている。スーパーでわたしたちは、食品をその長所で判断するのではなく、グラフィックデザイナーが選んだ書体やマーケティング・チームの作った派手な謳い文句で判断するようになった。

食品の選択について「よい」とか「悪い」とかいうけれども、そうした選択の多くは、わたしたちがスーパーに足を踏み入れたときにはすでに決められている。というのは、どこで食品を買うかが食生活と健康に大きな影響をおよぼす、という証拠が今そろいつつあるからだ。低所得層の人々は、スーパーマーケットや大きな食料品店が半径一・五キロ以内にひとつもない「食品砂漠」に住むことを余儀なくされていることが多い。二〇一一年の調査だが、二三五〇万人のアメリカ人がそういった食品砂漠に暮らしている。一方、食品砂漠があるのだから、「食品の海」もある。低収入のアメリカ人の多くは、食品を買える小売店が十分にある地域に暮らしているが、そうした地域で安く売っている商品はたいてい健康によくない。野菜も売っていない極小のスーパーが健康に悪い店であることは自明だとしても、大型店もまた健康に悪影響をおよぼす。必要以上にたくさん買わせようとするからだ。フランスとオーストラリアの研究によると、スーパーが大規模であるほど、その常連客のなかに肥満の人が多くなるという[27]。

わたしたちは自由にスーパーのなかを歩きまわって食料品を選んでいるつもりでも、じつはある食品をより好ましく感じるよう、マーケティングによって事前に情報を届けられたうえで店に入っている。また、あるグループの人たちは、ほかの人たちより強い力でマーケティングに誘導される。調査によると、ヒスパニック系とアフリカ系アメリカ人の子供は、白人の子供と比べて、お菓子とソーダの広告を二倍見るようになるという。食品会社は、ソーダやシリアルのコマーシャルに黒人やヒスパニック系の俳優を使えば、ブランド信仰に途方もない影響をおよぼすことができると知っている。彼らのコミュニティにとって、主流派の白人が支配するメディアのコマーシャルで自分たちの仲間が主役になるのを目にする機会はあまり多くないからだ[28]。

平均的なスーパーマーケットのレイアウト全体は、糖分と脂肪が多いスナック食品の摂取——さらには過剰摂取——を普通のこととするように配置されている。スーパーの販促プロモーションのほとんどは生鮮食品よりも加工食品を対象にしている。中国では、包装されたり加工されたりした食品すべてのうちじつに八〇パーセントがスーパーで買われている。これはひとつには、小売業の利益が驚くほど少ないからだ——たいていは一〜二パーセントほどにすぎない。生鮮食料品は小売業にとってリスクが大きい。というのも、すぐに売れないと駄目になってしまい、廃棄せざるをえなくなるからだ——小売り業界ではこれを「シュリンケージ」［在庫の減少やロス］と呼ぶ。たとえばレタスより朝食用の甘いシリアルのほうが商品棚で過ごせる時間は長い。加工食品の「シュリンケージ」は大幅に少なくて済むのである。[29]

わたしたちが食品に投じるお金のうち、大半をスーパーマーケットに投じるのはなぜなのだろう。もっと単純で人間的だった食品の購入法を懐かしいという人はたくさんいる。それが農産物直売所（あるいは小さな青果店、精肉店、惣菜店）の魅力だ。そこでは人と人が目を合わせて、相手の生産した品を買うことができる。トマトは容器に隠されることなく、ありのままの姿で視線にふれる。売り手に質問することもできる。今週はクレメンタイン［小さな甘いミカン］と温州ミカンのどちらがお勧め？この魚の切り身はどう料理すればいいの？かつて買い物は、人との交流の一環として日常生活の中心にあった。そして、客が日々の糧を売る人と会話することをやめたとき、失ったのは食品だけにとどまらなかった。こうした生鮮食品の市場での買い物の仕方は、イタリアやスペインの多くの町で今も生活の一部に溶けこんでいる。

だが、食品の買い物がそんなふうに個人的だった時代には、よい面ばかりでなく悪い面もあったという事実も素直に認めたほうがいいだろう。売り手と買い手の人間関係――消滅したのでつい理想化してしまうが――は閉鎖的で傲慢な、窮屈なものになる場合もあった（しかも客は、精肉店からパン屋、八百屋へと歩きまわるので、不便だし時間もかかる）。作家のジョナサン・ミーズが、一九五〇年代の少年時代の回想録のなかで、イギリスの昔ながらの食料雑貨商で買い物をしたときの体験を振り返っている。「黄褐色の長い倉庫用コート」を着た店主に対応してもらうため、客が列をなしていた。ミーズの記憶によると、店はとても狭く、「人と近すぎて隣人の体臭が鼻を突いた。ひそひそ話の噂も筒抜けだった」。セルフサービスになる以前、人々はほかの客だけでなく店主からも、いちいち観察される居心地の悪さを感じていたのだ。[30]

店主に見張られるような暮らしのなか、初めてのセルフサービスが登場すると、多くの人は解放されたような気分になった。カウンターの向こうで自分と欲しいものとのあいだに立ちはだかっていた存在は消えたのだ。フランス語でいう「リーブル・セルヴィス」、すなわちセルフサービスである。作家のレイチェル・ボウルビーは、現代の買い物の歴史に関する著書『心奪われて――現代ショッピングの発明 *Carried Away; The Invention of Modern Shopping*』のなかで、セルフサービスの買い物についてこう語っている。「さまざまな商品があるなかで、人からうながされるのではなく、自分で自由に決めることができる。価格も重量も明記されている。目盛りをごまかされたり、お釣りがたりなかったりする心配もない[31]」

セルフサービス式の食料品店の第一号は、おそらく一九一六年にアメリカのテネシー州で創業された「ピグリー・ウィグリー」だろう。こうした初期のセルフサービスの店はカフェテリアとそっくりだったので「グローサテリア」と呼ばれることもあった。だがついに一九三〇年、スーパーマーケットが生まれた。第一号店はニューヨーク市クイーンズ区のジャマイカ地区に開業した「キング・カレン」である。創業者のマイケル・カレンは、かつて駐車場だった場所で、客が求める食料品すべてをひとつ屋根の下でまかなえる店舗とセルフサービスを組み合わせようと思いついた。砂糖から生鮮食品、鮮魚、乳製品まで、すべてがそろった店だ。[32]

一九三〇年代になるまで店の経営者たちは、客は応対されることを楽しんでおり、自分で品物を取りに行く不便さなどがまんできるわけがないと思っていた。しかしまもなくあきらかになるのだが、じつのところ客の多くは、仲介者なしに自分で商品を手に取りたいと熱望していたのである。一九三五年、食品小売りの業界誌『プログレッシブ・グローサー』の編集者カール・ディップマンが、客自身が商品を手に取ってカゴに入れるセルフサービスの利点について書いている。「適切に配置された店には……不必要な障壁が存在しない。そのおかげで、女性たちと商品が出会いやすくなる」[33]

わたしたちはスーパーマーケットのおかげで大いなる自由を味わい、その台頭をひそかに後押しした。スーパーマーケットは買い物客に、ひとりでお菓子屋に来て何を選んでも誰からも叱られない子供になった気分を堪能させてくれた。ワインをもう一本、アイスクリームをもう一個余分に買ったとしても、誰も眉を吊り上げたりしない。安いほうを選んでも、しみったれた気分を店員に味わわされることもない。客が何を買うかを知るのはレジの担当者だけだ。調査によると、スーパーマーケットでは、ほかの昔ながらの食品市場よりもさまざまな食品が買われる傾向が見られるという。二〇一八年のケニアの都市部でおこなった調査によると、スーパーマーケットの急速な拡大によって人々は超加工食品をより多く買うようになり、未加工の食品の購入は減った。[34] これがどの程度までそうした食品を買わせようとするスーパーの影響なのか、あるいはわたしたち自身の要望や欲求が変化した結果なのか、解明するのはむずかしい。

誰も見ていないと思うと、人は食べ物に対して違う態度を取るものだ。たまに想像するのだが、どの店でも昔のように自分のほしい商品の名前をいちいち声に出していわなければならないとしたら、わたしはどんな食生活を送るだろうか。まずは、冷蔵庫や戸棚に買いだめする傾向が抑えられるだろう。近所のイタリアンのデリにチーズや塩漬け肉を買いに行くたびに、がつがつたくさん買おうとしている自分に気づいて途中で恥ずかしくなり、思いとどまることがしょっちゅうだ。でもスーパーマーケットだとそんなことはない。だからたいてい買いすぎてしまう。

スーパーマーケットは、人間にとってはまったく意味をなさないほどの多様な選択肢を提供するようになった。一九三〇年にクイーンズ区に開店したキング・カレンの在庫品はわずか二〇〇品目にすぎなかった。一九九〇年には、アメリカの平均的なスーパーの在庫は七〇〇〇品目にまで増えた。しかし急増したのは一九九〇年代以降である。現在、たとえば郊外のハイパー・スーパーマーケットは四万から五万品目を扱っている。[35]

食品を買う際の見かけの選択の自由は、オンラインショッピングの隆盛にともなっていまやさらに一歩先へ進んでいる。寝室でノートパソコンの画面をクリックすれば望みどおりのものが選べる気分になる。実際は、検索結果のトップに現れる食品がかなり意図的に配置されているものだとしても。じつに当たり前のことながら、わたしたちは相変わらず、いや、これまで以上に見張られている。巨大なデータ処理装置によって、わたしたちの選択はすべて追跡され、記録されているのである。しかし多くの人は、そうした監視がおこなわれていることすらほとんど気づいていない。

オンラインでも、じかに買う場合でも、昨今のわたしたちに与えられている食品の選択肢は、とても刺激的だ。つい一九七〇年まで、イギリスの料理ライターのエリザベス・デイビッドは、「生のショウガは中国やマレー半島、インドの料理でとても重要なのに、なかなか手に入らない」とこぼしていた。現在、生ショウガはどこのスーパーマーケットでも売っている。以前は、板ゼラチンやメイプル・エクストラクトといった専門的な食材が欲しいときは、よその町の食料品店まで買いに行かなければならなかった。今ではそうした食材ばかりか、さらにさまざまなものがオンラインで入手できる。美食家もご満悦のはずだ。食品の選択肢のこの幅広さはすばらしいと思う――しかし、あまりにも過多で、常軌を逸している。[36]

だがこうした選択肢は、一部の人だけが利用できるものでもある。わたしたちが暮らしている不可解な食の世界にはおそろしい矛盾がいくつもあり、そのひとつが、食品の選択肢を多く持つ人々と、ほとんど持たない人々のあいだに存在する格差だ。食に対する期待がどんどん過激で複雑になるにつれ、この食の格差は広がっていく。第3章で取りあげたように、以前はどの国でも、みんながだいたい同じものを主食にしており――米でもパンでもトウモロコシでも――副食を食べられたのは裕福な人にかぎられていた。それがいまや、わたしたちの考える「よい食事」とは、副食のみで主食なしというものになっている。かぎられた予算内で正しい食事をとる方法のひとつは、おいしい穀類と豆類を調理して食べること――たとえばレンズ豆のカレーとライス、平豆のシチューとブルグル［小麦を蒸して挽き割りにしたトルコの国民食］などだった。しかし現代のダイエットの指導者たちの多くは、こうした食事では炭水化物をとりすぎると却下し、大量の青汁、野生動物の肉、乳成分不使用のヨーグルトの必要性を説く。わたしたちは一見したところ無限の選択肢にあふれる暮らしを送っている、実際に目の前の選択肢をつかめる人は一部にすぎない。社会格差の問題は食べ物だけではない。ジャーナリストのジョン・ランチェスターは、二〇一八年にこう述べている。「世界中にこれほど〝理想の生活〟のイメージが氾濫する時代はなかった。しかし人々は、そんな生活がけっして自分の手に届かないことを知っている」[37]

◉選択の不平等

現代都市の飢えは、ヴィクトリア女王時代のようにパンと粥の味はしない。缶詰めのトマトの味がする。二〇一七年のクリスマスの二週間前、底冷えのする雨の日に、ケンブリッジ・フードバンクの理事ジョナサン・エーデに会った。ケンブリッジはイギリス有数の豊かな都市のひとつだが、国内の経済格差がきわめて大きい場所でもある。[38] ここは貧困がごく普通の風景のなかに隠されている街だ。デリバルーを利用できる人には、低所得者向けの公営団地での暮らしはほとんど目に入らない。

二〇〇七年から二〇〇八年にかけての金融危機以来、飢えをしのぐためにフードバンク——アメリカでは食料配給所という——に助けを求める人々の数が世界中で激増している。ヨーロッパでも、ここ数十年の食にかかわる動きのなかでとくに際立った変化のひとつが、無料もしくは低額で食料を配布するフードバンクが大都市で増えたことだ。フードバンクの運営法は国によっても、都市レベルでも異なっている。個人の寄付頼みのフードバンクもあれば、農家やスーパーマーケットや食品会社から余剰品を払い下げてもらうところもある。倉庫形式で管理し、集めた生鮮食材をそのまま配給所に渡す場合もある。ケンブリッジ・フードバンクをはじめとするイギリスのフードバンクのほとんどは、食材を入れた箱や包みを食料難の人々にそのまま渡している。形式はさまざまだが、フードバンクが存在する根本的な理由はいつも同じ——すなわち、たとえレストランやカフェ、デリカテッセンやピザ屋がひしめく豊かな先進都市であっても、食べていくためのお金を確保できない家庭が厖大に存在する、という事実である。

ヨーロッパの最富裕国ドイツでも、現在、食料配給所で一五〇〇万人もの人々に無料の食料を提供している。ベルリンの食料配給所で列を作る人たちのなかには、ひとり親や生活保護を受けている人、低所得者、年金暮らしの高齢者、子供、亡命希望者もいる。ドイツの繁栄にあやかれていない人は多く、定職に就いている人でさえ例外ではない。人口の五分の一近くが貧しさにあえいでいるといわれ、約五・六パーセントが公式に「貧困」と位置づけられている。

ドイツのこうした状況と同じことが世界中の大都市で起こっている。「フードバンクはきわめて今日的な現象である」。二〇一三年に『ロンドン・レビュー・オブ・ブックス』誌に掲載された、ロンドンのフードバンクに関する記事でジョアンナ・ビッグズはこう述べた。イギリスでフードバンクを頼りにしている人の数は二〇一一年には七万人だったが、二〇一三年には三四万七〇〇〇人に達した。彼らは現代の食生活における容赦ない不平等を具現している人々だ。現代は、彼らのように栄養のある食事をとるために基本的な食材を手に入れようと四苦八苦する人もいれば、途方もなく高いブランドのお菓子やオーガニックのブルーベリーやチアシードにいくらでもお金を使う人もいる時代である。ロンドンでもとくに高級な地区のケンジントンとチェルシーのフードバンクで、ビッグズは「キャビア、飾り房つきのスエードの革袋に入ったオレンジペコの茶葉、ハンドバッグほども大きさのあるグリーン・アンド・ブラックス印の高級チョコレートバー」の寄贈品を見たことがあるという。寄付をする人のなかには、どれほど贅沢な食べ物でも簡単に手に入るので、瓶入りのキャビアでよければどうぞ提供しますという人もいる。これに対して受け取る側は、近頃の食料品はあまりにも高価で、新ジャガイモの缶詰めひとつにも感謝する状況だ。[39]

「なかには絶望的な境遇の人もいます」とケンブリッジ・フードバンクのジョナサン・エーデはいう。ある女性は夫が突然失業し、月に四〇ポンド（わずか五〇ドルあまり）で家族四人が食べていかなければならなくなった。事務所で、エーデはすべての寄贈品が仕分けされ、箱詰めされる場所を案内してくれた。まず目に入ってきたのは、トマト缶が入った数えきれないほどの木箱と、パスタ用の瓶詰めトマトソース、棚いっぱいの乾燥パスタだ。四人家族向けの標準的な詰め合わせには、袋入りのシリアル、スープ缶、トマト缶、野菜缶、ハム缶、食用油、インスタントコーヒーの小瓶、牛乳、食塩、コショウ、フルーツ缶、パスタ、パスタソースが入っている。フードバンク利用者の多くは料理ができない、とエーデが教えてくれる。だがただひとつ誰でも作れるものがあるらしい。トマトソースのパスタである。

二〇〇〇年にトラッセル・トラスト――キリスト教の慈善活動――のフードバンクがソールズベリーの納屋で開設されたのが、イギリスでのこのタイプのフードバンクのはじまりだった。トラッセル・トラストが手がけたフードバンクのネットワークは二〇一七年には四〇〇を超えており、自身の困窮を証明できる人には三日分の食料を詰めた袋を配布している。[40] こうした食料は一般市民と食品小売店から寄付されたものだ。フードバンクへの批判は多い。食料の詰め合わせを配るという行為は、飢えに取り組むアプローチとして間違っていると主張されたりする。食料をいくら配ったところで、低賃金、職の不安定、福祉制度の変更など、無料の食事を必要とする人が生まれる根本的な原因を正すことにはつながらない、という理屈である。

エーデは、フードバンクの利用者と食べ物を施す人々のあいだに存在する力の不均衡を強烈に感じるという。「ここに来る人たちは弱者であり、食料を提供している人たちは強者なんです」。エーデによると、フードバンクで働くボランティアたちは、食べ物を求めてやってくる人々——その多くは子供たち——が歓迎され尊重されていると感じられるように、できるかぎりの努力をしている。それでもエーデは、初めてフードバンクを訪れるのがどれほどおそろしいことか、よく想像するのだという。

フードバンクを利用する——それは他人が選んだ食品を食べなければならないということだ。たとえ食べたいものであろうとなかろうと。たしかにそれは肉の缶詰かもしれないが、まるで戦時中の配給がよみがえったようだ。渡された箱のなかにどうしても嫌いなものがある場合は、「交換テーブル」の上の食品に替えることもできる。交換テーブルにはエーデが「妙なもの」と呼ぶ品々があふれている。パテの瓶詰、得体の知れない魚の缶詰、オリーブに奇妙なピクルス……誰かが自宅の戸棚の奥から引っぱりだしてきたのだろう。この消費主義の時代に、食の選択の自由が交換テーブルの品々のなかから選ぶだけだとは、あまりにきびしい。必要性を考えれば、フードバンクがあってよかったと思う。しかし一方で、食の歴史におけるこの局面をもし将来わたしたちが振り返ったら、慄然とするに違いないとも思う。ひとつの街のなかに、その日の気分にあった料理を自転車の配達員に届けさせるほど余裕のある人々と、無料のトマト缶で一息つくほど貧しい人々がいるのは、なぜなのだろう。

現代の先進諸国において、フードバンクは飢えという大きな傷口に貼る絆創膏にすぎない。フードバンクは人々にカロリーを与えはするが、本当に必要なものはお金とまともな住宅である。空腹の痛みをかかえて眠りにつく人は昔からいた。しかし、あふれるほど食べ物がある街で飢える人がこんなにも多いということはなかった。今日の飢えは、無職の人だけでなく、定職に就いている人にも襲いかかる。飢えとは、たんに食べ物がないだけではない。それは社会的資源の不平等な分配であり、その背後には、最低賃金しか稼げないために、暖をとったり請求書を支払ったりできない家庭が存在しているのである。

フードバンクや食料配給所は、オンラインでの食品購入の対極にある。ほぼ無限の商品の海のなかで誰にも知られず買い物を満喫できる世界があるというのに、フードバンク利用者は公衆の面前で食料を受け取ることを余儀なくされ、しかも自分なりの選択や管理をする機会は与えられない。食文化が鮮度や新しい味を追求するその一方で、フードバンクの食事は缶詰と単調な味つけばかりだといってよい。たいていの寄贈品は、人々が飽きるほど食べた超加工食品のたぐいだからである。アメリカのフードバンク利用者の多くが2型糖尿病と肥満をわずらっている。ホステス印のカップケーキや加糖炭酸飲料は、最善の手助けにはならない。

しかしここ二、三年のあいだに、多くのフードバンクが配給食品と健康への影響を重視しはじめた。二〇一六年、ワシントンDCのキャピタル・エリア・フードバンクは、今後はもう炭酸飲料やキャンディといった糖分の多い食品を受けつけないと宣言した[41]。アメリカ全土で食料配給所の大規模ネットワークを運営するフィーディング・アメリカは、配給する品目の七〇パーセントを果物や野菜や全粒粉などの「奨励食品」にするという目標を立てた。

食の貧困に取り組む方策はフードバンクだけではない。「ソーシャル・スーパーマーケット」（地域で経営する安価な食料品店）や「フードハブ」がある。フードハブは、食料を手に入れる過程をふたたび社会的なものにする試みだ。非営利の倉庫と流通センターを作り、中間業者や商業目的のメーカーを排除して価格を抑え、地産地消を推進する。客をおもしろがらせるためでも最大の利益を上げるためでもなく、ただ食べさせることだけを意図した店があるとしたら、それがどんなものなのかをフードハブは見せてくれる。その光景を目にすると、「はぐくまれる」という感覚が現代社会でどれほど稀有なものになってしまったかに気づかされるだろう。食の選択肢は無数にあるのに、多くの人が食べさせてもらうことに――そう、親が子を養うときの優しさに――なかば飢えているようにも感じられる。

二〇一六年、ニューヨーク市は新たなグリーンマーケット・リジョナル・ハブのために二〇〇〇万ドルの予算を組んだ。これは、直売所の農産物を地域のプログラムや公共施設に配布する取り組みである。[42]このフードハブの受益者のなかに、高齢者施設レノックス・ヒル隣保館の高齢者たちがいる。有機野菜を使ったランチはわずか一・五ドル。このフードパブのおかげで、元ホテル従業員のアントニオ・ペレスは七一歳にして初めてズッキーニを味わった。「おおいに満足です」と彼はニューヨークタイムズ紙の記者に語っている。[43]こうした食事の価値は、飢えの解消だけにとどまらない。敬意を持って人と接し、外食するとき誰もが感じるだろう安心感とよろこびを与えることにつながる。

現代社会に生きるわたしたちは、どうも見当違いの方法で食について語っているらしい。楽しい娯楽としての食の話題に熱中する一方で、人間の基本的必要性の面をおろそかにしている。きちんとした普通の食事を、望ましくは誰かと一緒に食べられるようにすることは、付け足しのオプションではない――ブリトーにワカモレディップをつけるかつけないかといった問題とは違う。きちんとした食事をとる権利は、万人に与えられるべきものだ。多くの人にとって、今日ほど食生活が豊かで刺激的な時代はかつてなかった。しかし、すべての人がその輪に加われるようにするにはどうすればいいか、答えはまだ見つかっていない。きちんとした夕食をとることはもはや義務ではないのかもしれないが、その権利がないという意味にはならないのである。

第7章
戒律的な食べ方――「排除」と「代替」

一九〇三年のクレヨラ社のクレヨンは、黒、茶、黄、赤、オレンジ、藍、青紫、緑の八色しかなかった。子供のお絵かきには八色あれば十分であり、色を選ぶのも簡単だった。太陽を描くときは黄色のクレヨン。わかりやすい。この小さなクレヨンの箱の短所をあげるとすれば、描きたいものが多くなってくると色が足りなくなることだった。たとえば空を描くときには、夕方の空でも藍色を、夜の空ならいつも黒を選ぶしかないし、雲を描くには色を塗らないようにするしかない。

一九三五年、胸躍る出来事が起こった。クレヨラ社のクレヨンが一六色になり、ピンクや白などの目新しい色が加わったのだ。色の可能性が広がったわけだが、その広がりはとどまるところを知らなかった。第二次世界大戦後の一九四九年、クレヨンの色は四八色となり、青、桃色、赤紫などのさまざまなグラデーションが加わった。二〇一〇年までにクレヨラ社のクレヨンは一二〇色に増え、今なお増加中である。本書の執筆時点で、同社の最大のクレヨンの箱は一五二色におよんでいる。そこには、ネオン・キャロット、ラズル・ダズル・ローズ、ティンバー・ウルフといった、昔は誰も必要としなかった色も含まれている。こんなに多くの色から、幼い子供たちはどうやって太陽にふさわしい黄色を選ぶのだろうか？

同じことが食べ物にも起きている。しかも、より極端な形で。現代の食べ物をめぐるパラドックスのひとつは、とてつもなく、ありえないほど幅広い選択肢のなかで食事をしているということだ。選択の自由はかならずしも自由を与えてはくれない。ときには何を選べばいいのかわからず、感覚が麻痺してしまうこともある。少なくともわたしの場合、レストランであまりにもたくさんのメニューを目の前にすると、何を選んでも、五分後にほかのテーブルにもっとおいしそうな料理が運ばれてくるのを見て後悔するのではないかと思ってしまう。誰か意志が強くて賢い人に、かわりに選んでほしくなる。

スーパーマーケットに行くと、それとはまた違った選びにくさを感じる。わたしが過食症だった頃の名残がまだ脳のどこかにあって、店内にある食べ物を全部食べてしまうのではないかと不安になることがある。店中を歩きまわって欲しいものや必要なものを見つけるまでに、幾度となく商品を選別して除外していかなければならない。「これじゃなくて……これでもなくて……これにしよう」。本当に欲しいものにたどり着くまでにさまざまな商品を除外し続けると、頭が疲れてしまう。

すでに見てきたように、欧米の平均的なスーパーマーケットのSKU（最少在庫管理単位）は四万近くに達している。ありがた迷惑で、落ち着かない気分になる数だ。一九三〇年に登場した最初のスーパーマーケットの品数は二〇〇しかなかった。四万という数字は、栄養転換がもたらした過剰さである――「そして、彼らは二度とひもじい思いをすることはありませんでした」。小売店はともかく、消費者にとって食品の選択肢の理想的な数は二〇〇から四万点のあいだといわれているが、その「あいだ」とはどこなのか？　誰が決めるのだろうか？　心理学者のバリー・シュワルツは、人間は選択肢が多すぎると幸せにはならず、むしろ不幸になるとして、これを「選択のパラドックス」と呼んだ。複数の調査によると、消費者に選択肢としてごくかぎられた種類のジャムを見せたときのほうが、それよりも多くの種類のジャムを見せたときよりも、選んだジャムの味に満足することがわかった。[1]「四八色のクレヨンを持っている子供は、八色のクレヨンではけっして満足しない」。作家のアンジェラ・パーマーは二〇一七年に発表したエッセーのなかで、今の世界は自分にとって「必要なもの」に対する意識が異常なほど高まっていることを指摘している。「あるいは、より多くのものをよしとする社会で、少なくしてほしいと頼む方法がわからなくなっているのかもしれない」[2]

ところが現在、驚くべきことに、大勢の人々が突然「選択肢の少なさ」を求めはじめている。そう、目の前にならべられた色の一部を箱に戻してほしい、と要求しているのだ。そうした潮流が、ヨーロッパの「リドル」や「アルディ」、アメリカの「トレーダージョーズ」（一九七九年にアルディ・ノードが買収した）といったディスカウントショップの人気の高まりとなって現れている。アルディとトレーダージョーズの雰囲気はかなり異なる。トレーダージョーズが「テイク・ア・ハイク・トレックミックス（ドライフルーツとナッツのミックス）」やサンフラワーシードバター（ひまわりの種のバター）などのオーガニック健康食品を中心とした品ぞろえを展開する一方で、アルディは格安食品に特化している。だがこれらのディスカウントショップに共通しているのは、大手スーパーマーケットのようなSKUを設定していないことである。アルディとリドルの在庫は一四〇〇から三五〇〇点、トレーダージョーズは一般に四〇〇〇点。大半がプライベートブランドの商品なので、客は何種類ものプラムトマトの缶詰を手にとってどれにしようかとあれこれ悩む必要はない。あるマーケティングの第一人者がブログに書いたように、トレーダージョーズでは「商品が多すぎて頭が混乱することはない！」[3]

その一方で、みずからの意志で食品の選択肢の一部を排除しはじめた消費者も多い。レストランの店主たちに話を聞くと、二年ほど前から食事制限に対応したメニューを求める客が格段に増えたと口をそろえる。あるイギリスの大学のケータリング業者によれば、二〇〇人のセミフォーマルのディナーの場合、数年前までは特別メニューを注文する客は六人くらいと見積もっておけばよかったが、今では全体の半数近くにまでなるという。しかも、注文のほとんどが複雑で具体的だ。たとえば、「ヴィーガン（完全菜食主義）に甲殻類を加えてほしい」とか「オーガニックの肉だけにしてほしい」などである。

特別メニューは、もはやセリアック病やピーナツアレルギーといった、生命にかかわる食物アレルギーのある客にかぎったことではなくなった（理由はあきらかではないものの、アレルギーを持つ人の割合は増加している）。そして、医学的なアレルギーや不耐性（乳糖不耐性など）の広まりに加えて、ふたつめの、より大きな波がある。食物の選択肢の山をかきわけ、小麦や炭水化物やミルクを絶ったり、自分なりの組み合わせを作ったりして、独自の制限食を貫く人が増えているのだ。実際、アーモンドミルクやオーツミルクのような乳成分不使用の代替ミルクの売上は、二〇〇九年から二〇一五年にかけて世界的に二倍近くに増加し、二〇一六年には二一〇億ドルに達した。[4]

わたし自身は今でも牛乳を飲んでいるが、たしかに牛乳のかわりにアーモンドミルクを飲む人はひじょうに多い。味が好みだという人もいれば、消化にいいという人もいる。酪農業界の現状に一石を投じたいという人もいる。だが興味深いことに、植物性ミルクという最近の流行は、その昔、祝宴と同じように断食が日常生活の一部だった時代への回帰でもあるのだ。事実、アーモンドミルクの流行は今にはじまったことではない。中世後期のヨーロッパでは、断食期間中、料理人たちはクリーム状のナッツミルクを使い、牛乳や卵などの動物由来の食材はいっさい使われなかった。彼らはアーモンドミルクのみならず、アーモンドバターやアーモンドチーズも使っていた。

現在、間歇的《かんけつてき》な断食——つまり短期間の断食が大人気だ。減量のためにする人。エネルギーや集中力が高まる効果を信じている人。目的はさまざまである。わたしの友人は、あまり流行に左右されるタイプではないにもかかわらず、毎週日曜の夜から月曜の夜までいっさい食べ物を口にしない。そうすると体調がよくなる感じがするという。現代の断食といえば、もうひとつの代表格はケトジェニック・ダイエットだ。これは、可能なかぎり糖質を避け、そのかわりに肉のほか、ココナツオイルやナッツやバターなどの脂肪分を大量に摂取する。すると、体内は脂肪が燃えやすい「ケトーシス」と呼ばれる状態になる。このケトジェニック・ダイエットは2型糖尿病に効果があるという報告もある。一方、食事法としてはケトン食はあまりにも偏っている、というもっともな懸念の声もあがっている。しかし信奉者にとっては、この「制限」という点こそが魅力の一部なのかもしれない。たしかに今は、無制限に食べることがおそろしく感じられる時代だ。[5]

グーグルのデータによると、二〇一五年から二〇一六年にかけて食事制限に関するインターネット検索回数が大幅に増加した。宗教上の禁忌から食物不耐症まで、広範囲にわたってさまざまに検索されている。キーワードには、「ハラール肉」「無乳糖ミルク」「減量に最適なシェイク」「ヴィーガンのマカロニチーズ」「キヌアはグルテンフリーか?」などがならぶ。[6]

四万種類もの選択肢がある世界で、昔ながらの「何事もほどほどに」というアドバイスはもう通用しない。当然のことながら、大勢の人々が、スーパーサイズだの隠れ糖質だの、2型糖尿病だの食品ロスだの、収拾がつかない事態にうんざりしはじめたらしい。この数年間で、じつに大量の人々が一般市販食品の多くを拒み、食に関する独自のルールを作ってきた。こうした現象は、希望の灯といえなくもない。たとえ一部の人々であっても、ついに人類の食行動が健康を志向しはじめ、食物について新たに考えをめぐらし、野菜に回帰しようとしているのだから。ただしその一方で、消費者自身が制定した食の新ルールのなかには、自分たちが一新したがっている食料システムと同じくらい極端でアンバランスなものも存在する。

◉血のしたたるようなビートルート

菜食主義——完全菜食主義を含む——は現在の食生活における最大のトレンドのひとつである。突如として「野菜のコース料理」なるものが人気を博すようになったのもそのあらわれだ。たとえばカリフラワーのステーキ。あるいは、塩をふったセロリ丸ごと一本をオーブンで食べ頃に焼いたものを牛のリブ肉よろしく切り分けて食べたりする。

世界の大都市では、いぜん菜食主義者《ベジタリアン》よりも肉を食べる人のほうが多いにしろ、とくに若者や健康志向の人々のあいだで、菜食はガーデンクレス［アブラナ科の一年草で成長が早い］なみの勢いで成長している。栄養転換のステージⅣが必然的に肉食の大幅な増加をともなうものだとすれば、次の豊かな段階——少なくともそうあってほしい——では、ふたたび肉食が減少して菜食に向かうだろう。一九九四年から二〇一一年にかけてアメリカのベジタリアンは約二倍の七〇〇万人に増加した。さらに注目すべきは、アメリカ人のベジタリアンの三人にひとりが、肉だけでなく牛乳やハチミツを含め、動物由来の食材をいっさい食べない完全菜食主義者（ヴィーガン）であるという点だ。イギリスの目称ヴィーガンは二〇〇六年の一五万人から二〇一七年にはおよそ三・五倍の五四万二〇〇〇人に達している。以前なら想像もつかなかったことだが、イギリスの食料品店には、ココナツヨーグルトや、イカの食感をまねた大豆製「カラマリ」（イタリアのイカフライ）など、植物性食品がたくさんならぶようになった。[7]

一九九〇年代にわたしが学生だった頃、ベジタリアンもヴィーガンも、自身の哲学のためには味気なくてもがまんして食べるしかなかった。豆乳を提供するカフェは当時ほとんどなかったので、彼らはしかたなく素焼きのナッツやブラックコーヒーでまにあわせていた。レストランのメニューにベジタリアン向けの料理はたいてい一種類しかなく、しかもごくありふれたものばかりで、チーズが入っていることもあれば――ないこともあった（わたしのヴィーガンの友人はサイドメニューを二種類ほど追加で注文していたものだ）。一九九〇年代の完全菜食主義は、かならずしも健康的とはいえなかった。オリーブを付け合わせにフライドポテトを食べるだけだったりしたのである。

だが、新しい完全菜食主義はまったく違う。シェフたちに話を聞けば、今はかつてないほど野菜が人々の関心の的になっていることがわかる。肉中心の料理ばかり考案していると、独創性がない、持続不可能、無駄が多い、などと思われるようになってきた。

二〇一八年三月、わたしは理想を追求するシェフ、アレックス・ラッシュマーと会った。彼は三〇代。ケンブリッジで「野菜中心」のレストランの開店に向けて準備を進めているところだった。わたしたちは、いわゆる最新流行のカフェで話をした。ここでは、コーンブレッドに、トウガラシのピクルス、ニンジンの千切り、つぶしたアボカド、軽くあぶったライムを付け合わせたブランチが食べられる。「人々の野菜に対する意識は変化しています。しかも、急激に変化していると思います」とラッシュマーはいった。彼自身は一〇〇パーセント菜食主義というわけではないが、野菜を中心にした料理は、食肉生産の非効率性から一般的な欧米式食生活の不健全性にいたるまで、現代の食に長年感じてきたさまざまな疑念に対する回答だと考えている。コストも、彼があまり肉を使わない理由のひとつだ。とくに、プライベートで自分や妻のために料理をするときはそうしている。彼が支持する、家畜の福祉を考えた肉は値段がはりすぎるからである。「わが家の人気料理はヴィーガン向けのレンズ豆のカレーです」とラッシュマーはいう。「レンズ豆のカレーはすごくおいしいんです」

わたしは、標準的なスーパーマーケットにあふれる無数の選択肢のなかから商品を選ぶ場合、いちばん楽な方法はなるべく肉を買わないことだという考えに傾きはじめている。人類学者のリチャード・ランガムが書いているように、食料不足の社会では肉食すなわち満足となるが、豊かな社会においては、肉を食べる機会が減っても影響は出にくい。[8]

わたしには、ベジタリアンの食事をもっと取り入れること——全面的にではなく——は、現在の食のジャングルをかき分けて進む実際的な道のように思える。情報過多になった頭脳を鎮め、風味や食感や、今何が旬なのかをじっくり考えさせてくれる。ベジタリアン食品を中心に献立を考えるとき、自分が買うものが健康的なものかどうか、環境に優しいか、野菜が不足していないかと判断に迷って苦しめられることもない。好き嫌いが多くて肉好きの末っ子が料理を食べてくれるかどうかという心配はあるが、それはまた別の問題だ。

「懐が許す範囲でいちばんよい肉、できれば牧草で育てられた牛の肉を買いなさい」と、倫理的食生活の専門家たちはいう。だが、わたしたちが長時間の仕事を終えたあと、帰り道に最寄りの店で手早く作れる夕食の食材を探すときに、そんな牧草で育てられた牛の倫理的な肉がどこにあるのか、誰も教えてくれない。たしかに、ゆっくりと時間をかけて良質な餌を食べ、牧草地で自由に歩ける動物と、暗い小屋に閉じこめられ、穀物の餌で太らされた動物の肉とでは、風味、栄養、そして肥育法において雲泥の差がある。チャンスがあればもっとお金を出してより高品質の肉を買うほうが、人間にとっても、地球にとっても、動物にとっても、好ましい食肉の消費方法であることはあきらかだ。食料供給のほかの面と同じく、現代の食肉生産には改革が強く求められている。しかし、倫理的な肉食の実態が世界中のほとんどの消費者の家計の実態から——時間的な制約からも——かけ離れているのに、そうしろといわれても困るという思いもある。

わたしの妥協案は、わが家の食卓から完全に肉を排除するのではなく、肉の割合を少なくするというものだ。この数年でベジタリアン向けのレシピがとても刺激的で風味豊かなものになったおかげで、以前よりもはるかに楽に献立を作れるようになった。緑のハーブを使ったファラフェル（ヒヨコ豆のコロッケ）、スパイシーなフムス、あたたかい平パン、みずみずしいブラックオリーブ、ラディッシュのピクルスというメニューのときも、食材が手に入らなくて困るということはなくなった。それに、週末にはチキンパイやラムカレーも作る。このような食生活は「柔軟な菜食主義（フレキシタリアン）」「肉を減らした菜食主義（リデュースタリアン）」と呼ばれたりする。わたしはこの方法でわが家の食生活のバランスを少し是正することにした。

ベジタリアン向けの食品はさまざまな変化を遂げている。今ではわたしのような非ベジタリアンも食べるようになった。レンズ豆のおいしさをまだ知らない人向けの、本物の肉、いや少なくとも本物の加工肉と変わらない味の代替食品が大幅に増えている。二〇一五年、わたしはフィラデルフィアを訪れ、ベジタリアンの姉と彼女の三人の子供たちと遊園地に行った。そのときハンバーガーをいくつか買った。肉のと、そうでないものとである。姉は野菜のバーガーを一口食べたとたんに吐きだした。食べた感触があまりにも肉に近かったので、わたしが間違えて肉のバーガーを渡したと思ったのだ。

ベルリンなど、いくつかの都市ではヴィーガン向けの精肉店なるものが存在する。ヴィーガン用シャルキュトリ(豚肉製品)から「牛肉のサーロイン風」「チキンのシャワルマ風［鉄串に肉を刺して焼く中東料理］」にいたるまで、さまざまなフェイクミート(偽物の肉)を買うことができる。信頼できる予測によれば、動物細胞から培養された「培養肉」──「ラボ肉」や「試験管肉」とも呼ばれる、屠畜を必要としない肉──が数年後には店頭にならぶらしい。一方、野菜から作るバーガー用パテは驚くほど本物の肉に近づいてきており、ほとんど区別がつかなくなっている。ビートルートが毛嫌いされる食品の代表だったのは遠い昔ではないが、いまや若者は、ビートルートの濃い赤紫色の汁がしたたり落ちるヴィーガン・バーガーをこぞって探し求めるようになった。ビル・ゲイツなどが推薦している「インポッシブル・バーガー」は、ココナツの脂にジャガイモのタンパク質を混ぜることでビーフ・バーガーの歯ごたえと肉汁を再現している。インポッシブル・バーガーのパテは本物の牛ひき肉のようにこんがり焼くことができ、「肉汁」までにじむが、世界中の数十億人もの肉好きに牛肉をあきらめさせられるかどうかはまだ定かではない。味はおおむね好評だ。二〇一六年、ビジネスジャーナリストのリネット・ロペスは、インポッシブル・バーガーはとてもおいしいが、「かならずしも牛肉の味がするとはいえない……どことなく、牛たちがそのへんにいるような気にさせるだけだ」と評している。[9]

わたしたちが食事の肉の量を減らしたり、まったく食べないようにしたりするのにはさまざまな理由がある。健康上の理由からそうする人もいれば、大量生産される食肉マーケットでの動物の扱われ方にショックを受けてそうする人もいる。二〇一五年にネットフリックスのストリーミング配信サービスで放映されたヴィーガン賛成派のドキュメンタリーが論議を呼び、それを見た多くの若者が動物由来のものを食べなくなった。わたしが最近会った二〇代の若者は、ガールフレンドと食肉・畜産業界における動物の扱われ方をテーマにした映画を観た翌日から、ふたりそろってヴィーガンになったという。ベーコンが大好物で、パックに入っているひき肉を生のまま食べることもあるくらい肉が大好きだった彼だが、その翌日には、たった一本の卵麺（エッグヌードル）も、スプーン一杯のハチミツも口にしなくなった。ベーコンが恋しくなかった日はないし、ジョギングやマラソンが趣味なのでおなかもよくすく。それでも食肉の実態を知ってしまった今、動物の肉は食べてはいけないと決めることにした。最近は大衆的なカフェでさえヴィーガン向けメニューが増えており、同様にレストランのヴィーガン専用のメニューも充実してきている。彼のような人は、今はもう少数派ではない。

さまざまな意味で、この新しい完全菜食主義は、人間の食生活が正しい方向に向かいつつある兆候のようにも思える。けれども食にまつわる現在の議論はあまりにも極端に走りがちで、世界のいたるところで右か左かの衝突が起きている。栄養学の世界も例外ではなく、ヴィーガン支持派と否定派に二分されている。たとえば臨床心理学者のジョーダン・ピーターソンらは、肉を中心とした極端な低炭水化物ダイエットを説く。ピーターソンは、自分は牛肉だけの食生活によって抑うつ状態を脱することができた、とまで主張する。一方は完全菜食主義、一方は肉食主義——こうした状況では、どちらにも属さない食生活は行き場を失ってしまいかねない。インドのムンバイで、フードライターのヴィクラム・ドクターはわたしにこう話してくれた。南インドの沿岸地域ケーララ州にはベジタリアンでもなければ完全な肉食でもない、おいしい料理がたくさんあった、と。野菜がメインで、風味とタンパク質を添えるために少量のシーフードを使ったものだ。ヴィクラムによれば、肉食の人にもヴィーガンにも支持されないこのような伝統的な料理はしだいに消えつつあるという。

多くの人が、食べ物についてオール・オア・ナッシングで語りはじめている。肉か野菜か。炭水化物か脂肪か。スーパーフードかジャンクフードか。「あんなに罪悪感を持つのはどうかと思うわ」と、わたしの娘（一〇代）の友人がいった。あの人たちはベジタリアンでいるだけではまだたりないのよ、と彼女は説明する。彼女の学校では、スライスチーズを一枚食べるだけで、倫理的ではない、ヘルシーとはいえないと決めつけられる雰囲気があるという。新しい食のルールを作るとき、こうした問題がよく起きる。いったんルールを作りはじめると、際限がなくなってしまうのである。健康を意識する現代人にとって、肉を意識するのは、食生活から純粋とはいいきれないものすべてを排除していく「はじまり」にすぎない場合がある。

◉実践可能なダイエットのなかでもっとも健康的なもの

「クリーンイーティング」は最初、質素なもの、いや、素朴なものだとさえ思われていた。カロリー計算などせずに、栄養のある手作りの料理をできるだけたくさん食べること。つまり、クレヨンの箱のなかから毒性の強いものを全部取りだし、安全なものだけを残すということ。だがすぐに、さまざまなケースにおいて、クリーンイーティングはただの食事法ではないということがあきらかになった。現代社会の食生活では太るだけでなく、不純なものも体内に入れることになると断じる、一種の思想だったのだ。ココナツオイル、あやしげな「保証」、スパイラルズッキーニ［らせん状にカットしたズッキーニをパスタの代用にする］――そういったものすべてが、いつのまにかどこからともなく出現してきた。「いつの日かクリーンイーティングが、未来をだいなしにするものという意味でなくなる日が来ることを願っている」と、二〇一七年に作家のスージー・ボイトは冗談交じりに述べた。

健康になるために食べる、とことさら意識する人の増加は、よりどころを失った人々が多くなったことを示している。そして人々は、「食生活からしかるべき食品を取り除きさえすれば、清浄で幸福で健康的に輝けるようになる」と保証する指導者の言葉を信じるようになる。

クリーンイーティングがいつはじまったのか、その時期をはっきりさせるのはとてもむずかしい。これはオリジナルな考え方ではなく、パレオダイエット（旧石器時代食）から少し、アトキンスダイエット（炭水化物制限食）から少し、ついでに一九六〇年代のマクロビオティックス（陰陽論などに基づく穀物菜食）の名残からも少しというように、それ以前の山ほどあるダイエットからちょっとずつ取り入れてミックスしたものだからだ。二〇〇〇年代初頭のアメリカで、互いに関連性を持った二種類のクリーンイーティングが流行した――ひとつは「リアルフード」を信奉するもの、もうひとつはデトックス（解毒）の考え方を中心とするものである。食の領域に「クリーン」という概念が導入されると、その基本理念がインスタグラム上で拡散するのはあっという間だった。「＃イートクリーン」のファンは、緑色のジュースが入ったメイソンジャー［ガラス製の口広瓶］や、レインボーカラーのサラダボウルを見栄えよく写真に撮っては、インスタグラムでシェアした。

初期の、今よりも過激ではないクリーンフードのひとつが二〇〇六年に登場している。その年、カナダのフィットネスの指導者トスカ・レノが『イートクリーンダイエット *The Eat-Clean Diet*』という本を出版した。本のなかでレノは、いかにして体重を三四キロ減らしたか、また高度に精製した加工食品、とくに白い小麦粉と砂糖を徹底的に排除することでどれだけ健康的な身体になったかを語っている。レノの典型的な「イートクリーン」料理は、さっと焼いたチキンに野菜と玄米をあわせたものや、アーモンドデーツビスケットと紅茶などだ。『イートクリーンダイエット』は、野菜をたくさんとりましょう、手作りの料理を適量食べましょうと勧める普通のダイエット本といろいろな意味で大差はない。違っていたのは、レノがそれをダイエットとは呼ばず、生き方そのものだと主張した点だった。

次にクリーンイーティングを牽引したのは、ウルグアイの元心臓内科医アレハンドロ・ユンガーだった。ユンガーは二〇〇九年に『クリーン——人体の自然治癒力を取り戻すための革命的プログラム *Clean: The Revolutionary Program to Restore the Body's Natural Ability to Heal Itself*』という本を出版したが、すでにその前から、女優のグウィネス・パルトロウが自分のライフスタイルウエブサイト「グープ」で、ユンガーの「クリーンな」デトックス法を称賛していた。ユンガーのクリーンシステムはレノ版よりずっときびしく、まず数週間、徹底的な「除去食」を流動食の形でとることが求められる。カフェイン、アルコール、乳製品、卵、砂糖、ナス科の野菜すべて（トマトやナスなど）、赤身の肉（ユンガーによると赤身肉は体内環境を酸性にする）、などなどを完全に排除しなくてはならない。デトックス期間が終わると、今度はふたたび、小麦（「典型的なアレルギー要因」）や乳製品（「酸を発生させる食品」）を慎重に摂取するようアドバイスされる。

ユンガーの『クリーン』を読むと、この世に毒でない食べ物はないような気がしてくる。「このプログラムを実践すべきは誰か？」とユンガーは問う。「現代で暮らし、現代の食生活を送り、現代社会の習慣に染まっている人すべてです」

わたしたちは、いつも食べているもの——信頼できて滋養になるはずのもの——が、どこがどうとは言い切れないにしろ、じつは健康に悪いのではないかと思えてきてしまうような環境で暮らしている。豊かな国に住む多くの人々が、体重を減らす減らさないはさておき、現代の食料供給の状況や、それが自分たちの身体におよぼす影響について、危惧を抱くようになってきたのは理解できる。普通の食生活におそれを感じはじめた人々は、当然、害から逃れ、安全でいられるような別の食べ方を求める。いわば食に対する不安の集団発生だが、この不安は、従来の科学が唱えるセンセーショナルなアドバイスなど信用できないという漠然とした感情から生まれたものだ。専門家と呼ばれる人たちは、まず脂質を避けろという。次に糖質をやめろという。そうして人はどんどん不健康になっていく。次は何をやめろというつもりだろう？　はたしてそれを信じるべきなのか？

こういった不安と混乱のなか、シンプルで、不安を吹き飛ばしてくれる、すばらしいメッセージを差しだす「ウエルネス」の指導者たちが登場した。このように食べればあなたはふたたびいきいきと、そして健康になれます、と。彼ら指導者たちが素直に耳を傾ける読者やフォロワーを得ることができたのは、ひとつには従来の医学が食への問いに取り組むことに失敗してきたからだ。欧米の主流のヘルスケアは、食生活が健康障害の防止や軽減に果たす役割に、なぜか五〇年間目を向けようとしてこなかった。「#イートクリーン」は、体重増加からストレス性の頭痛まで、自分の食生活こそが、そうしたこまごまとした悩みの原因なのではないか、従来の医学ではそれを解決できないのではないかと考えるようになった多くの人の心を、一瞬でとりこにした。医者からの栄養指導がないならと、各人が乳製品からグルテンまでさまざまな食べ物の排除を試みはじめたのは自然な成り行きだろう。ウエルネスの指導者たちは、そういった「排除」や「制限」を奨励した。アミリア・フレアは二〇一五年の著書『世界一予約のとれない栄養療法士の「食べて美しくなる」10のルール』［一美キンロス訳／

主婦と生活社／二〇一六年」で、過敏性腸症候群から関節痛まで、さまざまな病気の原因が「乳製品であることは証明されていない」と認めつつ、それでも、安全という面からだけでも乳製品を排除することは「確実に価値がある」と結論づけている。また別の個所では「科学的知見が精査されて一般常識になるまで一七年かかるといわれている」が、それまでのあいだ、包括的な予防措置としてグルテンをいっさい排除することを勧めている。

こうした疑似科学に基づいて、厖大な数の人々が、基本的かつ栄養のある食品をおそろしいものと考えるようになった。クリーンイーティング・ムーブメントで、ときに「ベージュ色の炭水化物」と呼ばれるパスタやヌードルなどがその例だ。一九八〇年代の脂質がそうだったように、グルテンは「汚染物質」だと考える人が出てきた。ほんの少しでも入っていたら皿の上の料理全部が汚染されてしまう、とでもいうように。小麦、ライ麦、大麦に含まれるタンパク質のグルテンによって腸粘膜に炎症が起きる自己免疫疾患のセリアック病という疾病がある。これにかかるのは人口の約一パーセント。また、頭のぼんやり感、胃痛、膨満感などの症状が見られる、より軽度な——その定義はまだ論争中だが——非セリアックグルテン過敏症をわずらう人もいる。かかる人の割合はセリアック病の一パーセントよりさらに少ない。アメリカの人口の三分の一にあたる人々がグルテンを積極的に避ける理由はこのふたつの病気が心配だからだ、と考えるのは無理というものだ。セリアック病をわずらっているわたしの知人は、これまでグルテンフリー食品は専門店でなければ手に入らなかったが、「#イートクリーン」のおかげで買い物がずっと楽になったという。それほどまでに、ウエルネスという名のもと、かつてはおいしく食べていたものを捨て、その必要もないのにグルテンフリーの代替品を買わなければという強迫観念にかられる人が増えている。悲しいことだ。

たしかに、人間の食の長い歴史は眉唾物の食事療法とともにあったといっていい。だが昔は、陰謀論よろしく食文化の周縁や末端にあるものだった。ここ数年のクリーンイーティングは違う。食の本流に乗りこんできて、それなりの立ち位置を獲得し、数年で爆発的な人気を得た。もはやキワモノと一蹴できる程度のものではない。ソーシャルメディアの力を借りて、その主張はますます絶対的になり、それまでの栄養学的アドバイスをするどんな流派よりも幅広く支持されるようになった——さまざまな宗教が設定した食の禁忌の外側で（ジャイナ教の菜食主義は近年脚光を浴びつつある）。

あと一歩で普遍性を獲得するかというとき、クリーンイーティング・ムーブメントに対する反発が起きた。彼ら指導者たちの思想は、食物を汚いものとして見るよう信奉者を誘導する独善的なボディ・ファシズムだ、という批判が殺到した。二〇一六年から二〇一七年にかけて激しく繰り広げられた、クリーンイーティングに対する批判的な報道を受け、「#イートクリーン」草創期の女神たちの多くは苦肉のブランド再生に舵を切った——これまでたくさんの本でレシピを紹介してきたが、もう「クリーン」という言葉は使わないと宣言したのだ。しかし、クリーンイーティングの概念がどれほど理論的におかしいかが証明されても、公然と非難されても、現象そのものが消滅する気配はまだない。とりたててクリーンな食べ方をしてこなかった人でも、トレンドから完全にはずれることはそう簡単ではない。なぜならクリーンイーティング・ムーブメントは、わたしたちが食べてもよいと思う食品の概念を変えてしまったし、食べ物に関する言説もまた変えてしまったからである。

クリーンイーティング・ムーブメントの影響は、今でも、ターメリックラテと「ウエルネスボウル」「野菜を中心とした健康食材を詰めた商品」に、あるいは「ギルトフリー」スナックと「グレインフリー」

サラダに見ることができる。こういう新しい食品のなかには、ステージⅣ相当の不健康な食べ物を変えてくれる歓迎すべきものもある。腹にもたれるようなありふれたサンドイッチしか売っていなかった大通りのカフェで、ローストビートルートとフェタチーズのサラダを選べるのはよろこばしい。

とはいえ、クリーンイーティングには、やはり魅力は感じられない。なぜならクリーンイーティングは、日々の食事の楽しみをそこなう重たい道徳主義だからだ。若い学生の友人は、パスタを注文しようとするとまわりから炭水化物の害悪を延々と説明されるから外食しなくなってしまった、といっていた。

とりつかれたようにウエルネスに焦点を絞って食べるくせがついてしまうと、心がけとしてはよかったとしても、結局は実害を生むことがしだいにあきらかになってきた。イギリスの栄養学者ルネ・マクレガーはアスリートや摂食障害患者の指導をしてきたが、二〇一六年以降気づいたことがあるという。「クリニックを訪れる摂食障害の患者さんは、例外なくクリーンな食べ方にとらわれているか、これからそういう食べ方をしたいと考えています」。クリーンイーティングがかならず摂食障害の原因となるわけではない。心の病には、深刻で複雑な、ときには遺伝的な要因もからんでいる。けれども、マクレガーのクリニックにやってくる傷つきやすい人々にとって、クリーンイーティングは一度とりつかれると抜けだせなくなる、魅惑的なルールとなってしまっている。マクレガー自身は、健康的な食べ方とは「束縛のないシンプルな食べ方」——暴飲暴食ではなく、罪悪感も不安もなく、主要食品群からまんべんなく摂取することだと定義する。

新しい種類の摂食障害は「オルトレキシア orthorexia」と名づけられている。この病名はギリシャ語で「正しい」を意味する ortho と「食欲」を意味する orexis から作られた。オルトレキシア——

マクレガーにはこれに関する著書がある——は、汚染されていないものしか食べないという強迫観念だ。多くの点で拒食症と似ているが、オルトレキシア患者の第一義は体重を減らすことではなく、食を「悪いもの」が入っていない内容に制限していくことである。まず砂糖をカットする。次に肉と乳製品をやめる。それからパン。続いて炭水化物すべて、飽和脂肪、そのほかの脂肪いっさい、やがてフルーツもやめ（フルーツは糖分そのもの）、気がつくと、食べられるのは野菜（赤トウガラシなどの危険なナス科の野菜は除く）と、おそらくある種のナッツだけになっている。マクレガーはこの「虹の果てをめざす強迫観念に終わりはなく、心身ともに消耗させ、健康に害をもたらす」と書いている。[10]

　マクレガーは数年前、銀行で働く二〇代の患者を診察した。この女性は、自分はアルコールをとりすぎではないかと思うようになり、やがて同僚とのつきあいを断った。マクレガーのクリニックを訪れたときに彼女がとっていた食事は、少量の魚もしくはチキンと、らせん切りにした野菜を一日二食。ところがコレステロール値が驚くほど上がり、それを下げるためにはほかにどんなダイエットをすればいいのか、相談するためにやってきたという。マクレガーは、コレステロールが上がったのは、あなたがやっている「健康によい」ダイエットが原因だと説明した。なかば飢餓状態の身体はもはや十分なエストロゲン（女性ホルモン）を産生することができず、それがコレステロール調整機能の崩壊を招いていた。それでも患者は、さらに何かをカットしなくてはいけないと思いこんでいたのである。[11]

　クリーンイーティングの本当にやっかいな部分は、完全に間違っているわけではないという点だ。真実をついている部分もある。「輝く健康」やウエルネスへの執着を生みだしてしまう数々の言動があるとはいえ、現代人は砂糖や加工肉の摂取を減らし、野菜や手作り料理をもっと食べるほうが健康によい、という指導者たちの考え方自体は正しい。ただし、クリーンイーティングのごく良識的な部分だけを取り入れて、あとの全部を無視するというのは不可能に近い。クリーンという言葉を使うかどうかは別としても、この思考方法には、すそ野の広い新たな食の清教徒的思想が含まれている。

クリーンでない食べ物をあれもこれもと排除する道をいったん歩きはじめたら、店で売られている食品はもはやどれも安全だとは思えなくなる。どの野菜もオーガニックとは呼べないと思ってしまう。この種の絶対主義的食生活が必然的に迎える結末は、結局クレヨンを箱ごと返品し、かわりの何かを探し続けるということになる。

◉プロテインバーの謎

「彼はわたしと一緒にレストランへ行ったりしないの」――二〇一六年にシアトルで出会った二〇代前半の女性はため息をついた。自分は食べることが大好きなのに、ボーイフレンドはまったく無関心。彼女はそれが悲しい。ふたりの付き合いには、キャンドル越しに見つめあったり、お互いのデザートを分けあったり、めずらしい食材を探して食料品店で買い物したりするひとときはない。そんなふうに一緒に楽しむかわりに、彼は空腹になればいつもビタミンを強化した高タンパク質の「スポーツバー」をほおばる。食を共有する必要性を感じないのだ。運動マニアの彼は、スポーツバーを食べれば自分の身体に必要なあらゆる栄養をとれると主張する。「まあ、健康なのはたしかだと思うわ」と、彼女は確信が持てなさそうな口ぶりでいった。そしてさびしげな面持ちで、彼が変わる可能性はあると思うかとわたしに尋ねた。絶対に野菜を食べようとしない子を持つ親のようだ、とわたしは思った。

たとえばピザと溶けるチーズしか食べないことを、わたしたちは「偏食」と呼ぶ。しかしプロテインバーや「完全な」液体朝食などの食事代替品で食生活を組み立てる人に対しては、時間に執着する現代文化は、きみたちはナイフとフォークと会話で成り立つ食卓についてよろこんでいるような古色蒼然とした人間ではないのだ、時代の先端を走っているのだというメッセージを送り、彼らを鼓舞したりする。液晶画面時代の今、電子メールやソーシャルメディア、ネットショッピングなどの「有益な」活動にできるだけ時間を費やしたいと考える人は多い。

また、何を食べようかと考えるとき、最低限のカロリーでおなかがいっぱいになるものを求める人も多い。ほかには、スポーツや仕事に役立つもの。持ち運びが可能で、座って食べる必要のないもの。どのような種類であれ、身体に悪い成分がいっさい入っていないもの。お菓子のような甘さとタンパク質摂取を両立させるもの。残念ながら、現代人のこうした要求は従来の食事では満たせない。スナックバーについて考えてみよう。

二〇一六年の冬にロンドンで開かれた見本市で、わたしはあるオランダ人の男性を取材した。彼は、バー食品の販売を考えている業界人向けに製品の企画と製造を手がける会社の職員である。スポーツバー、プロテインバー、本格的なトレッキングや登山家用のバー、ローヴィーガン用のバー「植物性かつ未加熱の食品しか口にしないヴィーガン」、ビタミンを強化したランチ代用バー、中年女性用の元気回復バー、若者用の減量バーなど、種類は問わない。彼は厚いカタログを見せてくれた。「長年にわたり、わが社は人々が夢見るバー食品の開発に取り組んできました」と書いてある。この会社は、膨《ぼう》化米《かまい》を用いた軽くてサクッとしたものや、ナッツとチョコレートを使った食べごたえのあるコンパクトなものまで製造できる。バーの内部にフルーツゼリーを入れたり、固いヨーグルトでコーティングしたり、ケーキのように粉砂糖をちりばめたりすることも可能だ。

現在、バー食品が世界にどれくらい存在するのか、また、消費者からどんな要望が出されているのか、正確な数を突きとめるのは不可能に近い。一九八〇年代のバー食品の需要はごくわずかで、アスリートや健康食品愛好者専用だった。当時は、アーモンド入りオート麦のカリカリしたシリアルバー六本入り一箱が、アスリート用の健康スナックとして販売されていた。また、高密度で歯ごたえのあるエナジーバー（代表が「パワーバー」）が、本格的なサイクリストやランナー向けにばら売りされていた。アスリートでもない人がこの種の製品を気まぐれに食べることなど、想像の範囲外だったろう。

一九九〇年代にようやく、「栄養バー」が一般に広まった。火付け役は一九九二年に発売されたクリフバーで、エナジーバーの栄養とビスケットの食感を追求した製品だった。一九九二年のクリフバーの売上は年間七〇万ドル。二〇〇二年は一億六〇〇〇万ドルを売り上げたが、その頃には無数のライバル製品が登場していた。現在、アメリカ人の大半は定期的にスナックバーを食べており、市場調査会社ミンテルのデータによれば、二〇一七年はアメリカ人の成人一〇人中六人が、三か月のあいだにスナックバーを一回以上購入したという。[12]

スナックバーの目的は食べ物の選択肢を簡素化することだったが、実際には、次から次へと選択肢が加わっていった。まるで増え続けるクレヨンの色である。二〇〇五年、アメリカ市場には七五〇種類のバーがあった。それが二〇一七年には、アメリカで販売されたバーの種類は四五〇〇近くにのぼった――ディスカウントショップのトレーダージョーズやアルディで購入できる全商品数よりも多い。[13]

スナックバー市場の成長の秘訣は、細分化にある。もはや「すべて天然原料」とアピールするだけでは不十分なのである。これほど混雑した市場で居場所を確保するには、隙間を見つけるしかない。グルテンフリーダイエットをする人向けのケトバーに、子供向けのバー、妊婦向けのバー。[14]無糖から植物主体まで、各種ダイエット市場に参入したいと考えている食品会社にとって、バー食品は天からの贈り物だった。メーカーが次にねらいを定めるのはどこだろう？「糖尿病はまったく未開拓な市場です」と、二〇一七年のスポーツ栄養に関する市場報告書は述べている。

メーカー側が多種多様なバー食品を売りたい理由はわかった。でもなぜ、とわたしはオランダ人のバー食品開発担当者に尋ねた。なぜわたしたち消費者はこれほどスナックバーを買うのだろうか？安くもなんともないのに。ジムやコンビニエンスストアで一本買ったら二ドルはする。「現在、摂食障害とのグレーゾーンにいる人は大勢いますから」と彼はこともなげに答えた。「この食材はダメ、あの食材はダメ、と切り捨てていくんです」。また、本格的な運動を趣味にする人の増加もバー食品人気の背景にある、と指摘する。彼らはタンパク質を大量に摂取することで、自分の目標に少しでも近づきたいのだという。

プロテインバーは現代の謎のひとつだ。なぜ「シュガーバー」でなく「プロテインバー」なのだろう？　わたしは近所のスーパーマーケットで、プロテインバーを何本か買ってみた。ピーナツをちりばめたものもあれば、ココナツパンケーキ様のものもあった。しかしどの種類であれ、すべてタンパク質よりも炭水化物の含有量のほうが多かった。その大半はグルコースシロップやハチミツなどの糖分由来である。わたしが食べたプロテインバーはどれも例外なく、ビスケットの甘さがした（かなり高い値段にしては少々がっかりするビスケットだったが）。

食べ物で「タンパク質」という場合、普通は塩味で食べごたえのあるもの――卵、ローストポーク、塩コショウした豆腐、スパイシーな黒豆など――をさすのに、プロテインバーが塩味でないのはかなり奇妙に思える。「塩味のプロテインバーを作ろうとした人は多いんですよ」と、わたしの情報源であるオランダ人はいった。「イタリアとオーストリアで販売されたことがあります。消費者からつねに要望は出されるんですが、実際に商品が棚にならぶと、買ってくれません。理由はよくわかりませんが、消費者が望むプロテインバーの典型例はブラウニーのような味です。要するに、デザートですね」

ほかの多くの食品と同じく、プロテインバーも逆説的な特徴をそなえている。キャンディの甘さを保証しながら、堂々たる「メイン」の食べ物を名のっているからだ。すでに甘いものが氾濫しているなかで、これも甘い商品のひとつにすぎないものの、なぜかこれは違うと、ビスケットやスコーンのようにありふれたものではないと、わたしたちを安心させてくれる。現実の食物は無限の風味を提供してくれるが、この代替食（ミールリプレイスメント）バーは、ほぼチョコレートあるいはナッツの味しかしない。

とはいえ、このバー食品の王国には現実の食物との接点がまだ残っている。甘いかもしれないが――実際にそうなのだが――少なくとも噛まなくてはならない。クリフバーを開発したゲイリー・エリクソンは、自分はギリシャ人の母親が作る伝統料理で育ったと述べている。また、自分自身は「スローフード」の信奉者であるため、簡便で携帯できるエナジーバーを製造する矛盾に苦しむことがあるという。[15] 少なくとも「われわれのバーを味わっているときはペースを落として」ゆっくりとおいしさを味わってほしい、というのがエリクソンの願いだ。

対照的に、「ソイレント」や「ヒューエル」などの栄養代替飲料には、味わうという要素はほとんどない。いや、開発者によれば、その要素があってはならない。この液体食料は、食の選択のみならず、風味や食感のくびきからわたしたちを解放することをめざしているのだから。

◉食べ物を超えるもの

古来、食べ物とは当たり前に存在するものだった。人はある食べ物を好み、別の人は嫌った。カブが嫌いな人もいれば、甘草を嫌った人もいた。それでも、拒食症などの摂食障害にならないかぎり、食べ物自体に背を向ける人はいなかった。ところがこの一〇年ほどのあいだに奇妙なことが人間社会に起こりつつある。少なからぬ人々が「食べない」という選択肢に価値を見出すようになってきた。「ぼくは三〇日間、食べ物をひとかけらも口にしていない。人生が変わったよ」。二〇一三年、世界でもっとも人気のある完全栄養代替飲料ソイレントを開発したロブ・ラインハートはそうブログに書いた。現在、かなり多くの人々がラインハートにならい、ソイレントなどの製品を摂取することで食事の代わりとしたり、数日間固形物を断ったりしている。

シリコンバレーでは、断食をして身体を「ケトーシス」という代謝状態にする「バイオハッキング」がはやっている。二〇一七年に一〇〇人以上に七日間の断食を実践させたバイオハッキング会社の代表取締役ジェフリー・ウーによれば、断食によって起こるケトーシスは「脳を絶好調」にするという。空腹感は「徐々にぬぐいさられ」、頭が冴えてくるのが実感できる。しかし摂食障害の専門家は、長期間の断食は危険をまねく場合があり、また拒食症などの摂食障害に陥るおそれがあると警鐘を鳴らす。[16]

わたしならば、食べ物なしの日々を考えるだけで目の前が暗くなる。朝目覚めたとき、わたしは軽いパニック状態になることがある。どうして目覚ましをもっと早くセットしておかなかったのかしら、今日の用事をどの順番でこなしていこう、子供たちの学校に必要なものは何だったっけ、ああ、どうして前の晩に準備しておかなかったんだろう？　そういうときわたしは、コーヒーとトースト、それからヨーグルト、できれば洋梨を食べることを考えて気持ちを落ち着かせる。キッチンに漂う香りが優しくわたしを包み、コーヒーグラインダーやトースターの音が耳に快く響く。食べ物がパニックを溶かしてくれる。

一方、栄養代替食を食べる人の場合、食べ物自体があきらかにパニックの原因になっている。ひょっとしたら、食べ物の話題が氾濫し、わが子を愛でるように撮影したケーキや料理の写真がインスタグラムをにぎわす時代にあっては、プロテインシェイクもスポーツバーも当然の自衛策なのかもしれない。人によっては、食べることの複雑さ——インゲン豆の倫理、バターの健康度、手軽にすませるはずの昼食用サンドイッチの種類の多さ、高い食費——は、もうたくさんなのだろう。栄養代替飲料のボトルさえあればこうしたわずらわしさのすべてから解放されるし、必要十分な栄養が摂取できる。これは効率よく便利に生きるための「仕事術《ライフハック》」だ。飲めばいいだけ。そして一日をすごしていこう。

現在、栄養代替食は人々のあいだに驚くほど広く普及しており、その量も加速度的に増えている。世界中でさまざまな新興企業が栄養代替飲料の粉末を販売し、莫大な収益をあげている。

二〇一六年には世界で約一〇〇万人が栄養代替飲料を飲んだというデータがある。そのうちの二〇万人は日常的に飲んでおり、理由は不明だが、大多数が男性だった。食事をただの飲料に変えることに女性が積極的ではないのは、わたしが思うに、一般に女性は香りや風味に対して遺伝的に敏感なため、固形食品をあきらめる気にならないのかもしれない。[17]

一五年前、祖母に死期が迫ってもはや食物を咀嚼《そしゃく》することができなくなり、栄養代替飲料を飲むようになった。祖母の寿命はいくらか延びたが、よろこびまではもたらさなかった。自分がこの世を去ったわずか数年後に健康な若者たちが積極的に代替飲料を飲みはじめ、食事よりもずっとましだと主張するようになったことを祖母が知ったら、仰天したに違いない。二〇一四年に発売されたアメリカ発のソイレントがもっとも有名だが、現在、栄養代替飲料用粉末はクウィール、ジョイレント、マナ、ケトソイ、パワーチョウなど、一〇〇種類以上が世界中で販売されている。

本当に栄養代替食が好きでたまらない人がいるのだろうか？　数十億ドルの市場規模があるとはいえ、プロテインバーを——バターを塗った焼きトウモロコシをかじった瞬間のよろこびや、口のなかでぽろぽろと崩れる、厚く切ったナツメヤシとクルミのケーキのおいしさを語るときの情熱を持って——讃える人に、わたしは出会ったことがない。栄養代替食を求める人たちは風味よりも効能を重視して製品を選ぶ。四時間はおなかが持つだろうか？　ウェイトリフティングをしたあとの筋肉の疲労回復に役立つだろうか？　でもそれは、人間の食とは呼べないのではないだろうか。

「食べ物は味わうものではなく燃料と考えるほうがいい」という考えは、今のところそれに同調する人は少数派ではあるけれども、人間の食習慣が大きく変化したことを示している。人類の歴史の大部分において、人間を本当に夢中にさせてきたのは鼻と舌に訴える感覚だった。貧困からの脱出とは、すなわちおいしいものを買い求め、米やパンなどの単調な主食では得られない味を楽しむことだった。栄養代替食は、単調さへの回帰を意味する。祖先が食べていた薄い粥の味がどういうものかはもうわからない。でもなぜか、普通の朝食のかわりとして広く売られている、アルミニウムパウチ入りの冷たいオート麦のようなものだったんじゃないか、と思えてしまう。

風味にも食感にも乏しいのに、これほどの規模で栄養代替食が求められているという事実は、現代社会に生きる多くの人にとって「食物が危険なもの」になったことをあらわしている。問題は、なぜ大量の人々がスポーツバーを食べ、栄養代替飲料を毎日飲むのかではなく、わたしたちはこうした製品に、普通の食物からは得られない何を期待しているのか、ということだ。

◉キュウリの対極にあるもの

ジュリアン・ハーンを怒らせたかったら、キュウリについて語ってもらうといい。二〇一七年のある日、ヒューエル——豆のタンパク質や玄米などを主原料にイギリスで開発された飲料——の共同創立者ハーンは、ほかの粉末完全栄養食の開発者と同じく、自分たちは食物の欠点を「最適化」しているのだとわたしに語った。「人々は洗脳されてきたんですよ。食物は栄養ではなく、味と食感なのだという考えにね」。わたしは料理好きな人間のひとりとして、キュウリを前にすると怒りとは正反対の感情をおぼえる。ミントの葉とフェタチーズをあしらったサラダとか、夏の冷製スープなどが浮かんでくる。攻撃の対象にするには、キュウリはあまりにも罪がないように思える。みずみずしくて、淡い色で、さわやかだ。しかしハーンの目には、キュウリは無駄と非効率性の塊にしか映らない。

ハーンにとってキュウリの何ががまんならないかというと、栄養よりも食感で成り立っている食物という点である。たしかに、かじればパリパリしておいしいかもしれないが、その生産と販売にどれほどの資源が投入されているかと考えると、ほめられたものではない。「キュウリはスペインの温室で栽培され、保冷貨車で輸送され、イギリス国内で加工されてから食卓に届くんです」。スーパーマーケットの厳格な基準を満たさない形状のキュウリは、すべて廃棄される。しかし、多大な労力と資源を費やした果てに何が得られる？ ハーンにしてみれば、キュウリは「ほとんどが水で、栄養成分はたったの三パーセントです」。ヒューエルの最優先事項は栄養だ。風味は二義的なものである。

わたしには、完全栄養代替飲料を毎日飲むのが本当に健康と福利に役立つのかどうかは、わからない。こうした製品はあまりにも新しく、長期間摂取した場合の影響に関する研究はほとんどなされていないからだ。栄養代替食にかんする科学のほとんどは、減量用シェイクを飲用した人々を対象とした研究に基づいている。大豆を主体とした栄養代替食を一日二回飲んだときの影響を調べた研究では、被験者一五五名のうち五名のみに胃腸の不調や下痢が認められ、そのほかの人々は「ひじょうに耐性があった」。わたしの考えでは、断言するわけではないけれども、食物に何を求めるかによるのだと思う。

ヒューエルのボトルには、「本製品はあなたに必要なタンパク質、炭水化物、脂肪分をすべて含んでいます」と高らかに表記されている。ほかに二六種類のビタミンとミネラルが含まれており、ヴィーガン食でもある。豆のタンパク質と米のほか、亜麻の種子、ココナツ、バニラの風味など、細心に選んださまざまな成分で構成されている。これはつまり、ビタミン剤のように「摂取」するものだということだ。熟れたモモの余韻を楽しむようなわけにはいかない。

午前六時から午後四時までのあいだに大都市の地下鉄かバスに乗れば、少なくともひとりは、ベージュ色などの液体が入ったヒューエルのボトルを手にした人を見かけるだろう。ヨガの服装をした人もいる。ノートパソコンや本を手にした人もいる。しかし、自分が持っているボトルに意識を向けている人はいない。

ヒューエルはキュウリの対極に位置するものだ。栄養が先、風味はそのあと（とはいえ風味への執着を捨てきれない人のために、ヒューエルのウェブサイトではフレーバーの小袋を販売しており、パイナップル風味、ココナツ風味、チョコレート風味などが選べる。また、季節限定のクリスマスプディング風味もある)。「ヒューエル」という商品名は「ヒューマン(人間)」と「フューエル(燃料)」をかけた造語だ。わたしたちが食べ物の風味を過大評価して栄養を顧みなかったことをあきらかにしたい、というのがハーンの掲げる目標である。それと同じ観点から、世界最大のシェアを誇る粉末食ソイレントの開発者ロブ・ラインハートは、ソイレントにあまり風味がないのはテクノロジーの成果だと語る。「水はほとんど味も香りもしませんが、世界でもっとも人気のある飲料です」と、製品を発表した二〇一四年にニューヨーカー誌で述べている。[18]

ラインハートの場合、ソイレントはもともと、食べ物が自分の「負担」になってきたことへの節約術として生まれた。ソイレントの調合法を開発した当時、二〇代のラインハートはサンフランシスコでテクノロジー系の新興企業を立ち上げようとしていた。食事はインスタントラーメン、冷凍ケサディーヤ[トルティーヤにチーズやチキンなどをはさんで焼いたもの]、コーンドッグ[アメリカンドッグ]など不健康なものばかりで、栄養バランスを取るためにビタミン剤を飲んでいた。初めてソイレントを作ったとき、ラインハートは月に四〇〇ドル以上節約できることに気づいたばかりか、食事がわりに手作りの粉末飲料を飲んでいるうちにずっと健康になったと感じた。そしてブログに「ぼくはいかにして食べるのをやめたか」というタイトルの記事を掲載し、食べ物のない生活の効率性をほめたたえた。

ヒューエルに対するハーンの見解は少し異なる。ハーンはこれを「反食物」とはとらえていない。食物に本来的にそなわっている充足感はたんなる気晴らしではなく、不可欠なものだからだ。ヒューエルは、ハーンが不必要と考える食感や風味を取り除きはしたが、あくまでも「栄養に回帰した食品」なのである。

ハーンは実際、完全に動物性食品を排除したヒューエルのような粉末飲料食は、肥満や食品ロス、肉になるよう運命づけられた家畜に対する非人間的な扱いに至るまで、現代の食がかかえるあらゆる問題を解決する端緒となると確信しているようだ。しかしそれは、現在わたしたちが享受している、たとえばスパイスに代表される「食べるよろこび」の世界との交換を意味する。「今は風味も味もありすぎるんです」とハーンはいう。そして、現代イギリス社会にはインド料理からタイ料理、朝鮮料理まで、無数の料理が次から次へと増えていると指摘した。「早い話が、ぼくは二〇歳になるまでカレーを食べたことがなかったんです」。この世にはあまりに多くの食品の選択があり、さらには簡潔明瞭な栄養の視点からではなく、風味の論理に支配された選択肢があまりに多く存在する、とハーンは苦言を呈する。彼と話しているうちに、わたしは突然、このボディハッキングと主要栄養素の会話の根底に、古風な存在としてのヒューエルがいることに気づいた。わたしはハーンのなかに、夕食は味つけをしていない肉と二種類の野菜だけだった、戦後の子供の質素な食生活への回帰願望を感じた。彼が口にしたように、そこには「選択の余地などほとんどなかった」。

食物はわたしたちの生活に必要なふたつのもの——楽しみと「燃料」——を満たす。普通、これらは分かちがたくむすびついている。栄養代替飲料はまったく新しい方法で食物のふたつの機能を切り離し、「レクリエーション機能」を捨てた——あるいはそれを別の機会にまわした——食を提供する。選択肢はいらない。

完全栄養代替食を選ぶ人の大半は、すべての食事をこれですませることはない。平日の朝食やランチをこれでとり、夕食と週末で食の楽しみや社交面を充実させる。ハーンには妻と幼い子供がおり、週末は家族とのんびり食事を楽しむ。ハーンは、キッチンに立つ時間があって、彼のいう「自然食品の食事」(できればキュウリ抜きで)を作れるのなら、「その料理はヒューエルにまさる」と認めた。

ただしキッチンに立つ余裕がない場合は、やはりヒューエルが理想の解決策だと述べた。わたしは彼の助言にしたがうことに決め、一週間ヒューエル・ランチに挑戦する計画を立てた。

映画『オズの魔法使い』で、主人公のドロシーがセピア色のカンザス州から色あざやかな魔法の国オズに飛ばされた場面をご存じだろうか？　わたしの場合、いつもの昼食をヒューエルに変えた初日は、オズからカンザスに飛ばされたような感じだった。色の世界から灰色の国へ連れ去られた気がした。

わたしはたいてい午前中の半分は昼食を思い浮かべながら過ごし、仕事を早めに切り上げる言い訳を探す。ところがヒューエル週間では、昼食は先延ばしの対象になってしまった。ビクビクしながらボトルの蓋を開け、冷たい液体を口に含む。結局、空腹感が嫌悪感に打ち勝ち、腰を据えてヒューエルを飲んだ。バターケーキの生地のような香りがする。口あたりは、どろっとしているのにザラザラした感じもある。割り当て量の半分くらい飲んだところでおなかがいっぱいになり、全部飲みきれるかどうか不安になったが、がまんしてボトルをからにした。不意に憂鬱な気分になった——もう夕食まで何も口にできない。

健康面では、軽い吐き気はしたものの、ヒューエル・ランチでとりたてて変わったことは起こらなかった。また、体重は増えも減りもしなかった（ただし判断するのに五日間は短すぎるだろう）。驚いたことに、この飲料は夕食までの空腹発作を完璧に抑えこんでくれた。固形食品の風味と食感への恋しさは解消されなかったが。五日間が過ぎたあと、わたしは感謝と安堵をおぼえながら、本物の食品を使ったランチ生活に戻った。その色と風味にほとんど圧倒されそうになった。ヒューエルを経験する前は、たとえ残り物であろうと、仕事の合間にとる昼食がどれほど一日を支えていてくれたかに気づいていなかった。タンパク質や炭水化物といった主要栄養素の点では、栄養代替飲料はたしかに完璧だろう。しかしそれを摂取する心理面は、また別の問題だ。おいしい自然食と粉末飲料のどちらかを選べといわれたら、わたしは飲料に手を伸ばすとは思えない。

だが、選択肢がおいしいものと栄養代替食ではなく、脂っこくてまずくて値段のはるランチと代替食だったら？ つまり選択肢の片方が、忙しい現代人が予算内で食べる平均的なランチだとしたら？

人が栄養代替食を選ぶ理由を考えていくと、多くの人が実際の食事にどれほど辟易しているかが見えてくる。わたしの栄養代替食への考えが変わりはじめたのは、二五歳のライターで編集者のダン・ワンのブログを読んでからだった。わたしが初めてワンに連絡を取ったとき、彼は一日に一回ソイレントを飲んでおり、こうした完全栄養代替飲料への偏見は間違っていると述べた。多くのユーザーとは異なり、ワンはソイレントが自分の人生を変えたとも、より健康になったとも主張しなかった。また、ソイレントに満足しているふりもしなかった。ただし、満足してはいないという点に関していえば、普通の欧米の都市で売られている食品の大半にしたって同じことだと指摘した。「ぼくは栄養代替食を疑う人たちに、ではあなたが食べている食事はすべて栄養的に申し分なくて、おいしくて、シンプルに料理されていて、友人たちと楽しんでいるといえるのですか、と聞きたいですね」

ワンがソイレントを飲みはじめたのは二〇一五年。すべての食事をソイレントにしたわけではなく、「カフェテリアのホットドッグ」を食べるしかないときの食事――つまり昼食をソイレントに変えた。飲むのは二種類。「バージョン1・3はケーキミックス味、1・4は煎りゴマ味とでもいいましょうか」。ワンはどちらかといえばケーキミックス味のほうが好きだが、そのうち飲むのが耐えられなくなるんじゃないか、と不安になるときがあるという。最初にソイレントのことを知ったときは「悪い冗談」

だと思ったが、やがて粉末を水に溶かした飲料は当たり前のものになった。「ソイレントにしたおもな目的は、食べ物を頭から追いだしたかったからではありません」とワン。「最善の選択肢だったからです」

ワンにとって、ソイレントとはアメリカ現代社会の生活を楽にしてくれたものだった。ソイレントは理想的だから、偉大だから、ではない。西洋の食料事情にうんざりしていたからだ。「ぼくは七歳まで、中国南西部、雲南省の昆明《こんめい》で育ちました」。ワンによれば、昆明は「食の天国ですよ。いろいろなスープ、米粉麺《ライスヌードル》、冷たい料理、それにキノコ類。すべておいしいです」。彼の両親は中国を離れたあと、最初はトロントへ、次にフィラデルフィアへ移ったが、ワンは毎日「食べ物のホームシックになりました」。それでも、夕食には家庭料理を食べられるという慰めがあった。両親が作ってくれる本場の料理は、食べる場所こそ北米だが、昆明の美味を味わわせてくれた。

しかし両親のもとを離れ、ニューヨーク州のロチェスター大学で勉強するようになると、その美味は手に入らなくなった。昼食の選択肢は——学生の予算の範囲内で買えるものは——「電子レンジ食品か、脂ぎったハンバーガー」。それより高いサラダも買えることは買えたが、サラダにはあまり興味がない。大学の食堂の料理は、値段がはるうえに好みではない。ワンがソイレントを選んだのは、よい食べ物が嫌いだからでなく、「不適切」なものに耐えきれなくなったからだった。夕食は自分でおいしい中華料理を作る。野菜をたくさん入れた鍋とご飯、時間をかけて煮こんだ豚バラ肉、チキンスープ……。しかし日中はソイレントのポットを持って授業に出かけ、いやな食べ物にお金を無駄遣いするのを避ける。これは彼の倹約の精神と合致した。

「ソイレントは食べることの代替ではありません」と、二〇一六年のある日、ワンは電話の向こうで語った。「食べないことの代替なんです」。卒業後、ワンはサンフランシスコへ移った。二回ほど短期に滞在しただけだが、この陽光のふりそそぐ西海岸の街は、食にかけては世界有数の場所ではないかと思う。サンフランシスコといえば、すばらしい柑橘類（ブラッドライムやマイヤーレモン）、タルティーン・ベーカリーのしっとりした天然酵母パン、ズーニー・カフェのローストチキンとスグリのサラダなどが思い浮かぶ。しかしこうしたごちそうは相当な値段がする。この街でワンが得ている給料では、今のところ、彼の基準を満たす昼食には手が届かないという。いまでもソイレントを日に一、二回飲んでいるが、「安くて、栄養があって、おいしい食べ物が簡単に手に入るようになったらソイレントをやめると思います」と、ワンは電子メールに書いてよこした。

栄養代替食に対する批判のほとんどは、「食べ物」とは楽しいものであり、社交の機会であり、健康によいのが当たり前だという前提に立っている。「食べ物に不自由しない」人々が熱心にソイレント批判をする現状に、ダン・ワンは苛立ちをおぼえている。彼らの言葉のなかに見える、「誰もがアリス・ウォーターズ［カリフォルニアで地元の新鮮な食材を使った料理を提供する「シェ・パニーズ」のシェフ］にならって有機野菜を毎食とるべきなのに、ほとんどの人が一日に一度もそれを考えないとは！」というほのめかしが不快でならないのだ。

わたしが最後にワンと話した二〇一六年の後半、彼はソイレントを飲むのをやめていた。給料のよい仕事をニューヨークで見つけたので、長いあいだ憧れ続けたおいしい中華料理のランチが食べられるようになったのである。新しい職場のカフェテリアは野菜をふんだんに使ったすばらしいランチ──無料だ──を出してくれる。朝は毎日、自宅の近所にある二軒の中国系ベーカリーの一店で朝食をとる。とくにお気に入りはホンコン・ベーカリーだ。ここで点心や粥、ポークリブと卵の炒め物などをゆっくり楽しんでから一日をはじめることにしている。たっぷり食べても朝食にかかるのは五ドルだけ。「前よりもずっと健康的な人間になった気がします」とワン。「ソイレントよりも変化に富んでいるかって？　ええ、そうです」。しかしワンは、食べられるものがふたたび標準的なアメリカ料理だけになったらためらわずにソイレントに戻る、と付け加えた。

欧米の混乱した食料供給の現状に照らせば、ダン・ワンのように思慮深い人々にとっては、非食物は食物よりもよい選択肢になりうるというコメントは、心を重くする。自然でおいしい食べ物が簡単に手に入る世界であれば、ソイレントを熱望する人はほとんどいないだろう。一八世紀、作家で法律家のジェイムズ・ボズウェルは「人間とは料理をする動物である、というのがわたしの〝人間の定義〟だ」と述べた。今、人間は料理をしなくてもよく、またかならずしも食べなくてもよい動物となった。現代は、食事が人間の日常から取り除かれた場合、人間社会に何が起こるかを試されている初めての世代だ——その特殊性は、飢饉や貧困のためではなく、食物そのものが人間を害するかもしれないという危惧が人間と食物を隔てている点である。

第8章 料理への回帰

「もう引退したい気分よ」。金曜の午後、ふたりで紅茶を飲んでいるときに友人がいった。仕事の話ではない。料理のことだ。わたしたちが初めて会ったのは、おたがいに長男をあずけていた保育園でのこと。当時一歳の息子たちは同じイーゼルに絵の具をなすりつけていた。またたく間に時は過ぎ、今ふたりは大学生になろうとしている。そして彼女は、長年作り続けてきた料理のことをうんざりしながら思い返している。

仕事を持つ女性として、彼女はなぜ自分が四人家族の夕食のメニューを決める役割を担わなければならないのか、納得できなかった。今でも彼女はほぼ毎晩キッチンに立ち、ラジオだけを友に夕食のしたくをしている。買い物であちこち歩きまわり、ニンニク一個のために閉店間際の店に駆けこみ、子供たちの食べ物の好き嫌いに心をくだく。すでに大勢の女性が食事のしたくという重荷をおろしているが、そうあってしかるべきだと彼女はいう。しかしそう思う一方で、悩ましいことに、何かが彼女をキッチンと家庭料理の世界に引き戻しているのだ。

近年、わたしたちの食生活は大きく様変わりした。間食や外食が増えたものの、以前より食べることを楽しんではいない。口にするのは、食べるよろこびをほとんど得られない退屈な食べ物（たとえばキャベンディッシュのバナナ）や胃にもたれるファストフード。プロテインシェイクを流しこみ、グラノーラバーをそそくさと噛み砕く。そのくせこうした食生活を不安に思う気持ちはあり、安全なものだけを食べなければいけないのではと心配する。そして心配のあまり、食卓があまり楽しい場でなくなったりする。

だが、このような食生活の変化を十分に理解するためには、それよりも大きな変革について考える必要がある。それは、日常生活における家庭料理の役割が「義務的な家事」から「自由に選択する活動」に変化したことだ。ウクライナ人のシェフでフードライターのオリア・ハーキュリーズが指摘したように、一日三度の心づくしの手料理を要求する食文化では、スナックバーの出る幕はなかった。おそらく、もし、今でも食事の大半をすべて手作りして、材料も把握していれば、自分が食べたものが「クリーン」だったのか、悪いものに汚染されていなかったのかと気をもむこともないだろう。しかし、世界中で古きよき料理の技術が栄養転換の過程で失われてしまった。わたしたちが超加工食品会社のマーケティングの格好の餌食になっている大きな理由のひとつは、こうした食習慣の喪失にある。しかも、ニューヨークの料理ライターのデブ・ペレルマンがいいあてたように、「自炊をしなくなった妥当な理由はたくさんある」のである[1]。

過去のどの世代とも異なり、わたしたちは料理をしなくても——たいていの場合きわめて快適に——生活することができる。かつて多くの人にとって生活の基盤だった一日三度の家庭料理は、いまではなくてもやっていけるものになった。生活がよりいっそう豊かになるにつれて外で働く女性が増え、健康には有益だが手間がかかる伝統的な料理に費やす時間が極端に減少した。そしてコンロの前から女性がいなくなったことで生まれた空間に、さまざまな食品やサービスが吸いこまれていった。その多くは高度に加工された食品だが、さらに最近になると、自分で調理しなくても家庭料理を食べることが可能になった。あるトルコ人のライターは、弁護士見習いの二〇代前半の娘に料理をやる気がまったくないことを嘆く。とはいえ彼女は食事を抜いているわけではなく、健康そのものだという。イスタンブールで続々と増えている宅配サービスを利用して、作りたての家庭料理を取り寄せているからだ。

近年、料理の死を悲しむ声が高まり、しかも頻繁に聞かれるようになってきている。二〇一五年、ワシントンポスト紙のロベルト・A・ファードマンは「アメリカにおける緩やかで着実な料理の消失」を告げた。こうした料理の衰退を誰よりも強く憂えているのは、二〇一三年に著書『人間は料理をする』[野中香方子訳/NTT出版/二〇一四年]でアメリカ人が年々料理をしなくなっていると主張したマイケル・ポーランだろう。ファードマンとポーランが料理の現状を悲観する根拠のひとつとしたのは、食品業界のアナリスト、ハリー・バルザーの報告である。彼は全米の二〇〇〇世帯の食生活を三〇年にわたって追跡しており、その動向を市場調査会社NPDグループの年次報告書『アメリカの食習慣』に掲載してきた。バルザーによれば、料理はいま末期的な衰退期にあり、この人間の営みはいずれ「穴を補修した跡がある靴下」のように時代遅れになるという。バルザーはポーランにいった。「いいですか。われわれは基本的にずるくて怠惰な生き物なんです」[2]

しかしデータ自体は、バルザーの考えとはやや異なる、さほど悲観的ではないストーリーを示している。それは、料理は完全に消滅の一途をたどっているわけではなく、徐々に再編成され、全員というわけではないが、かなりの割合の人々によって、ある重要な傾向を取り戻しつつある、というものだ。

誰も料理をする必要がなくなった世界で、実際には大勢の人が料理に向きあっているのは奇妙でもあり、すばらしくもある。ただし「料理とは何か」が定義できれば、だけれども。食生活にまつわる言葉は定量化が困難なものが多いが、なかでも、料理をする、しないの判断基準はもっとも定義がむずかしい。その理由のひとつは、わたしたちが料理について話すとき、そこにはさまざまな意味が付加されやすいことだ。手のこんだ、あたたかい品を複数用意しなければ料理をしたとはいえないと考える人もいれば、豆の缶詰をあけてパンを一枚トースターに入れるだけでも料理だと考える人もいる。それが間違っていると誰がいえるだろうか？　何をもって「これが料理」とするのか、人それぞれに異なる基準があるのだから。

となれば、食生活に関するどんな調査にもいえることだが、料理をする人の割合を調べるには、大勢の人にできるだけ詳細に聞いてみるのがいちばんだろう。アメリカの料理人口の実情をもっともよく示している調査研究のひとつに、精力的な栄養学者バリー・ポプキンが共著者として名を連ねる論文がある。これは二〇一三年の『ニュートリション・ジャーナル』［食・健康・環境維持に関する専門誌］に掲載されたものだ。ポプキンらは、一九六五年から二〇〇八年にそれぞれ計六回実施された全国食生活調査と生活時間調査のデータをもとに、万単位の調査対象者の動向を解析した。それによると、一九六〇年代から二〇〇〇年代にかけて平均的なアメリカ人が料理に費やす時間は、とくに女性の場合、激減している。一九六五年、日常的に料理をする女性は九二・三パーセントだったが、二〇〇七年から二〇〇八年には六七・七パーセントに落ちこんだ。料理をする女性が料理に費やす時間も、一九六五年の一一二・八分から二〇〇七年には六五・六分に減少した（わたしの友人のフラストレーションを思えば、六五・六分でも十分長いような気がする）。

食生活全般がそうであるように、料理は両極化しやすい活動だ。料理をする人がいて、料理をしない人がいる。実際には、時間の長短にかかわらず、毎日料理をするのはアメリカの人口の五〇パーセント（男女をあわせた数値）をわずかに上まわる程度で、一九六〇年代に比べると極端に減少している。しかし注目すべき点は、ポーランの主張に反して、料理をする成人の割合は実質的には減っていないという点である。すでに一九九〇年代の時点で料理をする人の減少傾向は横ばい状態になりはじめ、以後この状態を維持しているのである。

料理をめぐる現代の物語は、じつは衰退という一語で終わらせてしまうものにはなっていない。もっと複雑で希望の持てる展開になっている。「もう誰も料理なんかしない」というとき、たいがいわたしたちは、一生ただ働きを余儀なくされる女性に依存した家庭料理を思い浮かべる。しかし現在の新しい形式の料理は、より広範囲の人々がそれぞれのやり方でおこなっているものだ。大昔から、料理の真髄は新しい料理を発明することにあるとされてきた。だが現在は、生活のニーズに柔軟に対応できる料理を見つけることが最大の発明といえるだろう。

◉素人のシェフ

二〇一七年、料理は「長期的な減少傾向」にあるという『ハーバード・ビジネス・レビュー』誌の記事が注目を集めた。見出しはなんと、「料理が好きなアメリカ人はたったの一〇パーセント」。今ではよく知られているこの記事の内容は、食品メーカーは数十年間にわたって、忙しいわたしたちには夕食を作る時間などはないのだから、その面倒から救ってくれる便利な食品が必要なのだという考えを刷りこもうとしてきた――というものである。[3]

この記事を書いた韓国系アメリカ人コンサルタントのエディ・ユンは、手料理は消費者行動の長期的変化の犠牲になってきたと主張する。ユンは二〇年間、アメリカの消費財メーカーにさまざまな提言をしてきた。シカゴの自宅にいるユンと電話で意見交換をしたところ、彼は「ほとんど料理をしないのが基本路線」の人が大半を占めると述べた。

二〇〇二年から〇三年頃、ユンは食品業界のあるクライアント（名前は明かしてくれなかった）から、料理に対する消費者意識のデータ収集を依頼された。彼は一万近くにおよぶ「きわめて広範囲なサンプルサイズ」で調査を実施した。「ええ、『注目に値する』といえるほど多様性があって、大人数のサンプルでした」とユンは熱っぽく語った。アンケートの質問に対する回答をもとに、ユンはアメリカ人を三つのグループに分けた。グループ1は「料理が大好き」で、料理をよくする人。グループ2は「料理が嫌い」で、できるだけ料理を避けるためにインスタント食品や宅配サービス、外食を利用する人。グループ3は「どちらともいえない」人で、状況に応じて自炊と外部委託を使い分ける人。その時点のデータによれば、アメリカ人の成人のうち、「料理が大好き」な人は一五パーセント、「嫌い」な人は五〇パーセント、たまには料理をする「どちらともいえない」人が三五パーセントだった。[4]

それから約一五年後の二〇一七年、ユンは前回とは別のクライアントの依頼で同じ内容の調査をおこなった。その結果、「料理が大好き」だと回答したのはアメリカ人消費者のたった一〇パーセントで、「どちらともいえない」は四五パーセント、「料理が嫌い」も四五パーセントだった。ユンは、この結果を料理に対する消費者意識の重大な変化と見ている。きわめて短い期間で「料理が大好き」なアメリカ人は三分の一も減少しており、とりわけ若い世代のあいだでは、料理はいずれ消滅するだろうという。ユンは、自炊が「衰退の領域」に入りかけていると考えている。[5]

ユンの記事は、長年、多くの人がうすうす勘づいていたことの裏付けになったようだ。つまり、現在はグルメが大流行しているものの、じつは一般の人々はさほど料理をしていない。テレビの料理番組でシェフが作る最高級の料理に魅了されればされるほど、同じ料理を自分で再現するのはむずかしくなる。これはまさに、二〇一三年にマイケル・ポーランが「料理のパラドックス」と呼んだものだ。自分の食事を食品業界まかせにしたとたん、わたしたちは他人が料理をするのを見ることに関心を持つようになった。[6]

二〇一七年九月、ユンの記事はよくある悲観的な反応を引き起こした。ある見出しにはこんな文字が躍っていた。「アメリカ人の九〇パーセントが料理嫌い――年間数千ドルの出費に」。[7]この問題はアメリカにかぎった話ではない。わたしは以前、親も子も料理の基本さえ知らない「失われた世代」の家庭について、イギリスの教師たちから話を聞いたことがある。イギリス東部のある学校の校長は、しょっちゅう腹痛を起こす子供たちの家庭の話をしてくれた。事情を調べてみると、彼らの両親は生肉を冷蔵庫で保存する必要があることを知らなかったという。家庭科の教師によれば、生徒のなかにはタマネギを切ることはおろか、皮のついた丸いタマネギを一度もさわったことがない子もいるらしい。

だが、一部の家庭で料理の技術が確実に失われつつある一方で、それを取り戻している人もいる。ユンの調査結果を彼自身が意図したとおりに受けとめる必要はない。もう一度、料理に対するアメリカ人消費者意識のデータを見てみよう。たしかに、料理が大好きだと答えた人の割合は二〇〇〇年代に入って減少しているかもしれないが、料理がとくに嫌いではない、ときどきやると答えた人の割合は、意外にも大幅に増えている。ユンの調査で、ときどき料理をする、あるいはどちらともいえないと答えた回答者は、一五年前の三五パーセントから四五パーセントに増えているのだ。この点について尋ねるとユンも同意した。「質問を違う観点から見て、作れる料理が少なくともひとつはある程度の〝気が向けば料理をする人〟を勘定に入れれば、たしかに増加しているといえるでしょう」

注目すべきは、料理をしない人がひじょうに多いことではない。料理をする必要がなくてもやっている人がひじょうに多いことだ。もうひとつある。かつて五〇パーセントだった料理が嫌いな人が、今は四五パーセントに減少している。この結果は、長年実施されているアメリカ国内の食事調査のデータが示す傾向にも一致する。たった一五年間で〝気が向けば料理をする人〟が増加したことは、ひじょうに大きな変化に思える。料理復活のきざし。あまり聞いたことがない現象だ。

マイケル・ポーランは、テレビの料理番組が料理を「やるものから見るものへ」変貌させたと主張している。しかし、フード・ネットワーク〔食をテーマとした専門テレビ局〕の番組に出演するシェフやユーチューブで視聴できる無数の料理動画が日常の料理にまったく影響を与えていないとするのはあきらかに間違っている。現在の料理人たちの多くは、母親や祖母から直接教わるというよりも、画面に映る動画から料理を学んでいる。料理とはこうあるべきだという先入観を持つ人々にはおもしろくない方法かもしれないが、料理のおいしさに変わりはない。レストラン評論家のマリーナ・オローリンは、マンチェスターの「シャム・スマイル」という小さなタイ料理店の「蒸した餅米」は、タイ国外で彼女が食べたなかでもっとも「完璧に近い」という〔タイ北部では、蒸した餅米（カオニャオ）を丸めて炒め物などにつけて食べる〕。シャム・スマイルの店主メイは、毎晩三人の子供たちを寝かしつけたあと、ユーチューブの動画を見てタイ料理を学んだ。また、テレビで大人気のシェフがある食材を勧めると、番組終了後にその食材が飛ぶように売れることはよくある。数多くの素人シェフたちも、テレビで見た料理をまねようしているのである。二〇〇九年にイギリスで放映された、料理ライターのデリア・スミスのクリスマス料理番組は、シナモンスティックとマロンペーストの爆発的な売上に貢献したという[8]。

この一〇年で、長いあいだ買い物かごから締め出されていた生鮮食品が、ついにじりじりと売上を回復しはじめた。アメリカの食品飲料メーカーの上位二五社は、二〇〇九年から二〇一三年にかけて一八〇億ドル相当の市場シェアを失った。加工食品メーカーにとっては残念なことだが、一部の客は超加工食品がならぶスーパーマーケット中央部分には目もくれず、隅のほうで売っている野菜や果物、タンパク質、シリアルを買うようになった。二〇一三年から二〇一五年にかけて、アメリカ国内の加工食品の年間売上量は対前年比で一パーセント以上減少した。たいした変化ではないように見えるかもしれないが、食品業界の規模を考えれば、売上が一パーセント減るということは、莫大な数の消費者が自分の食生活を変えようと決意したことを意味している[9]。スイスの巨大複合企業クレディスイスのアナリスト、ロバート・モスコーはフォーチュン誌に引用された談話のなかで、数多くの消費者が「このパンはなぜ二五日間も腐らないのかと疑問を持つようになった」と述べている。

たった一五年前まで鍋やナイフにさわったこともなかった人々が、いまや料理を日常の一部にしようとしている。これらの新しいパートタイムの料理人たちは、何もかも手作りしてはいないかもしれない。祖母の隣でポットロースト［牛肉の煮込み］の作り方を教わったこともないかもしれない。ときには飲食店でハンバーガーを食べたり、自宅でベトナム料理のデリバリーを頼んだりすることもあるだろう。それでも彼らは、いざとなればまな板とナイフを取りだし、自分の胃袋を満たすおいしい料理を作れるのだ。

キッチンを舞台にした知られざる変化がもうひとつある。とくにアメリカ人男性の場合、女性とは対照的に、この五〇年あまりで料理をする割合がぐっと増えた。ポプキンのデータによると、一九六五年時点で日常的に料理をするアメリカ人男性はわずか二九パーセントだったのに比べ、二〇〇八年は四二パーセントになった。さらに、料理をするアメリカ人男性がキッチンで過ごす時間も、一九六五年の三七分から二〇〇八年の四五分に増加した。もし彼らが一九世紀のフードライター、エドゥアール・ド・ポミアンの著書で紹介された一〇分間でできるフランス料理のまねをすれば、洗練された四品の夕食を余裕しゃくしゃくで作れるだろう。

母親たちは何世紀ものあいだ鍋をかきまわしてきたが、今度は母親以外の誰かがそれをやってもいいわけだ。結局わたしの友人は、自分は本気で食料品の買い物や料理から引退したいのではなく、夫や一〇代の子供たちにも参加してほしいのだと気がついた。そして、実際にそうなった。今では彼女の夫はチャナマサラ［ヒヨコ豆の煮こみ料理］からフィッシュパイにいたるまで、どんどんレパートリーが増えている。しかも、仕事の疲れをほぐし、メールの山から遠ざかる機会として、キッチンで過ごす時間を楽しむようになった。

エディ・ユン自身も、料理をする男性という新しい世代のひとりだという。「ぼくも、ときどきなら料理をやるのが好きだと答えた四五パーセントに入ると思います。いやむしろ、大好きだといってもいいかもしれないな」。ユンの日系アメリカ人の妻は料理をまったく楽しめないタイプであり、三人の子供たちの食事を作るのはもっぱらユンの担当だ。夫婦のルーツが韓国と日本なので、ユンはアジアの料理を子供たちに教えたいと考えている。今はキムチのおいしさを教えている最中だ。「この前、キムチをバターでソテーしたらどうだろう、とひらめいたんですよ」

キッチンでこんなふうに楽しい実験をやっている男性が、料理はすたれつつあると主張するのは不思議に感じられる。大多数の人と同じように、彼もすでに消滅したかつての料理の姿にこだわってしまい、料理が新たな形で再生されているのを認められないらしい。ユンは料理の「衰退」を予言する。しかし、彼が料理と考えるものは、彼が子供の頃に韓国人の母親が毎日庭で採れたての野菜を使って作っていたような、時間のかかる「手料理」のことだ。ユンの毎日は忙しい。彼の母が一度も買ったことのない、テイクアウトの料理ですませることもある。だから彼は、自分が真の料理好きだとは思えない。

この調査から読みとるべき重要なポイントは、アメリカ人の一〇人のうち九人が「料理が大好きではない」というこではない。一〇人のうち半数以上――かなりの男性を含む――が、「料理が大嫌いではなくなっている」という点だ。料理を弔う鐘を鳴らすのは早すぎる。一般的なイメージとは逆に、わたしたちはかつて一度も目撃されたことのない料理のルネサンスのただなかを生きている。この復興運動は、ミシュランの三ツ星レストランや富裕層の邸宅ではなく、庶民が食材を調理して彩りよく風味豊かな食事を作る、つつましやかなキッチンで起きている。料理はもはや退屈な義務ではない。健康になるためであろうが、食費を倹約するためであろうが、子供たちにキムチのおいしさを教えるためであろうが、たんに楽しむためであろうが、人々が自発的にやるものなのだ。

◉型どおりの料理

「ふだんの生活で、何かができあがるのを目の当たりにするのはどんなときだと思いますか?」食材宅配サービス「ハローフレッシュ」のイギリス支社長パトリック・ドレイクがわたしに尋ねた。ドレイクのオフィスは、イーストロンドンの中心地、ショーディッチのしゃれた通りに面している。わたしたちは、人工芝を敷き詰めた小さな半円形の会議室の階段に腰かけて話をしていた。ハローフレッシュがテッドトーク〔さまざまなアイデアを大規模なイベントを通じて世界にネット発信する団体TEDが手がけるプロジェクト〕のような独自イベントを定期的に開催している場所だ。ニット帽をかぶり、無塩のミックスナッツをかじるドレイクは、見るからに元弁護士の起業家といった雰囲気。彼は、おおかたの予想に反し、料理がかつてないほど人気を博す可能性があることをわたしに説明しようとする。

液晶画面に支配される職業生活のなかで、ドレイクは料理が「自分の手で何かを創造し、それを評価してもらう」機会になると考えている。ハローフレッシュは、ニンニクやパクチーにいたるまで、あらかじめ計量された食材をレシピカードとともに顧客に配送する。商品が入っている大きな段ボール箱を除けば、無駄なものはいっさいない（もちろん、段ボール箱もリサイクルに出すことができる）。「準備はわたしたち。シェフはあなた」。これは二〇一七年に、アマゾンが、ハローフレッシュ、ブルーエプロン、プレイテッドなどの競合他社とともに、アメリカ国内で食事キット〔サービス名は「ミールキット」〕の宅配サービス業への参入を発表したときのキャッチコピーだ。食事キットの市場は、アメリカ国内だけでもわずか五年間でゼロから五〇億ドルに成長した。二〇二六年には三六〇億ドルになるとの予測もある。[10] 年間約七五〇〇億ドルのアメリカの食料雑貨市場においてはまだ微々たる存在かもしれないが、食事キットビジネスがこれほど短期間で急成長したことを考えれば、これは消費者の料理行動の驚くべき変化だ。

二〇一二年にハローフレッシュのイギリス支社を立ち上げたとき――二〇一七年の時点で、ハローフレッシュはイギリス以外に、オランダ、フランスなど七か国に進出している――ドレイクは自分を含めて、料理を生活に取り入れたくても、従来のレシピでは手に負えないと感じている若い職業人が大勢いることに気づいた。「以前、ベトナム料理のフォーを作ろうとしたことがあるんです」。オフィスのライブラリーにならぶ四〇〇〇冊の料理書関係の古書の前に立ってドレイクがいう。「四五ポンドもかけて材料を買いそろえたのに、全部無駄になりました」。彼はいまだに、五〇〇グラムのシナモンが自宅のキッチンに手つかずのまま残っていることを苦々しく思っている。

四人分の「家族向け」料理三品に九五ドル（あるいは、二人家族・ベジタリアン向けの料理三品に六五ドル）を出せるなら、ハローフレッシュはすべての材料を茶色の紙袋にきちんと詰めて届けてくれる。副料理長と使用人が下準備をすませ、料理の楽しい部分だけをあなたにまかせてくれるようなものだ。「わたしたちは人々の食のあり方を永久に変えたいと宣言しました」とドレイクは説明する。食事キットのコンセプトが最初に生まれたのはスウェーデンだった。スウェーデンでは子供のいる家族向けに販売されていたが、ドレイクと彼の共同経営者は、このコンセプトはもっと幅広い層の顧客に支持されるはずだと考えた。

従来の料理のレシピは、それを読む者に食べ物に関する広範な知識がすでにあるという仮定のもとに書かれている。たとえば中華料理のレシピには「中華鍋を薄く煙が出るくらい熱くしてから油を入れて」と書かれているが、これは、作り手に中華鍋を薄く煙が出るくらい熱くさせた経験があり、油を入れるタイミングもわかっていることを前提にしている。だが食事キットのレシピは、顧客に料理に関する知識がないことを前提とし、裕福な家庭も含め、ほとんどの家庭のキッチンに鍋が二、三個と庖丁が一本とへらが一本程度しかないことをふまえたうえで作られている。「顧客がたくさんのキッチン用品を持っているとは考えていません」とドレイクはいう。ペーストが必要な料理の場合、ハローフレッシュはフードプロセッサを持っていない顧客でもできるように、バジルとナッツを手で細かくするよう指示する。何かをのし棒でのばす必要がある場合には、ハローフレッシュのレシピカードは、ワインのボトルをラップでくるんでのし棒のかわりに使うことを提案する。[11]

のし棒の忠実な僕《しもべ》であるわたしは、食事キットがターゲットとする顧客ではない。この種のビジネスはたいてい手取り足取り世話を焼きすぎで、少々的外れなものと想像していた。長年自分なりのやり方で料理を作り続け、よく熟れたトマトやとびきり新鮮な魚を調達してきた自分が、他人が選んだ食材を使って料理をすることを楽しめるとは思えなかった。

ところが――である。わが家で数か月間ハローフレッシュの食事キットのお試しセットを使ってみると、料理に対する家族の意識が一八〇度変わった。わたし自身は料理が大好きで、二〇年間家族のためにクリスマスのごちそうを作ってきたし、アーティチョークをスチームし、家族のバースデーケーキを焼き、冷蔵庫の野菜室の底にある残り物の野菜をかき集めて手早くスープを作ることのよろこびを知っている。わたしにとっての幸せとは、まな板であり、よく切れるナイフであり、レモンなのである。だが、いざ食事キットを使ってみると、一家の料理人でいることに対する自分の感情が少しゆらいでくるのだ。食事キットはきちんとパッケージされて玄関に届けられる。今日はもう夕食の献立を考えたり、買い物に行って重い食材を家に持ち帰ったりしなくてもいいのね――心のこもったプレゼントのような食事キットの茶色い袋をキッチンで眺めていたら、なぜだか涙が出てきてしまった。

ハローフレッシュのお試しセットを使いはじめると、夫は以前よりもはるかに多くの時間を料理に費やし、一〇代の子供たちもひとりで料理ができるようになった。当時一七歳だった長男は、わたしが長年キッチンで手を替え品を替えやらせようとしてきたどんな作業よりも嬉々として料理を作るのだった。ポケモンカードの交換をする世代の子供らしく、口やかましい母親の声よりも、光沢のあるレシピカードに書かれた頼もしい言葉のほうが信頼できるらしい。それまで目玉焼きとカルボナーラしかなかった彼のレパートリーは、突如としてタイ風のナス入りチャーハン、エビのリガティーニ［ショートパスタの一種］、野菜の海鮮醬炒《かいせんじゃんいた》めまで広がった。一四歳の娘は、ハローフレッシュのレシピカードを見ながら料理をすると自分が料理番組のシェフになったみたい、といった。

レシピ自体は（少なくともわが家で試したものに関しては）、とくに目新しいものではない。また――これもハローフレッシュに関しての話だが――食事キットの野菜の種類は、旬のものではない赤ピーマンやズッキーニが多く、肉もフリーレンジ（放し飼いで育てられた家畜）ではないし、調理時間も極端に短いものがほとんどだった。ハローフレッシュのメニューには、わたしの好みからすると煮こみ時間が短すぎるものがあるとドレイクに伝えると、彼はこう答えた。市場調査によれば、彼の顧客が調理にかけたいと思う時間の「スイートスポット」は約二七分。「レシピカードに調理時間が四五分と書かれていたら、顧客は『四五分もかけられない』というでしょう」

時代の最先端をいくこの食事キットは、曜日によってメニューが決まっていたかつての食事のパターンをなぜか思い起こさせる。イタリアには今もそんな習慣がある。ローマの大衆的なイタリア料理店の日替わりメニューは安心できる想定内のものに決まっている――フードライターのレイチェル・ロディがガーディアン紙でそう書いていた。「金曜日はパスタとヒヨコ豆または塩漬けの干しダラ、土曜日はミントとペコリーノチーズ入りのローマ風トリッパ［牛の胃袋］、日曜日はチキンレバー入りフェットチーネと子羊のロースト、月曜は米とエンダイブ［キク科の一年草で苦みがある］のスープ煮、火曜日はパスタと豆、水曜日は何でも好きなものを、木曜日はニョッキ」[12]

ソイレントなどの栄養代替食と同じように、食事キットは現代の生活にあふれている選択肢の一部をシャットダウンする。「選択肢の氾濫をやめにしたいんです」とドレイクはいう。食事キットの箱が家に届いたら、顧客が決めなければならないのは、どれをいつ食べるかということだけ。メニューそのものに議論の余地はない。たとえば、月曜はメキシコ料理のトスターダ［トルティーヤを揚げたもの（好みの具をのせて食べる）］、火曜はフリーカ［青麦をローストして乾燥させたもの］のピラフ、水曜は魚の香草焼きにサヤインゲンとポテトの付け合わせ、という具合である。

食事キットを通じて、わたしたちは料理が完全に自由な選択の行為になったときの姿を垣間見ることができる。それはもはや単調な仕事や退屈な時間ではなく、力と自由を得た感覚だ。第二次大戦後、料理を作る行為と多忙な現代生活は両立しえないと思われていたが、食事キットの登場はそのふたつの要素を合体させることに成功した。わずか二七分間でも、電話やパソコンから解放される気分はすばらしい。ニンニクをきざみながら、その刺激的な香りを吸いこみ、ハルーミチーズを焼いて、表面が茶色く弾力のある硬さになっていくのを眺め、ナイフできざむピスタチオの蠟のような感触を感じることは、心身によい効果をもたらす。わたしが話を聞いた友人たちも、食事キットを使うことで、生まれて初めて料理が楽しくなったと口々にいっている。

食材宅配サービスに自炊にかかる以上のお金を消費者が進んで払うようになるとは、誰が想像しただろう？　本書の執筆時点で、わたしの試算では、ハローフレッシュのパンチェッタとバジルを使ったペンネ・アラビアータを作ると、このきわめて標準的なパスタの食材を自分で買うより二倍以上の出費になる。それでも、このメニューならば一日に必要な五種類の野菜のうちの三種類を摂取できます、と説明し、「笑顔で召し上がれ!」と呼びかけてくれる小さなレシピカードの存在は見逃せない。

出来合いの惣菜に地位を奪われた数十年を経て、料理自体は向上している。食事キットの台頭は、料理への回帰という大きな流れの一部である。わたしがよく調べものをする大学の図書館では、学生たちが色あざやかな野菜を中心にしたランチボックスを持ちこんでいるのをよく見かける。彼らが勉強の合間にヴィーガン料理の情報交換をしているのをときどき耳にするが、これは数年前にはなかったことだ。健康のためなのか、味の好みなのか、食を純粋に楽しんでいるからなのかはわからないが、この数年間で、少数とはいえ無視できない数の消費者がキッチンに戻っている。

料理をするかしないかの選択でいえば、今は多くの人が料理をすることを選んでいる。今日の料理はかつての料理とは同じには見えないかもしれないが、それを憂える必要はない。「自炊を好むアメリカ人が一〇パーセントしかいない」ことに対する嘆きは、「料理を好まないのはよくない」という共通概念の存在をあきらかにした。昔であれば、その考え方自体がばかばかしいと笑い飛ばされただろう。料理は、好きだからという理由でやるものではなかった。する以外の選択肢がなかったのだから。あなた——たいていの場合女性——がやるだけのことだ、と。

二〇一六年、食の歴史学者のレイチェル・ローダンは、今から一〇〇年前の第一次世界大戦の最中に生まれた母親の料理を著書のなかで振り返った。ローダンの母は農家に嫁ぎ、一九三〇年代の大半の主婦と同じように、食事を作ることに汲々とする生活を送った。「料理は母の仕事だった」とローダンは書いている。「しかも、それは過酷な仕事だった。朝九時に朝食、一二時半に正餐、お茶とその日最後の食事を五時に用意しなければならなかった」[13]

ローダンの母がこなしていた日課は読むだけでうんざりしてしまう。毎朝起きると、彼女はベーコンエッグ、ゆで卵、魚の燻製かソーセージを用意した。

グリルでパンをトーストして、トースト立てに置く。朝食用の部屋のテーブルに、洗いざらしの色あせた赤茶と緑のサッカー地のテーブルクロスをかける。ティーポットを置いて緑色のティーポットカバーをかけ、お湯の入ったジャグとミルクの入ったジャグをトレイに載せ、テーブルの上座の母の席の近くに置く。続いて、食器、カトラリー、バター皿、自家製のマーマレード、トースト受けをならべる。三〇分後にはテーブルの上を片づけて食器を洗う。[14]

一度の食事のためにこれだけのことをしなければならない。この一連の作業を一日三回、毎日続ける。ローダンの母は、一回の食事が終わるたびにテーブルクロスを裏返してかけ直していた。

あなたのお母さんは「料理上手」だったかと聞かれ、ローダンは答えるのに「とまどった」という。たしかに、今の基準に照らせばローダンの母の料理のレベルはいろいろな意味できわめて高いといえる。「食事の時間が遅れたことも、パイの皮が硬かったり、スポンジケーキが膨らまなかったりしたことも一度もなかった」。家族の食卓には、地元の食材を使った、手のこんだ出来立ての料理ばかりをならべた。しかしローダンの母には、料理上手になるかならないかを選ぶ余地はなかった。彼女だけでなく、当時のイギリスの農家の嫁にはそうなることが期待されていた——それだけの話だ。料理が好きだからではなく、生活がその役割を彼女にあてがったから料理をしていたのだった。

ローダンの母はごく普通に料理をこなしていた。当時としては、むしろ楽なほうだったろう。少なくとも農家では肉や野菜が豊富に手に入るけれども、二〇世紀初頭のイギリスの都会で暮らす家庭の嫁は、わずかな材料とかぎられた道具で、農家と同じ人数分の食事を作ることを期待された。しかも都会では、独立したキッチンがないワンルームの住居が多く、嫁が料理から逃れる場所はなかった。わたしたちは昔の素朴な家庭料理を美化しがちである。バラ色の頬の女性が絵のように美しいモモやプラムの入った瓶をならべる姿を思い浮かべる。しかし近代以前の調理とは、日々の家事に追われながらありったけの材料を鍋に放りこみ、煙の充満する部屋でかまどの火を一日中管理し続けることだった。

わたしたちは、かつての料理に郷愁をつのらせるよりも、そうするしかなかった時代――今も大勢の人々にとって――のきびしさに思いをはせるべきだろう。

◉料理人の国

「貧乏人は料理をしない」とはよく聞く台詞《せりふ》だが、これは短絡的な見方である。貧乏人はマクドナルドに行くのをやめて米や豆などの質素な食材を買えばいい、それだけで十分に健康になれる――と偉そうに語る人たちもいる。二〇一四年、イギリス貴族院（上院）の保守党員アン・ジェンキンは、人々がおなかをすかせるのは料理の方法を知らないからだと主張した。ジェンキンは、自分が朝食にポリッジ［オートミールをミルクで煮こんだ粥］を作ったときは材料費は数ペニーしかかからなかった、貧乏であってもそれくらいのことはできるはずだ、と述べた。[15]

しかしイギリス国内のデータによれば、自宅で料理に費やす平均時間は、低所得者層のほうが高所得者層よりはるかに多い。もちろん、低所得者層のすべてが毎日料理をしているということではない。時間もお金もない人は、大袋のスナック食品を買ったりもするだろう。しかし一九九〇年代以降、低所得層が料理に費やす平均時間は、一九九二年の一日五七・六分から、二〇〇七〜二〇〇八年には六四分に増加している。同様に、肉体労働をしている低所得の女性は、管理職や知的職業に就いている高所得の女性よりも、料理に費やす時間が三〇分以上も多くなっている。[16]

わが家でハローフレッシュのお試しセットを使ってから数週間後、わたしは反貧困の活動家でジャーナリストのキャスリーン・ケリッジに会った。三八歳のケリッジは四児の母で、二九歳のときに心臓発作を起こしたことがあり、その後、乳がんの診断を受けた。夫はリストラで職を失い、ケリッジはしばらくのあいだ約五〇ドルで家族六人の一週間分の食費をやりくりしていた（ハローフレッシュでは四人家族の食事キット一・五回分に相当する金額である。ケリッジは同じ金額で六人分の食事を二一回分用意しなければならなかった）。現在、ケリッジも夫も職に就いているが、収入は少ない。家賃と光熱費と子供たちの制服代を払うと食費が足りなくなるため、毎日知恵をしぼって献立を考えてはいるものの、不十分な材料でまにあわせるしかない。

食費を切り詰めている人々の料理法に対する世間の思いこみにケリッジは憤慨している。「あの人たちは、わたしたちがみな出来合いのものを食べているといいます」。会議の休憩時間に彼女はわたしにいった。「家族六人分の出来合い食品を買う余裕なんてありません」。彼女は毎日、一から調理するしかない。だがそれはかならずしも幸せな経験ではないという。「スーパーマーケットで買い物をしながら、子供たちにこれも買えない、あれも買えないといい続けるのはつらいものです」。子供にはめずらしく、ケリッジの子供たちは野菜が大好きだ。しかしパスタやパンに比べると野菜は腹持ちが悪いため、予算内で買える分しか食べさせてやれない。
　流行の料理の見栄えのする食材もケリッジにとっては苦労の種でしかない。それでも周囲の美食の世界はいやでも目に入ってくる。だがケリッジには、それを共有する経済的な余裕がない。彼女の一〇代の娘たちはスーパーマーケットで「コジェッティ（ズッキーニをパスタのように細く長くスライスしたもの）」を見ると、インスタグラムで見たことがあるから買ってほしいとせがむ。「でも、重さにすると生のズッキーニの一〇倍も高いんです」とケリッジはいう。
　低所得の家庭が食べていくのはいつの時代も苦しかったが、昔は料理は誰にとってもやっかいな家事だという共通認識があった。だが今は違う。ケリッジは、人々が思い描く料理の「理想の世界」に嘲笑されているような気分になる。「三個の新タマネギと一カップの米」を使って何を作ろうかと悩んでいるとき、子供たちの視線を感じると胸が張り裂けそうになる。もし理想どおりにいくなら、「毎朝子供たちのためにスムージーを作り、質のいい食材だけを選び、平飼いのオーガニックの食材だけを買い、一日に一〇人分の野菜と果物を食べたいですね」とケリッジはいう。しかし現実には、夕食はいつもの予算で買えるものにかぎられ、運がよければ「冷凍サヤインゲンを少し」つけるくらいだ。[17]
　それでは現在の料理は、結局は経済力なのだろうか？　それは料理をするのが誰なのか、料理をどのように位置づけるのか、によって異なってくる。パトリック・ドレイクによれば、ハローフレッシュの顧客のなかには、身体に障害があり、食事キットによって大きな自信を得たと感じている人がいるという。彼らは食事キットのおかげで初めて家族全員の食事を調理することが可能になり、食に関して自立するという新たな感覚と調理のプロセスに対する関心を持つようになった。しかし、「料理とは食卓に食べ物をならべる行為にすぎない」と考えた場合、話はまったく異なってくる。裕福な国でも貧しい国でも、何の見返りも求めず、愛する家族を養うという尊敬されるべき仕事をやりとげるためだけに、毎日食事を作っている母親が数えきれないほどいる。彼女たちは日々必要不可欠な役目を果たし、食生活に起因する病気から家族を守る食事を作っているのに、どういうわけか、しかるべき敬意を表されることはめったにない。

「わたしたちはライスプディングのカルダモンの香りをもてはやすのに、カルダモンを生産する女性たちのことは忘れている」。こう指摘したのは、インドのムンバイ在住のプラジュナ・デサイである。二〇一四年に三か月半にわたって、デサイはムンバイ最大のスラム街ダラビで料理のワークショップを開催した。そして、それに参加した八人の女性の料理と生活を『讃えられないチキン――ダラビの八人の料理人の物語とレシピ *Indecisive Chicken: Stories and Recipes from Eight Dharavi Cooks*』という料理書にまとめた。[18] これはわたしが今まで読んだなかで、もっとも独創的なレシピ本のひとつだ。デサイは、彼女たちがレシピなしでも「なみはずれた経験と自信の相乗効果によって」料理ができることに気づいた。冒険することを厭《いと》わず、たとえ二七分以上の時間がかかっても気にしない料理人たち。トウジンビエ［イネ科の雑穀のひとつ］を手でこねてロティ（クレープのようなパン）を作り、タマリンド［マメ科の常緑樹タマリンドの果実］とパクチーのソースで白身魚を煮こむ。彼女たちが作る料理には繊細さと機知がある。たとえば、緑色の苦いウリに甘いピーナッツの具を詰めて紐で結び、少量の油で揚げる、といった具合に。

デサイは二〇一四年にダラビに足を運び、このプロジェクトに参加してくれるボランティアを募った。最初の会合には三五人の女性が参加した――「みんな外出する口実がほしかったんだと思います」――が、その後も引き続き参加したのはわずか八人だった。デサイは週に三回その女性たちに会った。

字を書けない女性が多かったので、互いのレシピを口頭で説明し、録音した。最初、あなたがたは人々に伝える価値のあるものを持っているのだと説得するのに苦労した、とデサイはいう。「みんな、自分はレシピを教える立場ではなく、学びに来たと思いこんでいたんです」とデサイは当時を振り返る。

二〇一七年の春、わたしはスカイプでムンバイの自宅にいるデサイと話をした。彼女の部屋の壁には色あざやかな織物が飾られ、鳥のさえずりも聞こえてきた。美術史家の経歴を持つデサイは、当初、アート関連のNGOから話を持ちかけられた。その団体は、ダラビでアートと健康に関するプロジェクトを計画していたのである。そのとき彼女が気づいたのは――それ以前に気づいている人も大勢いた――料理そのものが一種のアートであるのに、それが十分に考慮されていないことだった。

デサイもそう考えているように、近年のインドの経済的な成功は、(彼女がダラビで出会ったような)女性たちのすぐれた料理の技能あってのものだ。「一日三食を用意する彼女たちの無給労働がなければ、この国は崩壊するでしょう。インドで毎日料理をすることは、今でもごく当たり前のことなのです」とデサイはいう。わずかな食費で最高の食事を作る妻や母親は、しかしその働きにふさわしい高い地位を与えられていない。

デサイに協力した女性のひとり、カヴィータ・カワルカーは二五歳の主婦で、教師をめざしている。カヴィータのレシピのなかに、パクチーの入ったスパイシーなトマトソースで魚を煮こむ「フィッシュ・マサラ」がある。ソースを作る前、カヴィータはタマネギと干しココナツを、それぞれ別のガスバーナーで焼く。デサイはこう記している。「この重要な最初のひと手間によってタマネギの甘みが増し、硬いココナツから甘い油分が出やすくなる」。できあがった料理は「混じり気のないベルベットを舌に乗せたような」味わいだという。

欧米ではもう誰も料理などしないと嘆くとき、わたしたちが思い描く料理とは、まさにインドの大勢の主婦たちが毎日やっているような料理のことである。デサイのプロジェクトに参加した八人のダラビの女性は、手間のかかるロティも含め、すべて一から手作りで料理をする。彼女たちが作る料理はバラエティ豊かでおいしく、ほとんどがとてもヘルシーだ（ただしデサイも、一部の料理には安価な食用油が大量に使われると述べている。その背景については第1章でふれた）。インドの典型的な家庭料理といえば、米、レンズ豆、作りたてのチャツネやサラダ、自家製の調味料、一種類または二種類のカレー、それに付け合わせとしてかならずつく自家製のヨーグルト。段取りと手際のよさが求められるこれだけの食事のしたくを一日三回こなしているにもかかわらず、デサイのプロジェクトに参加した女性たちは、自分が「何かに貢献できる存在」だとは思っていない。

食べ物のことだけを考えれば、彼女たちがやっていることは有益だ。しかしデサイは、こうした大変な食事にかかる人的コストの厖大さ——インドをはじめとするアジアの伝統社会で今も当然とみなされている——に懸念をいだく。デサイがダラビで会った女性たちがバラエティ豊かな食事を作るのは、彼女たちがそうしたいと望んでいるからではなく、「品数の多い食事を家族に期待されているから」だ。料理はかならず作らなければならない、そして、女性が作らなければならない——こうした現実と圧力が、料理を作る相手である夫に比べて自分は低い存在なのだ、と女性に感じさせている。

インドなどの伝統社会に生きる料理人たちが作るたぐいまれな料理は、もっと称賛されてしかるべきだ。食関連の不健康に悩むこの時代に、彼女たちは一日に三度、それを予防する「薬」を食卓にならべている。わたしたちがかつてないほどそれを必要としている時代にこうした伝統的な家庭料理がもし失われてしまえば、世界は莫大な損失をこうむることになる。しかしここで問題が立ちはだかる。

選べるとしたらほとんどの人は選ばないであろう生活を彼女たちは送ってきた。そんな生活をもう彼女たちに押しつけないことと、このような料理の文化を守り続けることを両立できるかという問題である。わたしたちは誰かに伝統的社会の料理人という低い地位を強いることなく、伝統的な家庭料理の恩恵を享受し続けられるだろうか。

◉新たなキッチンのルール

イエムジ・アリビサラと会う日の朝、ケープタウンは雨だった。アリビサラが乗っていたウーバーの配車サービスの車は渋滞に巻きこまれていた。鼻かぜをひいていたわたしは、しゃれたカフェでカフェオレをすすりながら彼女を待っていた。到着したアリビサラは、思わずつりこまれそうな深みのある笑い声をあげながら、鼻をつく刺激的な香りを放つ、いかにも辛そうな料理の入った紙袋をわたしに手渡した。小魚の干物とカップ入りのスモーキー・チリペースト、ハニーブッシュティー、乾燥黒イチジク、そして、今まで見たことも嗅いだこともない、とてつもなく強烈な匂いの香辛料の詰め合わせが入っていた。

ナイジェリア人のアリビサラは、自宅のキッチンにある食材のおそらく半分くらいはもってきたのではないだろうか。彼女はとても誇らしげだった。フードライターのアリビサラにしてみれば、ナイジェリア料理は一億九〇〇〇万人の「知られざる人々」が食べている料理であり、つまり、「知られざる宝」なのである。「世界はまだナイジェリア料理に出会っていない、とわたしは伝えたい」。彼女は著書『ロングスロート・メモワール *Longthroat Memoirs*』（二〇一六年）の冒頭にそう書いている。この本は、ナイジェリア料理のみならず、それが二一世紀に料理をする女性たちにとっていかなる価値があるかについて述べている。
高学歴のアリビサラは、親戚の女性たちから、キッチンでそんなに長い時間頭を使うのはもったいない、といわれたという。しかし彼女は、子供の頃から慣れ親しんだヨルバ［おもにナイジェリア南西部に住むアフリカの民族］料理に深い愛着を持っている。アリビサラの本に載っている調理法はハローフレッシュのように簡単ではなく、以前であれば「女らしさをはかる料理テスト」と思われかねない、かなり大変な方法が多い——鍋つかみを使わないで熱い鍋を持ったり、まな板なしにヤムイモをきざんだり。アリビサラは、熱湯の入った鍋からゆで玉子を素手で取りだせると自慢する。シカゴのエディ・ユンのように、彼女もまた、自分の子供たちにナイジェリアの伝統料理を伝えたいと考えている。たとえば、風味と歯ごたえのある鶏肉とオクラを煮こんだ、とろみの濃いスープ。これはスコッチボネット［激辛のトウガラシの一種］とナツメグを用い、味つけを濃くする。
しかし今の時代、多くの人が料理を敬遠するのも無理はないとアリビサラは思う。ナイジェリアの首都アブジャに住む裕福な女性たちのほとんどが、「月給六万ナイラ［約一万八千円］で雇っている男性コックが休みの日には、子供たちにインスタントヌードルを食べさせています。昼食と夕食は、ピザや中華料理のテイクアウトですませます」。料理をするナイジェリア人妻への評価が——テレビに出演する男性のシェフとは違って——こんなに低いことを考えれば、料理をしないという選択は十分に理解できる。女性の料理人は今でも、自分が食べるのは後まわしにして家族のために食卓を整えることを期待されている。火傷や切り傷をがまんし、「両手にたこを作り」、けれども感謝されることはめったにない。[19]
それでも、ナイジェリア女性のキッチンは「活力と光あふれる部屋」であり、家族がおなかをすかせて訪れ、満腹になって出ていく場所だ。アリビサラが料理を続けるのはもちろんそれだけが理由ではない。あえて料理をしないことを選べるにもかかわらず、キッチンから去ることを拒んでいるのはアリビサラだけではない。「ナイジェリア女性の多くは週末に料理を作って冷凍しておきます。平日に長時間働いたあと、料理の味を壊さないように気をつけて解凍します。夜、仕事を終えて交通渋滞のなかを帰宅し、誇りを持ってエプロンをつけてキッチンに立つのです」とアリビサラは説明する。[20]

食卓にならべる料理を手に入れる手段がいくらでもあることを考えると、アフリカでも北アメリカでもヨーロッパでも、これほど多くの人が今でも自炊という手段を選んでいるのは驚くべきことだ。現代の料理がわたしたちの祖父母の世代のそれとは違うものになった理由のひとつに、家族そのものの変化がある。アメリカの一部の州では、一〇〇〇世帯のうち二一世帯は同性カップルで構成されている。こうした家では、料理、洗濯、子供の世話を誰がするのかについて、新しいルールを作らざるをえない。家族のひとりだけが家事をになうという前提がなくなったことで、料理の価値に対する新たな見方が生まれたといえるかもしれない。[21]

わたしたちは長いあいだ、家庭で料理をになうのはさほど影響力のある仕事ではないと勘違いしてきた。だが、愛する人たち(自分自身も含め)の健康と幸福を支える営みに携わるよりも影響力のあることが、ほかにあるだろうか? これがいかに大切な仕事かは、世界の栄養転換の結果を見ればわかる。地域社会における家庭料理——たとえばメキシコの米や豆、ポルトガルの野菜スープ——の放棄と、食に起因する疾患の増加のあいだには、明確な関連性がある。

アリビサラが書いているように「毎日、誰も感謝してくれないのに鍋を火にかけ、工夫をこらして料理をするのがいかに大変なことか」をもっと評価する必要がある。さらに、料理をもっと——よりいっそう――簡単にする方法を見つける必要がある。ネット上で「簡単な料理」と呼ばれるもののほとんどは、実際には「簡単」からはほど遠い。

料理をこの時代に生き残らせるにはどうすればいいのか、という難問に対する回答のひとつは、料理とは何かという基準をゆるめることだろう。男性が作っても料理。昨日作ったカレーを電子レンジであたためなおし、自分ひとりでおいしく食べても料理。曾祖母には想像もつかない「手抜き」キッチンツールをいくつ使っても、それでも料理。

世界中で、昔と同じおいしい料理を作る新しい方法が注目を集めている。ブラジルで人気のある最新家電は圧力鍋だ。これを使えば伝統の家庭料理、黒豆と肉を煮こんだフェイジョアーダをごく短時間で、しかも光熱費を節約して作ることができる。アメリカ、イギリス、インドの多忙な人々――わたしもそのひとりに入れておこう――のあいだでは、インスタントポット（AI電気圧力鍋）が絶大な人気を博している。この電気調理器にはスロークッカー、圧力鍋、炊飯器をはじめとするさまざまな調理機能があり、これさえあれば、さほど時間をかけなくても、本来はじっくり調理するソウルフードを作れる。イタリアで人気があるのはビンビー（ほかの国ではサーモミックスと呼ばれている）で、フードプロセッサとしてだけでなく、きざむ、混ぜる、攪拌するといった機能があり、まるで母親がたくましい腕で愛情をこめて二〇分間かき混ぜて作ったかのような、とてもなめらかな元気の出るリゾットができる。イタリア人の三〇人にひとり――そこには男性も多く含まれる――がビンビーを持っている。一台約一〇〇〇ユーロ（一〇〇〇ドル以上）することを考えれば、これはかなりの普及率といっていい。[22]

料理とはつねに、日常生活上の要請と、きちんとした食事への願望のどちらかを選択する行為だった。両者のせめぎあいはかつてないほど複雑になっているが、今の状況は悲観するほど悪くはない。たしかに、必要に迫られて料理をすることもあるだろう。だが、時間や注意を振り向けなければならないさまざまなことすべてをいったん横において、まず料理を選択するのは、とても前向きな行動だ。それが自分のためであっても、誰かのためであっても、料理をすることは日々の決断と愛情の意思表示である。カリフラワーを細かくきざんで熱いオーブンで焼いてレモンをしぼる——そこまでする必要はないのに、それでもあなたはそうしている。トウモロコシとジャガイモとポロネギと生クリームを使って濃厚でなめらかなチャウダーを作ることを誰かに強制されているわけでもないのに、あなたはよろこんでそれを作っている。

とはいえ、昔ながらの料理はまだ完全に消え去ってはいない。たとえひとり分のスープを作るだけでも、わたしたちは料理をするたびにそれをどこかで思いだしている。食材を手に取って加熱するという行為には、さまざまな食事の風景から失われてしまった、物事にじっくり取り組む姿勢がかならず含まれている。手のひらから鍋に移すほんの一瞬であっても、わたしたちはその食材に注意を傾ける。

食事の形態は急激に、そして大きく変化した。それでも、食べ物がわたしたちの生活の中心にあることは今も昔もまったく変わっていない。料理をすることは、その事実を尊重し、食文化の矛盾や過剰さから逃れる術《すべ》なのだ。毎日毎食——とはいかなくても、料理をすることは現代生活の狂騒への対抗手段になりうる。メールの返事は後回しになるかもしれない。ジムでエアロバイクに乗るのを忘れてしまうかもしれない。メッセージアプリの通知が何度も鳴っているかもしれない。だがそんなことはどうでもいい。夕食の準備ができた。

第9章

「食べる」を変える

いまや世界の大半が、「そして、彼らは二度とひもじい思いをすることはありませんでした」という、おとぎ話の結末に到達している。これまで見てきたように、ありあまるほどの食べ物が供給される現代社会は、過去の世代にとっては夢の世界だ。わたしたちの祖先は、ジンジャーブレッドでできたお菓子の家や、食べても食べてもポリッジがなくならない魔法の鍋や、クリスマスに――太れば太るほどおいしくなる――ガチョウをあぶり焼きにするお話を語ることで、すきっ腹をかかえたわが身を慰める暮らしを何世紀も続けてきた。そして、ヨーロッパの昔ながらのおとぎ話が見せてくれる夢は、純粋に量を讃えるものである。つまり、それらはおなかを満たす炭水化物の物語であり、また、ひもじい思いで寝床に入らなくてもすむという、恍惚とするほどの安堵感を与えてくれる物語だったといっていい。

食べ物にまつわる物語は重要である。それは、わたしたちが何をどう食べるかに影響をおよぼす。「そして、彼らは二度とひもじい思いをすることはありませんでした」という結末は、栄養転換のステージⅢからステージⅣへの移行にふさわしいものだった。これは飢餓の解消から豊穣への移行を意味する。二〇〇〇年から二〇一五年にかけて、発展途上国の飢餓レベルは二七パーセント減少した。驚くべき数字というほかない。にもかかわらず、二〇一八年には世界で八億人を超える人々がいぜんとして飢餓状態にあり、そのうちのかなりの割合の五歳以下の子供が、乳幼児期の食料不足を原因とする健康障害の重荷を生涯背負っていくという現実が今もある。これは人類全体の汚点である。そのような恐怖に直面するとき、十分な量の食料生産という喫緊《きっきん》の課題で頭がいっぱいになるのは至極当然なことだ。一九四一年、第三二代アメリカ大統領のフランクリン・D・ルーズベルトは、「窮乏状態からの解放」は人間の四つの基本的人権のひとつだと言明している。[1]

現在の食糧制度の礎《いしずえ》を築いた二〇世紀なかばの植物育種家たちは、品質や多様性や持続可能性よりも、生産量こそが重要と考えた。緑の革命［食糧危機に対処するため多収穫の作物の開発などに取り組んだ農業革命］の父であるノーマン・ボーローグは、矮性《わいせい》で高収量の小麦の開発で一〇億人の命を救ったといわれている。この数字を前にすると異論を口にするのはむずかしい。アメリカ農務省出身のライターであるスーザン・ドーキンが、かつて一緒に仕事をしていた育種家の思考回路について述べている。彼らはいつも同じことを訊いてきた、とドーキンは振り返る。「一エーカー［約四〇〇〇平方メートル］あたりどれだけの量を生産できるのか？　どれだけの数の人間を養うことができるのか？　それが彼らの立ち位置だ。それが彼らの頭のなかにあることだ。彼らの視線の先にあるのは食卓ではない。ふくらんだおなかなのである」[2]

しかし、今日の不可解で矛盾に満ちた食料供給に目を向けてみると、「彼らは二度とひもじい思いをすることはありませんでした」という結末が幸福をもたらしたと自分を納得させるのはむずかしい。加糖飲料の飲みすぎで乳歯をすべて抜かれた二歳児や、2型糖尿病が原因で手足を切断した成人の増加といった、食生活に起因する新たな恐怖がそこかしこに存在している。しかし、カロリー過多でありながら栄養不足という状況が世界全体の問題になっているのに、世界の農業はいぜんとして土地から最大の収穫量をあげようとしている。

「二度と飢えることはない」という結末は、インドの痩せ衰えた赤ん坊や、栄養バランスの悪いスナック食品で刺すような空腹感をまぎらわしている困窮した人々にとっては、やはり当然の願いだろう。しかしこの物語は、単一の世界標準の食が各地に広がり、砂糖や精製油過多で微量栄養素が少ない食生活が大半になってきた事実を是正してくれるものではない。この単純明快な物語が、わたしたちを摂食障害という悲劇から救ってくれることもない。さらには、いま世界には栄養物では満たすことができないさまざまな「飢え」が存在している。仕事に追われる日々のなか、本当はもっと食事や調理に時間をさきたいという願望。太りたくないという切望。食べるもののことで罪悪感を抱いたり悩んだりしたくないという悲痛な願い。

食べ物に対する非理性的な行動のかなりの部分――もちろん全部ではない――は、もう二度と空腹感を味わいたくないという深層心理から来るのだと考えると納得もできる。何かを食べるとき、わたしたちは往々にして「またすぐおなかがすいたらどうしよう」という不安を感じる。量が少ないことはおそろしいこと。いくら好きだからって――肉であれ砂糖であれ――そんなに食べないほうがいいよと諭す人を、わたしたちはおとぎ話に出てくる悪い魔女のように敵視する。粉砂糖とスプリンクルをたっぷりまぶした猛烈に甘い五〇〇キロカロリーの巨大カップケーキを目にしたとたん、世界から歓喜と賛美と幸せな結末以外のすべてが一瞬で消える。

わたしたちに求められているのは、これまでの考え方を修正し、あふれる食品とうまくやっていく道を探り、より適切な食べ方を構築することだ。人類が食文化を何度も変えてきたことを考えれば、わたしたちがたどり着いたこの奇妙な場所は物語の最終章ではなく、わたしたちの曾孫がそんなおかしな時代があったのかと振り返る過渡期にすぎない。少なくとも、そう期待してもいい理由は十分にある。たとえば、シートベルトをせずに車を運転していた時代があり、タバコで喘息を治療できると宣伝していた時代があった。しかし今わたしたちは、そうしたことを完全に過去の物語と見なし、奇妙な時代だったとさえ思う。ならばそれと同じことが繰り返されてもおかしくはない。「ええっ！親が子供たちの朝食に、あんな極彩色の砂糖がけのシリアルを食べさせてたの？　しかも『賢い選択《スマートチョイス》』なんて宣伝文句をつけることが法的に認められてたわけ？」

わたしは、この難関を切り抜けてステージⅣからステージⅤへの栄養転換を実現することは可能だと希望を持っている。アメリカの栄養学者バリー・ポプキンによれば、ステージⅤでは「行動の変化」が起きて新しいタイプの食生活になる。それは何よりもまず、文化の変化になるはずだ。韓国で実践されているように、ステージⅤは、ステージⅣの豊穣を維持したうえで、野菜を中心としたより節度のある食べ方で表現されるものになるだろう。個人的には、キムチや現代の食文化ならではの斬新な調理法は守っていくつもりだが、クリーンイーティングや罪悪感とは縁を切りたい。ステージⅤでは、飲み物の選択肢として水が返り咲き、高カロリー飲料の消費が減っていくだろう。ステージⅣの特徴だった車への依存が減ってふたたび徒歩や自転車で移動するようになるので、「目的を持った行動」も増えていくに違いない。ステージⅣでは食生活に起因する疾病が急激に増えたが、ステージⅤでは非感染性疾患と肥満が減少するはずだ。願わくは体重増加恐怖症が減って、インスタ映えする体型よりも健康的な食生活のほうが重要だという共通認識が生まれますように。食べ物は悩みをもたらすものではなく、栄養を与えてくれるものとして再認識されていってほしい。[3]
ただし、外部からの支援がなければこの段階にはたどり着けない。つまり、政府やさまざまな組織が率先して食に関する指針を改める必要がある。わたしたちが食生活を営んでいるこの世界を変えるには、農業や食品市場に対する適切な規制から教育や調理指導にいたるまで、複数の現場での活動が必要になるだろう。フードジャーナリストのフェリシティ・ローレンスは二〇一八年に、現在の環境の再構築に政府の介入が必要であることはますますあきらかになってきている、と述べた。「個人の抵抗だけでは」とローレンスはいう。「わたしたちが暮らす世界の景観までは変えられない」[4]

◉かぐわしい緑の草原

さまざまな理由はあるのだろうが、食生活に起因する健康障害という、この未曾有の危機のさなかにあっても、「政府には国民がもっと健康的に食べたり飲んだりできるよう力を尽くす責務がある」という発想は激しい論争の的となる。誰かが食品環境を改革するための法令を提言するたびに、「過保護国家だ!」と怒りの声があがる。二〇一二年、ニューヨーク市にごうごうたる非難の渦が巻き起こった。当時の市長マイケル・ブルームバーグが加糖清涼飲料水の容器に制限を設け、最大で一六オンス(四七四ミリリットル)までという規制を提案したのである。ひとつはっきりさせておきたい。これは炭酸飲料を禁止するものでも、飲料の総量に関して権力を行使するものでもなかった。市民は各自の懐具合に応じて、一六オンスの炭酸飲料を好きなだけ買ってよかった。ところが、ブルームバーグの禁止措置――二〇一四年にニューヨーク市衛生局が撤廃することになるのだが――は、個人の自由を侵害する家父長的な蛮行として多方面から攻撃された。反対派のひとりは、「彼は、政府の最大かつ究極の目的は、市民にどう生きるべきかを手取り足取り指導することだと信じているらしい」と批判している。[5]

食の問題に政府の介入が増えることに幅広い層の人々が反発するのは、それがどこかで衝動的反応を引き起こしてしまうからではないだろうか。人間というものは、子供の頃から自分の口に入れるものについてあれこれいわれるのをいやがり、ついつい反抗的な態度を取ってしまう。好き嫌いの激しい子供に食事をさせている親ならぴんとくるはずだが、「これを食べなさい」といわれると彼らは干渉されたように感じるのである。わたしも、たとえば、カッテージチーズを具にしたおにぎりは軽食にうってつけだと薦める政府公認のパンフレットなどを目にすると「ああ、うるさい！」と思う（カッテージチーズ自体は好きだ）。

この時代に食品を規制するという発想そのものが嫌悪されるのには、もうひとつ理由がある。それは「量が減る」という心理学的な問題だ。かつてのわたしたちは、市民への食料供給を守るための政府の介入にはさほど抵抗感を持っていなかったが、それはその場合の保護が、十分な食料調達という形態をとっていたからである。古代から、豊かな穀倉地帯と全員に行き渡るだけの栄養物を確保するのは国家の基本的な役割だった。戦時中の配給でさえ、国民に節約を求める分だけ、ひとりひとりが各自の割り当てを確実に受け取れるようにするためのものだった。一九四一年生まれのわたしの母は、戦時下のイギリス政府が五歳以下の子供にビタミンCを確実に摂取させるためにクロスグリのシロップを無料で支給していたことが話題にのぼると、いまだに感謝で目を潤ませる。

現代のジレンマは、政府や自治体が、食物のさらなる供給を約束するという単純な手法を採用できなくなったことにある。なぜなら、おしなべて見ればわたしたちはすでにありあまるほどの食物を保有しているからだ。結果的に、政府が食に関して起こす行動のほとんどが、懲罰的なものと受け取られるようになってしまった。ブルームバーグ元市長は自身発案の規制を、推定九八万七〇〇〇人が2型糖尿病をわずらうニューヨーク市で、市長として市民の健康を守るために責務を果たした結果でるととらえていた。しかし批判する側にとっては、自分の皿に盛られた食べ物（正確にいえば、バケツのような容器に注入されたソーダ水）を盗まれそうに思える規制だったに違いない。

しかし食料政策については、できるできないの問題ではなく、なんとしても政府が現状以上のものを提供しなくてはならない課題がある。そう、食品の品質である。

過去数十年にわたり、わたしたちは食べ物の量の問題にのみ幻惑され、その品質にはほとんど注意をはらってこなかった。おなかがすいた？　もっと食べなさい。太りすぎた？　食べる量を減らしなさい。体重を減らすにしろ増やすにしろ、栄養に関する視点は狭く不備なままで、たんなる摂取カロリーと消費カロリーの問題ですませてきた。だが、健康的な食生活とは量だけの問題ではないし、そこに含まれないものだけで定義することもできない。これまで見てきたように、ただたんに砂糖やファストフードの摂取量を減らせばいいわけではなく、ヨーグルト、魚、ナッツ、豆、緑色野菜といった、栄養豊富な食品をたくさん摂取しなくてはならない。

世の中にはいぜんとして、品質の高い食品は上流階級や富裕層の口にしか入らないという共通認識がはびこっている。以前、ラジオアナウンサーのデレク・クーパーは、イギリスの食文化の欠点は二種類の異なる食品が存在することだと述べた。ひとつは、クーパーが「着色料まみれのごみくずを使った缶詰」と呼ぶ、安価で質の悪い食品。もうひとつは、「本物」「天然」「オーガニック」「伝統的」「純粋」「手作り」といった言葉を使いたくなる高価な食品。「しかし」と、クーパーは疑問を投げかける。「すべての食品が、可能なかぎり安全で、純粋で、新鮮であるべきではないのか？　なぜ安いと質が劣るのか？」食品の開発にたずさわる人々も、この数年で、ようやくこの疑問を口にするようになってきた。グローバル社会における食料システムは、いまや飢餓だけでなく、より質の高い食生活の提供にも取り組む必要に迫られている。富める者も貧しき者も、老いも若きも、世界の津々浦々まで。[6]

食品の品質をテーマにした新しい物語はどんなふうに語るのがいいだろうと考えたとき、ふっと『三びきのやぎのがらがらどん』を思いだした。いちばん上の息子は、小さいときにこの絵本が大好きだった。物語の主人公は山羊の兄弟たち。小さい山羊と、中くらいの山羊と、大きな山羊の三頭だ。三頭は茶色い下生えの草に覆われた野原で暮らしていて、もっとおいしいものを食べたいと考えていた。川の向こうには、今まで見たことがないような、かぐわしい緑の草原が広がっている。そこに行くには橋を渡らなくてはならないが、橋のたもとには醜いトロルが棲みついていて、渡ろうとするものを誰彼かまわず食べてしまう。山羊たちはトロルをだまして難を逃れ、無事に橋を渡ってかぐわしい緑の草原に到着する。

これだ、と思った。食への憧れとしては、「そして三びきはかぐわしい緑の草原にたどり着きました」という結末は、「そして、彼らは二度とひもじい思いをすることはありませんでした」よりもずっといいではないか。これは、食べ物の量だけでなく、品質、多様性、食べるよろこびについての物語だ。ここで問題にすべきは茶色い草ではない。それはそれで立派な草なのだから（野原といえば、さまざまな野草が生い茂っているものだと思うから）。この本は、大地とのむすびつきを取り戻し、一目で本物の食べ物の美点を識別する能力をテーマにした物語として読むこともできる。わたしたちの祖先が狩猟採集民としてそうしていたように。クリーンイーティングをはじめとする現代特有の特殊な拒絶反応とは違って、これは食べ物と距離を置くのではなく、食べ物をめざして走っていく物語だ。罪悪感や否定ではなく、より豊かな栄養摂取へと向かう物語だ。わたしたちは「やぎのがらがらどん」だ。どのような体格であろうと捕食されずに橋を渡らなくてはならない。だがそこには醜いトロルが寝そべっていて、わたしたちが橋を渡るのを待ち受けている。トロルたちは人生の状況に応じてさまざまな姿で現れる。問題は、この捕食者たちをどうやり過ごして、かぐわしい緑の草原にたどり着くか。つまり、どうやってよろこびと健康の両方をもたらしてくれる食べ方を見つけるかということである。

橋の向こうにあるものとは何か――わたしはそれを特定する立場にはいない。食の未来には昆虫食が欠かせないという人もいれば藻類だという人もいる。当然のことながら、食における緊急事態がひとつの問題に収束するとは思えない。これまでがそうだったように、どの時代であっても、社会の食習慣には、政治、経済、教育、働き方を含めた、複合的な問題がかかわってくるからだ。世界経済は食の均質化を推し進めてきたが、最近は地元の伝統的な作物への関心が高まり、その改良にも取り組みはじめた。かぐわしい緑の草原も、場所が変わればまったく別の姿を見せるだろう。わたしたちは、農業従事者が似たり寄ったりの作物を生産するのをただ待つのではなく、すぐそばに広がる大地が最高の状態で提供してくれる作物は何なのか、ふたたび自分たちに問い直す必要がある。

わたしたちに必要な変化とは、食材はもちろん、文化における変容といえる。ステージVが最終的にどのような様相を呈することになろうとも、最初のステップは、わたしたちが自分に言い聞かせてきた物語を変えること。そして次のステップは、橋を渡るために一歩を踏み出すことである。その動きはすでにはじまりつつあり、世界のあちこちで明るいきざしが見られるようになっている。

◉漫画のキャラクターに別れを告げる

本書ですでに何度も登場している栄養学者のバリー・ポプキンにわたしはこう尋ねたことがある。世界のどこかに、現代の破壊的な食のパターンからの脱却は可能だと思わせてくれる国はあるでしょうか？　彼は開口一番に答えた。「チリ」と。

二〇一六年の時点で、チリは加糖飲料の平均消費量が世界でもっとも多い国だった。さらに、塩分の多いスナック菓子やポテトチップス、市販のお菓子についても、尋常ではない量が摂取されていた。平均的な家庭で購入される食品の半数以上が超加工食品であり、南アメリカではメキシコに次ぐ肥満大国だった。チリ保健省の推定によれば、チリの成人の六六パーセント前後が太りすぎか肥満状態にあり、一九八〇年代というごく最近でも栄養不良が認められる国民が多かった。ここまではおなじみの光景である。栄養転換がもたらす最悪の影響に南米全体が苦しむようになるのはアメリカやヨーロッパよりも遅かったが、そのペースは加速されていた。[7]

チリがほかの国と違っていたのは、二〇一六年に不健康な食品を禁止する法律が、世界でも類を見ないほど積極的に導入された点である。政府は加糖炭酸飲料に一八パーセントの税金を課したが、これは砂糖に課せられた税金としては過去最高の税率のひとつに数えられる。しかも、これはたんなる序章にすぎなかった。公衆衛生の専門家からは歓迎され、産業界の広報担当者からは「侵害的」と評された、はるかに大胆な強硬策があった。二〇一六年に制定された新たな食品法は、シリアルの製造業者に対して包装箱のデザインから漫画のキャラクターを一掃するよう迫ったのである。これは、加工食品の基本的な象徴性を変えようとする試みだった。以後、包装箱に愛らしいウサギやシロクマが描かれた砂糖入りのシリアルが販売されることはなく、したがって、その種の製品を幸せな子供時代の必須アイテムとする幻想も過去のものになった。二〇一八年には、この法律について伝えた記事――見出しは『チリがトニー・ザ・タイガーを撲滅』［トニー・ザ・タイガーはケロッグ社のコーンフロスティの包装箱に描かれていた虎のキャラクター］――がニューヨークタイムズ紙に掲載されている。[8]

包装箱のデザインから漫画のキャラクターを排除する措置は、食品法という法体系の一要素にすぎない。ほかにもさまざまな規制を含むこの新たな食品法は、いってみれば、肥満の原因となる食文化への総攻撃だった。法案成立に尽力したのはグイド・ジラルディ上院議員。元小児科医で、ジャンクフードに含まれる砂糖を「われわれの時代の毒物」と表現した人物だ。ジラルディはチリの食品法の厳格化をめざした活動を二〇〇七年から続けてきたが、企業の利益が優先されて思うように進んでこなかった。ようやく勝利を勝ち取ったジラルディは、成立までの闘いを「熾烈なゲリラ戦」と称している。それ以降、チリの学校では、チョコレートやポテトチップスといった超加工食品の販売は許されていない。キンダーサプライズのチョコエッグ［カプセル入りの玩具が入った卵型のチョコレート］も、なかに入っている玩具が子供の射幸心《しゃこうしん》をあおって砂糖の摂取を誘引しているという理由で、国内での販売が禁止されている。[9]

チリの食品法でもっとも印象的なのは、食品ラベルに必要とされる新たな要件だった。栄養表示欄自体はすでにあったが、その大半は率直にいって何の役にも立たないものだった。たとえば、脂肪のグラム数や一パックの総重量などをリスト化しておけば、消費者がより健康的な食品を選択する際の目安になるという考え方である。しかしこれは、消費者が合理的で教養があり、時間や予算にしばられることなく自由に食品を選ぶことができるという前提に基づいている。さらには、栄養士と変わらないほど健康に気をつかっているという前提も必要だ。

実際、これまでのほとんどの食品ラベルが食関連の疾患との戦いで無残な敗北を喫している。伝えようとする内容があまりにもわかりにくかったり読みにくかったりするうえに、スーパーマーケットでの消費者の行動がいっさい考慮されていないからだ。パックの分量や色分けシステムが伝えようとしている内容を細部まで理解するには、往々にして目を細めて文字を凝視しなければならない。多数の研究で示されているように、パックの前面に貼られた栄養表示を参考にしているのは、すでに健康的な食生活を好んでいる高所得者層である可能性が高い。したがってほとんどの食品ラベルは、是正することが目的だった健康格差を解消するどころか定着させてきたともいえる。[10]

チリは、食品ラベルを従来よりも明快であからさまなものにすることに決めた。この取り組みは二〇一四年にはじまり、牛乳に砂糖や香料を加えたフレーバーミルク、砂糖を多く加えたヨーグルトや朝食用シリアルといった、子供向けの食品に一連の警告ラベルが貼付《ちょうふ》されるようになった。シンプルな六角形のラベルに印字されているのは、「警告　砂糖が多く含まれています」「警告　塩分が多く含まれています」「警告　飽和脂肪が多く含まれています」「警告　高カロリー食品です」。チリ政府は、醜いトロルの存在を教えて国民に注意を呼びかけたのである。このメッセージは、アメリカの食品ラベルの基準と比べると驚くほど遠慮がない。「びっくり仰天とはこのことだ」。ニューヨーク大学で食料政策を教えるマリオン・ネスレ教授はチリの新たなルールを歓迎した。だが、ジラルディ上院議員やチリの公衆衛生のロビイストたちは、こうしたラベルだけでは満足しなかった。ジラルディはこの食品ラベルを「くだらない」と一蹴している。彼にいわせれば、対象とされる食品がかぎられており、製造業者は赤、青、緑のラベルを使うことが許されている――多くの消費者が好印象を抱く色が使われている、というのがその理由だった。[11]

食品ラベルは黒のデザインに改められた。現在、チリの一般的なスーパーマーケットにならぶ数多くの製品にはこの黒い警告ラベルが貼付されている。クッキーやスナック食品はもちろんだが、健康によい食品として長らく宣伝されてきた、ヨーグルト、低カロリーのドレッシング、濃縮ジュース、ナッツ入りグラノーラバーなどの数多くの製品にも貼られている。このラベルがチリの肥満率の低下に役立つかどうか判断するのは時期尚早だが、消費者行動が変わりつつある兆候は現れており、人々はある種の食品からゆっくりと遠ざけられている。チリでおこなわれた調査では、四〇パーセント近くが、黒いラベルを参考にして何を買うか決めるようになったと回答した。ふたりの子供がいるパトリシア・サンチェスは、二〇一八年のニューヨークタイムズ紙の取材に、それまで食品ラベルを読んだことはなかったが、この新しいラベルには「注意しなくてはと思わせる力がある」と答えている。[12]

本書の執筆時点で、ほかにもいくつかの国が、チリを手本にして食品に警告ラベルの貼付を義務づける法案を可決した。ペルー、イスラエル、ウルグアイはいずれもチリのモデルにしたがっており、ブラジルとカナダもあとに続く可能性があると見られている。

チリの新たな食品法は世界中から歓迎されたわけではなかった。二〇一七年の夏、わたしはサンティアゴ出身のすてきな女性と知りあった。彼女は料理が大好きで、お気に入りの海塩《かいえん》に黒ラベル食品の烙印が押されてしまったと憤り、スープに落としたひとつまみの塩がフライドポテトにたっぷり振りかけられた塩と同等の扱いを受けていると嘆いていた。ほかにも、砂糖と塩を――もっといえば、どんな食品であろうと――悪者扱いするのは間違っているという声があった。消費者が食品選びに不安を感じるようになりかねない、という理由からである。

批判はあるものの、食品業界が新たな法律に追い立てられるように行動を起こしたことはまぎれもない事実だ。チリで販売されている食品の二〇パーセント——一五〇〇品目以上——もの製品が、恐怖の黒いラベルを避けようと、砂糖や脂肪を減らすための態勢を整えた。コカコーラの販売元によれば、現在チリで販売されている自社商品の六五パーセントは低糖か還元糖を使用した飲料だという。[13]

この種の規制が食品業界の負担を軽減しているという見方もある。食料政策の専門家コリーナ・ハークスから聞いた話だが、多国籍食品会社には、自社製品から砂糖を減らしたくても、シリアルやヨーグルトの甘みを大幅に減らすと消費者が競合他社の製品に乗り換えてしまうおそれがあるので実行に移すのはむずかしい、と語る担当者が大勢いるという。チリのようにラベル貼付と課税を一律に義務づける政策は公平な競走の場をもたらすものであり、砂糖を減らしたという理由で特定の製品が割を食うことがなくなることにもつながるといえる。

砂糖税が導入されている地域では、製品を低糖タイプに切り替える方法が業界の標準的な対処法とされてきた。正直にいうと、わたし自身の目には、低糖タイプになった超加工食品がかぐわしい緑の草原に見えることはない。大規模コホート調査を含むいくつかの長期研究では、低カロリーの甘味料も2型糖尿病や体重増加と強く関連していることが示されている。だが、改良された食品が完璧なものではないとしても、食品業界が自社製品の健康効果を（もしくは、その逆を）より真剣に検討せざるをえなくなったのは歓迎すべき状況だ。[14]

南アメリカは、食生活改善運動で世界のリーダー的存在となりつつある。ブラジルでは、栄養学と公衆衛生の教授カルロス・モンテイロが、現代の食生活とその弊害について「もはや何もしないといいう選択肢はない」と語っている。モンテイロは、世界最高の完成度として称賛を集める、ブラジル政府公認の栄養ガイドラインの立案に携わった人物だ。このガイドラインは、どんな栄養素をどのくらい摂取するべきかを講釈するだけのものではなく、国民が実際に口にしている食べ物や食事という観点から食生活について語ったものだ。ガイドラインでは、「加工が最小限に抑えられた食品」を食べるように勧めると同時に、調理時に使う油、脂肪、砂糖、塩は「多彩で味わい深い食事」の材料となると評価した。また、食卓で食べ物を分かちあう行為は「ごく自然な社会生活の一場面」であると讃えている。

人口の七〇パーセント以上が過体重か肥満のメキシコでも精力的な活動の例がある。同国の加糖飲料税は、二〇一八年春にイギリスで導入された税制を含め、ほとんどの国の砂糖税のモデルケースとなっている。メキシコの加糖飲料税は、加糖飲料一リットルにつきわずか一ペソ（アメリカドルの数セントに相当）が課税される仕組みだ。二〇一四年一月一日に導入されたこの税制について、業界からは、今のところ肥満や糖尿病のレベルを下げるような成果は何ひとつ出ていないと批判の声があがっている。たしかにそのとおりではあるのだが、導入されてから日が浅いことを考えれば、判断を下すのはいささか時期尚早だろう。

はっきりしているのは、このメキシコの税制が引き金になって、世界のどこよりも炭酸飲料を摂取する国での飲料摂取の習慣に急激な変化が起こったことだ。ノースカロライナ大学の研究者たちは、この税金が消費行動に影響をおよぼしたと分析する。七〇〇〇近い世帯の購買記録に基づいて調査したところ、加糖飲料税が導入された初年度は、加糖飲料の購入が五・五パーセント減少したという歓迎すべき結果が判明した。その翌年の二〇一五年には、購入はさらに九・七パーセント減少した。減少率がもっとも高かったのは、「社会経済的レベルがもっとも低い」世帯――まさに、食生活に起因する疾病にもっとも苦しんでいる人々の世帯だった。一方で、ボトル入りのミネラルウォーターを主とする、課税対象外の飲料の購入は増えていた[15]。

メキシコの加糖飲料税は税率が低いので劇的な効果は期待できない、という声もある。しかしデータは、食品や飲料の価格を微調整するだけで消費者行動に少なくない変化が現れることを示している。食品に新たなメッセージが添えられている場合は、とくにその傾向が強い。チリの対策と同じように、メキシコの加糖飲料税も、ジャンクフードと炭酸飲料を組み合わせがちな意識の改革をねらった、より視野の広い活動の一環だった。二〇一二年、慈善団体のブルームバーグ・フィランソロピーズは、長年にわたってメキシコの学校からジャンクフードを閉め出そうと奮闘してきた消費者権利の活動家アレハンドロ・カスティーリョに資金を提供している。カスティーリョはいくつものイベントを開催して、加糖食品のパッケージに使用される漫画のキャラクターを「ジャンク・カルテル」と称して逮捕する寸劇を上演した。トニー・ザ・タイガーは「砂糖の王エル・ティグレ」（スペイン語で「虎」の意）という役どころだ。カスティーリョはさらに、メキシコのテレビ局で、ボトル入り清涼飲料に含まれる砂糖の量をテーマにした『スプーン一二杯分の砂糖』というシリーズ物のコマーシャルを放映している。あるポスターには、ふたりの子供にボトル入り清涼飲料が差し出される場面が描かれている。ポスターは、「この子たちにスプーン一二杯分の砂糖を与えたいですか?」と問いかける。「そうでないのなら、どうして清涼飲料を与えるのでしょう?[16]」

メキシコとチリの食品法、またそれに関連した活動の徹底的な改革精神は、「普通の食生活」に対する集団的概念に変化をもたらしはじめている。想像してみてほしい。今日チリで誕生した赤ん坊は、箱に愛らしい動物の漫画が描かれたチョコレート味のシリアルを一生口にしない可能性がある。漫画のマスコットが姿を消せば、砂糖をたっぷりまぶしたシリアルは、栄養価の低い退屈な朝食という本来の姿をあらわにされる。つまり、牛乳に浸かってふやけたスイートコーンの塊にすぎないということだ。

◉「数学の試験で似たような結果を出していたら、今頃は失職していたでしょう」

食品環境のすべてを変えるのは気が遠くなるような作業だ——しかも、ほとんどの国の政権が食品産業を敵にまわすのは得策ではないと考えるような状況下では、絵に描いた餅にしか思えないだろう。しかし、スケールの大きな——たとえば気候変動のような——問題に着目すると、うまくいくはずがないとあっさり白旗を揚げてしまうことはあっても、食生活に有益な変化をもたらすのに食品環境を丸ごと変える必要はない、としたらどうだろう。最初の一歩として、世界の片隅で変化を起こすことならできるかもしれない。

わたしたちが食べているものは、生まれた場所の環境によっておおよそのところが形作られる。とはいえ、その環境が世界全体を意味するわけではない。わたしたちは、もっと小さなミクロ環境の連なりのなかで日々の食べ物を選んでいる。ミクロ環境とは、あらゆる場所——店舗、レストラン、フードコート、家庭の食卓——が該当しうる。ケンブリッジ大学で行動健康研究ユニットを率いるテレサ・マルトー教授は、四年にわたる研究プログラムをとおして、人々が無意識のうちにより健康的な食行動がとれるように、ミクロ環境のいくつかを再設計する試みをおこなっている。マルトー教授が注目しているのは、どうすれば肉の摂取量を減らしてもらえるか、食べる量を減らすのにもっとも有効な方法は何か、といった課題だ。[17]

マルトー教授のチームは、飲食物を選ぶ場にごくささいな調整を加えるだけで、選択する行為に劇的に影響を与えられることを突き止めた。たとえばワイングラスの大きさを変えると、それだけで人々の飲む量を増やしたり減らしたりできるのである。その好例が、「バーやレストランで小さなグラスを使う」というものだ（バーやレストランを説得できればの話だが）。ずいぶん簡単そうなんですねとマルトー教授にいうと、「そう！　まさにそのとおり！」という叫び声が返ってきた。このアプローチの利点は、ほかの誰かにどのくらい飲めばいいかを指図しなくてすむことだと、彼女は指摘する。数十年にわたって食べ物と行動の研究に取り組んできたマルトー教授は、人が消費量を他人に決められるのを心底嫌がることを身に染みて知っている。だがミクロ環境に調整を加えれば、行動の変化に苦痛はともなわない。[18]

「選択設計（チョイス・アーキテクチャー）」というのは、行動経済学者が提唱した用語で、よりよい意思決定ができるように環境を整備することである。なんと魅力的なアイデアだろう。適切な判断ができる空間があれば、人は自由に食欲を謳歌できる。わたしたちの今の暮らしはそれとは大違いで、健全な食生活を送ろうと思っても、四方八方からもっと食べろという指示が出されるミクロ環境に直面して挫折させられている状況だ。

わたしたちがどこかで食習慣を変えるとしたら、それは、学校で友人たちに囲まれる子供時代である可能性が高い。だからこそ、アメリカの多くの学校が、有名メーカーのジャンクフードの学食販売を許可せざるをえないと判断したことが残念でならない。二〇一八年、ヒューストンの学校が、ドミノ・ピザと八〇〇万ドルの四年契約を新たに締結した。同社は「スマート・スライス」という学校用の特別メニューを考案していて、学校の食品基準にしたがうために原材料には微調整が加えられている。学校の食環境改善を提唱しているベッティーナ・エリアス・シーゲルによれば、二〇一六年の時点で、スマート・スライスはアメリカ四七州の約六〇〇〇学区で販売されていた。シーゲルは、たとえスマート・スライスがドミノ・ピザの通常の商品よりも健康によいものだとしても、学校でピザを販売することでブランドが認知され、子供たちにブランド信仰が根付くことになると指摘する。要するに、こういった企業は学校の食堂を使って、子供たちにジャンクフードが標準的な食べ物だと教えていることになる。[19]

とはいえ、子供たちが健康によい食習慣を学ぶ場としては、自宅よりも学校の環境のほうが整っている例もある。二〇一七年の春、わたしはイングランドのリンカンシャー州にあるワシンバラ・アカデミーを訪ねた。この公立の小学校では、学校で過ごす一日を通じて、子供たちに食べ物と健全な関係を築いてもらうことに力を入れている。校長のジェイソン・オロークが同校に赴任した際に真っ先にしたことのひとつが、地元の企業に支援を募ってリンゴ園をつくり、地元で受け継がれてきた品種をできるだけ多く育てることだった。どのクラスにも専用の菜園があり、子供たちはそこで育てた野菜を授業で調理して食堂で提供する。オローク校長に校内を案内してもらったときに見学した教室では、赤ピーマンは果物か野菜かというテーマで子供たちが熱心に議論していた。その後に立ち寄った「おやつの小屋」の子供たちは、休み時間に健康によいおやつとして販売するためのスイートポテトのマフィンを準備している最中だった。キャベツを収穫する子供たちや、ネギとポテトのスープをつくるために有機栽培のポロネギをきざんでいる子供たちもいた。

イギリスのほとんどの学校の標準に照らすと、ワシンバラ・アカデミーは食育に厖大な時間を費やしている。オローク校長は、わたしがこれまで会ったなかでも食育にきわめて熱心な校長といっていい。そうなったのは、子供たちの肥満率の高さに恐怖をおぼえたことがきっかけだったという。イギリスの子供のほぼ五人に一人が四歳時点で過体重か肥満の状態にある。一一歳で小学校を卒業する頃には、その比率は三人に一人だ。「数学の試験で似たような結果を出していたら、今頃は失職していたでしょう」というオロークの口調はかたい。もっとも衝撃的だったのは、現在の国の教育システムが子供たちの健康をとりたてて重要な問題とはとらえていないことだった。少なくともワシンバラ・アカデミーの子供たちには、新たな食文化、つまり、食べるよろこびと健康の両方を優先させる文化のなかで、食べることについて学びながら成長していってもらおうと、オロークは心に決めている。

わたしがオロークと知り合ったのは、二〇一六年、「テイスティッド TastEd」という新たな食育制度の導入をめざすグループに参加したことがきっかけだった。テイスティッドは、スウェーデンやフィンランド（ほかにフランスなど）で二〇年以上実践されてきた、五感を使った食育法「サペーレ」（「味わう」という意味のラテン語）が基になっている。ねらいは、健康的な食生活についての座学ではなく、子供たち自身の五感を通じて食べ物の最高の状態を体感してもらうことにある。典型的な例をあげよう。子供たちはノイズキャンセリング機能付きのヘッドフォンをつけて、「騒々しい」食べ物や「静かな」食べ物（騒々しいのはセロリ、静かなのはイチゴ）を食べる。また、ジャムの瓶のなかに隠された複数の香辛料のにおいをかいで、それぞれの正体を特定するという内容のものもある。[20]

オロークは「テイスティッド」の可能性に興奮を隠さない。というのも、ワシンバラ・アカデミーに入学してくる子供たちのなかには、風味や食感の基本的な知識すら身についていない子供が大勢いるからだ。わたしが同校を訪問する数か月前、昼食のメニューに鶏の骨付きモモ肉のローストが加えられた。ところが、半分以上の子供が口を付けないまま残飯となり、調理師を憤慨させることになった。のちに、鶏肉は子供たちの大好物なのに、ほとんどの子供が骨付き肉を見るのがはじめてだったことが判明した。子供たちが知っている鶏肉とは、骨なしの肉にパン粉をまぶしたナゲットだったのである。教師たちは、骨付き肉は黒っぽくて、ちょっとだけ噛まなくてはならないけど、ためしに一口だけ食べてごらんと声をかけながら、子供たちを安心させなくてはならなかった。そう、これは本物の鶏肉だよ、と。

イングランドの片隅にある小学校ではあるが、オローク校長は、一般社会の通念よりも健全な食文化を伝えていくことが自分の務めだと考えている。学校の敷地内であれば、校長と教師たちは、生徒たちの「食の選択」を誘導する設計者の役割を果たすことができる。オロークは、こと食の問題に関しては、感情的になりがちな保護者よりも、教師のほうがずっと簡単によい影響を与えることができると折にふれて口にする。ほとんどの学校では、生徒が誕生日を迎えると、砂糖を使ったケーキやクッキーを食べながらクラス全員でお祝いする。だがワシンバラ・アカデミーでは、学校の図書館に誕生日を迎えた生徒の名前で本を一冊寄贈することがお楽しみの行事になっている。その本には、生徒の名前を記した特別な蔵書票が装備される。

たった一校の取り組みではあっても、食文化を変えようとする試みは教室の外まで波及していくはずだ。二〇一七年夏学期のある金曜日、「テイスティッド」の一環として、ワシンバラ・アカデミーの教師たちが六歳と七歳の児童に種類の異なるリンゴを見せて、色や形を描写してもらう授業をおこなった。教師が生徒たちに質問する。色は赤ですか、緑ですか？　光ってますか、くすんでますか？

丸いですか、ごつごつしてますか？　それからみんなで食べてみる。さっそく月曜の朝、数人の保護者から報告があった。週末に食料品を買いにいったときに、いつもならば甘いお菓子がほしいと騒ぐ子供が、複数の種類のリンゴを買ってほしいとねだってきたという。

◉おめでとうはオリーブで

食習慣は子供のときにほぼ確立され、一度身についた習慣を捨てるのは——不可能ではないにしろ——きわめて困難だ。世界各地の子供たちの食生活と体重の変化にまつわる数字をながめていると、これからの食との関係はより健全なものになるという楽観的な見通しを導きだすのは容易なことではない。大半の国が、子供の肥満から子供の肥満者数の増加、ジャンクフードの消費からジャンクフードの消費量のさらなる増加、という変化を体験している。しかし、少なくとも世界にひとつだけは、肥満の問題を抱える子供の数がついに下降に転じた場所がある。それは大勢の人々が力を合わせて努力を続けたおかげであり、教師、保護者、政治家、医療関係者、ソーシャルワーカー、心理学者、スポーツのコーチ、栄養士といった面々に加えて、スーパーマーケットやファストフードのチェーンまでもが協力した成果だった。

子供の肥満率が下がっているのは、およそ一〇〇万人の人口を抱えるアムステルダムである。このオランダの首都では、二〇一二年から二〇一五年のあいだに、過体重や肥満の子供の割合が二一パーセントから一八・五パーセントになった。つまり、一割ほど減少したのである。体重が減った子供たちのなかにはアムステルダムの最貧世帯の子供たちも含まれていて、そのほとんどが、オランダの白人の子供よりも太っているのが当たり前だった移民の子供たちだった。もちろんこの変化は偶然に起こったものではない。アムステルダム健康体重プログラム（ＡＨＷＰ）のすぐれた活動の成果である。ＡＨＷＰの最終目標は、アムステルダムから「不健康に育てられた子供」をなくし、二〇三三年までにアムステルダムのすべての子供が「健康体重」になることだ。これまでの実績から考えると、その目標は、ＡＨＷＰがスタートしたときほど現実離れしたものには思えない。[21]

頻繁に耳にする「責任ある消費」という言葉は、普通、「それはほかの誰かの問題だ」の婉曲表現として用いられる。「飲酒は自分の責任で」はアルコール度数の高い飲料の広告ではおなじみの標語で、まるでアルコール依存症が病気ではなく不品行の一形態であるかのような口ぶりである。太りすぎも往々にして――減量に悪戦苦闘した経験がない幸運な人々から――自分を律することができなかった結果とみなされる。この主張の最大の弱点が、子供たちだ。事実上自分で食べ物を選べない子供に、どうして肥満の責任があるというのだろう？[22]

ルースの例を見てみよう。彼女はアムステルダムで暮らす一四歳のスリナム人で、病的な肥満体だ［スリナム共和国は南アメリカ北東部沿岸に位置し、かつてオランダ領ギニアと呼ばれた］。体重が重すぎるせいで肝障害を起こす危険がある。スリナムの文化ではふくよかな女性のほうが美人とみなされるが、ほっそりした体型を理想とするオランダで育ってきたルースは、デニムがきつくて入らないことがいやでたまらない。これは、アムステルダムで暮らすスリナム系やトルコ系の子供たちを苦しめている問題であり、彼らは最貧地区で暮らしていることが多い。ルースの両親は離婚しており、どちらの親の家でも健康的な食事をさせてもらう機会には恵まれていない。父親はタクシーの運転手だ。ルースの食事に目を配る時間はほとんどなく、だからといって娘ひとりで外食させるつもりもない。外部からの支援がなければ、ルースが自分の健康に「責任を持ち」、現状とは異なる食べ方にたどり着く可能性はかぎりなく低かっただろう。ところが、ＡＨＷＰによる徹底的な栄養指導の対象になったおかげで、スポーツクラブの利用から健康的な食生活と食品の購入についての講座にいたるまで、ルースのニーズに応じた幅広い支援を受けられることになった。[23]

現在、世界のあらゆる都市でルースのように肥満を抱えた子供たちが暮らしている。親以外には、その子たちが辛い日々を送っていることを気にかける人間はいないように思える。わたしたちはルースのような子供に対してこう考える――自分には関係のない問題だ。アムステルダムの事例は、この種の放任的な考え方が変わる日が来るかもしれないという希望を与えてくれる。ＡＨＷＰは、こういった子供たちには身体の健康はもちろん精神面での支援も必要なのだと認識している。

二〇一二年にアムステルダム市議会がＡＨＷＰを企画した当初の目的は、「何をもって子供たちを健康とみなすか」という発想そのものを変えることにあった。オランダのほかの都市と比較すると、アムステルダムでは過体重の子供の割合が異常なほど高く（ほかの都市の一三パーセントに対して二一パーセント）、ついに市議会が立ち上がった。健康管理部門を統括していた副市長のエーリク・ファン・デア・ブルクは、スポーツイベントにおけるファストフードの広告の禁止を含めた、妥協のない一連の改革案を強行。現在では、児童が学校に持ちこめる飲料は水か無糖の牛乳に限定され（ジュースは禁止）、ケーキやチョコレートといったおやつは敷地内で買えないようになっている。改革に取り組むにあたって教師たちが真っ先に気づいたのは、ジュースや果実飲料が健康によくないことを保護者に納得してもらう必要があることだった。保護者の多くが、この種の加糖飲料には果実とエネルギーが豊富に含まれていると信じていたからである。それでも、計画がはじまって五年経つと、新たに五〇台の噴水式水飲み器が設置されたことも功を奏し、喉の渇きは水で癒やすという考え方が当たり前のことに戻りつつある。[24]
AHWPが多くの現場でただちに効果を上げているのは、子供の肥満は「やっかいで複雑な問題」という意識を共有していたからだ。つまり、ひとりの人間やひとつの要因が招いたものではないという認識である。社会学で用いられる「やっかいな問題」とは、複雑すぎて最終地点があるとは思えないため、解決不能に見える問題のことを指す。その問題がほかのさまざまな問題とからみあっているせいで、介入にふさわしい明確な一点も存在しない――という問題である。にもかかわらず、AHWPは、肥満という「やっかいな問題」でも改善は可能だと証明してみせた。[25]
AHWPを浸透させるにあたって、学校は中心的な存在のひとつと位置づけられている。そこでの目標は、すべての子供たちの日常に運動と健康によい食べ物を取り入れること。指導者たちはアムステルダムのすべての学校での実施をめざしており、すでに約一二〇校は、運動から食事にいたるまで、生徒の健康をとくに重視する特別な「ジャンプ・イン・スクール」［健康的な学校生活のための八つの目標に率先して取り組む学校］に登録をすませている。かつては、すでに述べたように誰かの誕生日には子供たちが甘いケーキやお菓子を学校に持っていく習慣があったので、アムステルダムの保護者たちは――どこの地域でも同じだろうが――子供に誰よりもたくさんのおやつを持たせようと競い合うこともあったという。それが愛情の証だと信じていたからである。だがジャンプ・イン・スクールでは、誕生日には果物や野菜などの健康的な食品でお祝いするというルールができている。今はトマト、サイコロチーズ、グリーン・オリーブといった具材を串に刺したものを持ち寄ってみんなで分けるのがはやっているという。そう、オリーブでお祝いをするのだ！[26]
アムステルダムの子供たちが学校で耳にするメッセージは、生活の別の場面ではさらに力強いものになる。アムステルダム市内では、子供たちに健康によくない食品を販売することは禁止されている。その一方、多数の食品事業者が「ヘルシー・アムステルダム・ビジネス・ネットワーク」に加盟している。ジャンプ・イン・スクールのそばにあるマクドナルドの店舗に子供が入った場合、その子は付き添いの大人から許可をもらわないかぎり、リンゴ以外の食べ物を買えない。地域のリーダーは保護者たちに、十分な睡眠を取ることや家族そろって食卓につくことが子供にとってどれほど重要なのかを話して聞かせる。AHWPでは、いわゆるヘルシー・チョイスをするための資金や知識がない家庭への支援もおこなっている。そういった家庭では、貧困や不適切な住環境などの、より差し迫った問題の解決にあたらなければ健康的な食生活という問題を提起することすらできない場合が多いからである。

アムステルダムの取り組みは、不適切な食生活を個人の自制心の問題としてとらえるのをやめて、根底にある原因に対処することで何ができるようになるのかを見せてくれる好例だ。AHWPの担当者が二〇一七年に作成した報告書には数多くのすばらしい事例が掲載されており、とくに、最貧地区の子供たちに手を差し伸べることに成功した活動は称賛に値する。二〇一二年時点で、設定された目標の多くが達成されている——肥満の五歳児の人数が「いちじるしく減少」し、プログラムが実施されている五か所のうちの四か所で過体重の子供の人数が減った。現在では、健康的な生活はアムステルダムの都市計画の重要な一部であると認識され、将来の都市計画では「ビルトイン・エクササイズ」の概念が重要な要素になっている。AHWPの事務局は、パラダイムシフトが起こって子供の健康が議論されるようになったと認識している。「親と子供の責任だ」といっていた人々が、「わたしたちみんなの責任だ」という姿勢に変わってきたのだ。[27]

何世紀にもわたって、都市の規模は養える市民の数に応じて上限が定められてきた。都市は市民を養うかわりに、わたしたちの食べ方にも強い影響をおよぼしてきた。現代の都市や郊外には、人々を太らせるために設計されたといってもおかしくない環境が整っている。わたしたちは毎日のように、食べすぎるように工夫された食品をもてはやす風景に囲まれ、車が多すぎて自転車に乗ったり歩いたりするのも困難な――子供にとってはとくに――通りを移動している。アムステルダムは異なるタイプの都市になる道を教えてくれる。都市全体が繁栄をどのようにとらえているかは、子供たちの面倒をしっかり見ているかどうかを見るとよくわかる。

◉おいしい緑色野菜

これはみんなが知っていることだが、ほとんどの国のほとんどの人が十分な量の野菜を摂取できていない。この問題は往々にして解決困難とされる。正直なところ、野菜はそれほど食欲をそそられるものではないからだ。でも、それが変わるとしたら？　緑色野菜を日常的に食べたがるようになったら何が起きるだろう？

韓国やポルトガルとは異なり、イギリスと野菜はつねに仲がよかったわけではない。古い世代は、風味が消えた灰色の残骸になるまで野菜を煮こんでしまうことが多く、そこに重曹をひとつまみ加えることすらあった。第二次世界大戦後の数十年にわたり、イギリスでは驚くほどの量の野菜が食べられてきたが、それはよろこびよりも義務感にかられてのことだった。イギリス料理の基本を構成する「肉と二種類の野菜」には、欠かせない要素だったからである。人々は野菜を食べはしたが、実際はその味を楽しもうと思っていたわけではない。肉とジャガイモとグレイビーソースのために耐えるものだった。一九五八年の調査データによれば、平均的なイギリスの成人は、毎日四〇〇グラム前後の新鮮な野菜を食べていた――これは、世界保健機構（WHO）が現在推奨している一日の摂取量に近い数字である。[28]

第二次世界大戦後、「肉と二種類の野菜」という伝統は、少なくとも日々の食卓ではすたれていった。新たな便利食品と規範を重視しない食文化が入ってきたからである。野菜を食べなくてはという義務感が消えたとたんに、緑色野菜が皿から姿を消しはじめた。ホワイトソースに浮かんだゆですぎのポロネギを飲みくだせとの厳命に苦しんできた親たちは、わが子に同じ苦痛を味わわせるつもりはなかった。二〇一七年の平均的なイギリス人成人は一日にたった一二八グラム程度の野菜しか食べていない。WHOの推奨に照らせば約三分の一量である。[29] イギリスの子供たちはいえば、たとえば野菜を摂取する手段の第二位は加糖トマトソース入りベークドビーンズの缶詰である。[30]

この一〇年で、イギリスでも野菜のイメージを変える革命が起こっているが、その一翼を担うのが、ヨータム・オットレンギのようなシェフや料理書の著者たちだ。オットレンギの手にかかると、レシピに使われるカリフラワーがこの世でもっとも刺激的な食材に思えてくる。新しい調理法に心をときめかせているうちに、中国のチンゲンサイからイタリアの黒キャベツ（カーボロネロ）にいたるまで、緑色野菜が食欲をそそる食材にいつのまにか変わっていく。現代のイギリスで暮らす多くの人間にとって、野菜を食べることは魅惑的なゲームになった。ポケモンふうにいうと、「野菜をゲットだぜ！」というところだろうか。わたしたちはファーマーズマーケットに足を運び、学校の食堂でも嫌がらずに食べられたはずの、色とりどりの美しい野菜を口にするようになった。縞模様のビートルートや、ロマネスコ（カリフラワーの一種）や、オレンジ色のトマトや、黄色のズッキーニを。

とはいえ、心配なのは、誰よりも野菜が必要な人々がこの野菜革命の恩恵にあずかっていないことだ。イギリスには、色とりどりの野菜を食べている人々がいる一方で、昔より野菜を食べなくなった人々もいる。「野菜を食べなくてはという意識はひじょうに高くなっていますが、それが消費にむすびついていないのです」と語るのは、健康的な食料政策に取り組む独立機関フード・ファウンデーションの理事を務めるアンナ・テイラーだ。テイラーは、イギリス人の野菜摂取量の少なさに関心を持ったことがきっかけで、「ピーズ・プリーズ」というプロジェクトを立ち上げた。独立的な資金援助による三年間の野心的なプロジェクトで、八〇におよぶ団体――栽培者から、病院、スーパーマーケット、ケータリング業者にいたるまで――と協力しながら、あらゆる所得層の人々にもっと気軽に野菜を食べてもらうことを目的としている。テイラーは、野菜の摂取量を増やすことは、健康と環境の両方にもっとも強い影響をおよぼすことができる食生活改善運動とみなしている。「ファーマーズマーケットで紫のニンジンを売るだけでは意味はないんです」とテイラーはいう。

現代のような自由な社会では、本気で食べたいと望まないかぎり、野菜は皿の上に戻ってこない。ピーズ・プリーズの目的は――テイラー自身「とてつもなく困難な挑戦」と認めているが――イギリスで暮らすすべての人に、毎日食べる野菜の量をもう一皿分増やしてもらうことにある。活動の重要な柱は、野菜をしゃれた食材に仕立て上げる広告キャンペーンのための資金集めだ。二〇一〇年から二〇一六年のイギリスの広告費用を、飲料費を含めた食品ごとに分析したところ、野菜に費やされた広告費は全体の一・二パーセントにすぎなかったことが判明した。その一方で、ケーキ、ビスケット、菓子類、アイスクリームに費やされた広告費は高く、二〇一〇年の一八・八パーセントから二〇一五年の二二・二パーセントへと上昇傾向にあった。二〇一五年の野菜の広告費が一二〇〇万ポンドだったのに対し、飲料の場合は清涼飲料だけでも八七〇〇万ポンドが費やされている。ジャンクフードを好きにさせるためにこれだけ多くの資金が投入されている状況で、野菜が皿の上の居場所をめぐって競争するのは至難のわざだ。ピーズ・プリーズでは、関心を持ってくれる一般市民からクラウドファンディングで野菜用の広告制作費を募り、ブロッコリーとポテトチップスがもっと公平な条件で競い合える場を作りたいと考えている。[31]

イギリスで――ほかの場所でも――食べられる野菜の量がここまで減ってしまったもうひとつの理由は、ほとんどの人が食品を購入するスーパーマーケットが野菜の販売に力を入れてこなかったことだ。ピーズ・プリーズでは、センズベリーズのような大手のスーパーマーケットから、「ひらめきベジコーナー」（冷蔵品コーナーの奥に設置した陳列棚の愛称）にかならず野菜をならべるという約束を取り付けている。センズベリーズではさらに、店内に「野菜カッター」を配置する試みもおこなっている。気に入った野菜をいくつか選んでカウンターに持っていくと、担当スタッフが好みの形にカットしてくれるのだ。たとえば、ジュリエンヌ［千切り］、ウェーブ、リボン、スパイラルといった種類があって、無料でカットしてもらうことができる。低価格チェーンのカフェのグレッグスとも合意をとりつけており、二〇一八年から二〇二〇年の期間に、グレッグスは野菜を使ったサンドイッチとサラダのメニューを一五〇〇万人分追加すると約束している。テイラーは、「都会のエリートの外側にいる層」の野菜の食べ方に変化を起こすため、意図的にグレッグスに働きかけたのだという。

アムステルダムのAHWPと同様に、ピーズ・プリーズの取り組みも複数の現場で同時におこなわれている。あまりにも長いあいだ、野菜を食べるかどうかは純粋に個人の選択の問題とみなされてきた。だが、キャベツを下手なジョークのネタにする社会や、新鮮な野菜が食事の基本的な構成要素とみなされていない社会では、「個人の好み」と丸投げしても、そもそも野菜を買ってくれない。イギリスと緑色野菜の問題を解決するには「食料システム」からのアプローチが必要だとテイラーはいう。ピーズ・プリーズがおこなっている介入のなかには、低所得者層の家族が日用品を購入する食料雑貨店に働きかけて、新鮮な野菜の取り扱い量を増やしてもらう活動がある。

ピーズ・プリーズがヒントにした活動のひとつが、ニューヨーク市の「ヘルシー・ボデガ計画」だった。ニューヨークの街角、とくにラテン系住民地区にはワインを飲んだり食料雑貨を購入したりする小売店「ボデガ」［スペイン語で「ワイナリーまたは食料品店」の意］が多くあり、保存期間の長い缶入りスープや超加工食品が昔から品ぞろえの中心になっている。ところが二〇〇五年、ニューヨーク市保険局が、ボデガでもっと健康によい食品を販売してもらう計画を立ち上げた。この計画が功を奏し、二〇一二年には、一〇〇〇店舗以上の店主が支援を受けて新鮮な食品の低価格販売をおこない、とくに果物や野菜を幅広く取り扱うようになった[32]。

垣根を取りはらうことさえできれば、低所得層でも野菜を楽しんで食べられるようになる。二〇一三年と二〇一四年に、慈善団体のアレクサンドラ・ローズが、ロンドンの貧困地域ハックニー区の児童館を介して、八一世帯に地元のマーケットで果物と野菜を無料で受け取れる引換券を提供した。また、野菜の料理教室を開くようにもした。この計画のよいところは、短期間の栄養強化で終わらせずに、人々の食習慣と味覚に長期的な変化を起こせるところにある。児童の保護者からは、今では「ふだんは食べない食品にも挑戦しています――たとえば、ビートルートとか」という声が聞かれた。アレクサンドラ・ローズの引換券によって――現在はハマースミス、ランベス、フラムの自治区も対象になっている――それまで手を伸ばしたことのない野菜を買う家庭が増えた。ある母親は、自分も子供も野菜の好き嫌いが減ったと語っている。「今は、ケバブよりも断然サラダね」という声もある。[33]

ピーズ・プリーズは、こういった新たな嗜好を国全体に広げていく試みだ。すでに、イギリスとその周辺国で、野菜への新たな愛が芽生えはじめている。二〇一六年から二〇一七年にかけてイギリスのビートルートの売上は三四〇〇万ポンド増加しており、対前年比で六パーセントの上昇を記録した。スーパーマーケットでもうれしい驚きがあった。パスタにかわる低炭水化物食品として売り出された細切りズッキーニの「コジェッティ」、あるいはカリフラワーの「クスクス」、バターナッツ・スクオッシュ（カボチャの一種）の薄切りを使った「ラザニア」といった野菜料理が大あたりしたのだ。こういった製品の天文学的な売上は、野菜にはエリート層以外の新たな市場にまで影響をおよぼす潜在力があることを示している。

現時点では、イギリス人の緑色野菜への転向は道なかばの状況である。イギリスに――この件ではアメリカにも――ベトナムやインドのような野菜を中心にした食文化が根づく日が来るかどうかはわからない。これは、卵が先か鶏が先かの問題だ。スーパーマーケットで扱われている生鮮食品の大多数は風味よりも生産量と均一性を優先して育てられてきたものであり、ものすごく味がいいというわけではない（おまけに昔の野菜ほどは栄養価が高くない）。

欧米の消費者の多くは、学校や自宅でゆですぎの野菜を食べさせられた暗い過去をひきずっている。はなから野菜に味は期待しておらず、だからこそ、ニンジンの味がどれも同じであろうと、スーパーのズッキーニが味気なくてふにゃふにゃしていようと、文句をいわない。だが、「もっといいものをそろえてほしい」と発信しなければ、自らの食の方針転換をはかるに足るようなおいしい野菜にはたどり着けないのではないだろうか？

◉レシピに「種」の名前を

ほとんどのレシピが抱える問題とは、手遅れになった状態から料理をはじめなくてはならないことだ。たとえばアメリカでは、カボチャや冬カボチャのローストの場合、生産物そのものの風味の欠落を補うための処置がほどこされていることが多い。ローストする前に油と塩をたっぷりかけてからメイプルシロップを加えましょう、とレシピには書いてあるかもしれないが、そもそもこれは、オレンジ色の果肉が水っぽくて味気ないという事実をごまかすための処置である。

しかし、レシピが材料のリストに終わらず、種の名前からはじまっていたらどうなるだろう? この革新的なアイデアは、アメリカ人シェフのダン・バーバーによる。バーバーが二〇一八年に設立した「ロウ・セブン」という会社は、野菜の品種改良の状況を変えて、最終的にはほかの農作物にも普及させることをめざしている。二〇〇九年、バーバーは、ニューヨーク州のストーンバーンズという農場に植物育種家のグループを招き、みずから経営するレストランのブルーヒルで料理をふるまった。食後にバーバーが育種家のマイケル・マズーレクをキッチンに案内すると、コックのひとりがバターナッツ・スクオッシュ［南米原産のひょうたん型のカボチャで甘みが強く、冬カボチャの一種］の下処理をしていた。バーバーはマズーレクにこう尋ねた。「きみがすぐれた育種家だというのなら、どうしておいしいバターナッツを作らないんだ?」バーバーは、カボチャを小さく育てれば水っぽさが減ってもっと凝縮された味になるのに、なぜ育種家はそうしないのかと問いただしたのである。コーネル大学の准教授として植物育種と遺伝学を教えるマズーレクの返事は、育種家として働きはじめてから「風味を優先するように頼んでくる人間はひとりもいなかったからね」というものだった。

このときのふたりの会話が、農業の未来を変えることになるかもしれない。マズーレクはバーバーと会った時点ですでに小型のカボチャの栽培に取り組んでいたのだが、「大勢の人がよしとするカボチャの概念にあてはまらないので販売はむずかしい」と考えていた。彼はバーバーと会ってから教壇を離れ、その後の数年間を新種のカボチャ――ハニーナッツ・スクオッシュの開発に費やし、驚くほど短期間でアメリカのカボチャ市場全体を変貌させた。ハニーナッツは、小さくても味がまさっているのであれば、消費者はその分の出費は惜しまないことを証明してみせた。ファーマーズマーケットでハニーナッツの販売が開始されたのが二〇一五年。二〇一七年の時点で北東地域のカボチャ農家の九〇パーセントで栽培されるようになっており、食料雑貨店チェーンのトレーダージョーズやホールフーズ・マーケットで、また食材宅配業者ブルーエプロンも介して好調な売れ行きを見せている。バーバーの最終目的は、ハニーナッツを――そして、同じように風味を優先した野菜の品種を――ウォルマートのような大衆市場向けのスーパーマーケットにならべて、どこでも手に入る食材にすることである。[34]

ハニーナッツは、平均的なバターナッツ・スクオッシュよりも小ぶりで実が詰まっている。組み合わせしだいではこれだけで立派な一皿になるかもしれない。皮が薄いので剝く必要はなく（つまり野菜くずが少なくてすむ）、一般的なカボチャの三倍のベータカロテンが含まれている。ほかの品種との最大の違いは、風味がひじょうに豊かで、調味料がいらないくらい味が濃いことだ。ねらいを定めた品種をほぼ完成させたマズーレクはバーバーに声をかけ、よさそうなものをいくつか料理してほしいと頼んだ。バーバーは、ハニーナッツだけでいい、ブラウンシュガーもメイプルシロップもいらないと思ったそうだ。[35]

バーバーは、ハニーナッツの勝利は現代農業のほぼすべてを牽引してきた価値観を逆転させたと思っている。バーバーによれば、マズーレクが初めて「この縮んだバターナッツ・スクオッシュのようなもの」を「大手農業関連企業のお偉いさんたち」のところへ持っていき、その風味のすばらしさを説明したところ、どの企業からも拒絶されたという。ある人物は、普通のカボチャとサイズが違うので、スーパーマーケットに置くカボチャの「数学的計算」にあわないといったそうだ。ほかにも、六〇パーセントの大きさしかないカボチャに、消費者が一〇パーセントや二〇パーセントの割り増し料金を払うはずがないといった人物もいたという。バーバーにいわせれば「ふたりとも決定的に間違っていた」ことになる。[36]

風味と熟度に注力したハニーナッツは、栽培とマーケティングの手法において、大量生産されている野菜とは対極の位置にある。たとえば、従来のバターナッツ・スクオッシュは完全には熟していない状態で収穫されるので、蔓《つる》についたまま腐っていく心配がない。卸業者や小売業者は助かるが、熟していないカボチャを食べさせられる消費者にとってはあまり楽しい話ではない。マズーレクが改良したハニーナッツは違う。ハニーナッツは完熟状態になると皮が濃い緑色から薄いハチミツ色に変わるが、薄いハチミツ色にならないと収穫しない。バーバーの言葉を借りれば、「このカボチャのおいしさの九〇パーセントは、しっかり熟しているところから来ている。みんなが食べているのは完熟のカボチャじゃない。ばかげた話だよ」

バーバーは、ハニーナッツを足がかりに次の段階へ進もうとしている。つまり、おいしい野菜を生産して、できるかぎり多くの人に届ける「風味の民主化」を実現することだ。現代の多くの品種とは異なり、ハニーナッツは特許を取得していない。希望すれば誰でも栽培できる。バーバーが経営する

「ロウ・セブン」――料理人と育種家が共同で設立した初の種子会社――は、すでに七品種の野菜の開発に成功した（現在も多くの品種に取り組んでいる）。この七品種には、トウガラシ、ジャガイモ、「大胆で複雑な」キュウリのほか、子供にも好きになってもらえるビートルートもある。[37]

このビートルートは、ウィスコンシン州の植物育種家によって生み出されたことから、州の愛称の「アナグマ（バジャー）」にちなんでバジャー・フレイム・ビートと呼ばれている。その誕生は、ビートルートはなぜこれほどまでに人気がないのかという、バーバーと育種家のおしゃべりからはじまった。育種家は、ビートルート（ビートもしくはビーツともいう）に含まれる有機化合物ゲオスミンが、土臭さや加熱した血のような味の原因になっていると指摘した。この味を楽しめる人もいるが、多くの人が（わたしの子供たちを含めて）嫌悪する。バーバーによると、育種家は「ゲオスミンに対抗する方法」を見つけてみせると決心し、ついに甘みが強く、自然な味わいで、土臭さがない、生でも食べられるビートルートを生み出した。バーバーは、バジャー・フレイム・ビーツを「入門編」にすれば、一般的なビートルートも楽しめるようになると考えている。[38]

バーバーのプロジェクトが大きな成果をあげている理由は、ひとつには「カボチャやビートルートを好きにならないのはおかしい」と消費者を説得するのではなく、野菜と消費者の中間にいる人々にまず働きかけ、消費者に先入観を捨ててもらえる品種を提供したところにある。このアプローチなら、目の前にぶら下がるニンジンは多くなり、批判は減る。野菜の品種を改変してはならないもののようにとらえるのではなく、もっとおいしいものを求めて前進している。これが食の進む道なら、未来の光景はそれほど暗澹たるものにはならないかもしれない。

食生活を改善するための試みでは、食欲が果たす役割にはほとんど注意がはらわれてこなかった。

わたしはこの二年あまり、食育の「テイスティッド」の一環として、地元の幼稚園に通う四歳から五歳の児童を対象にした「食べ物を感じる」ワークショップをおこなっている。子供たちは、往々にして、ある種の食べ物を楽しめないのは自分のせいだと感じるように育てられるものだが、悪いのは子供ではなく食べ物そのものや、食べ物の与え方だとしたらどうだろう？　子供たちが果物や野菜を楽しめないのには、たいていの場合、至極もっともな理由があるように思われる。大量生産される野菜のなかにはそれほどおいしくないものもたくさんあるのだから。多くの子供たちが、冷たくてびちょびちょしてるからトマトは大嫌いと口をそろえるが、風味が凝縮された、小さくて甘い完熟のトマトを室温のまま出すと、トマトは嫌いだと主張していた子供たちの多くが前言をひるがえす。

よりよい食べ方を求めて橋を渡ろうというのなら、健康的な食生活の概念をもっと広範で手の届くものに改める必要がある。つまり、個人やその嗜好を否定するのではなく、受け止めるという考え方だ。これまで見てきたように、嗜好は栄養転換によって世界規模で変化しており、よろこびの領域のほとんどが超加工食品やファストフードに乗っ取られてきた。だが、同じ道を歩む必要はない。

ワシントンDCの栄養士シャーメイン・ジョーンズは、彼女が指導する患者の多くを占めるアフリカ系アメリカ人が、健康によいとされる食品の大半を「白人の食べ物」とみなしているせいで、ファストフードの大量摂取からなかなか脱却できないことに気づいている。ジョーンズのところへ来るのは、ほとんどが2型糖尿病、高コレステロール血症、心疾患をわずらう低所得の黒人女性である。本人たちは健康になりたいと思っているのだが、富裕層向けで自分たちには無縁としか思えない健康食の理想像——セレブが主張するような健康的なライフスタイル——を提示してくる文化に囲まれている状況では、食べ方を変えるのは容易なことではない。ジョーンズの患者のひとりに、IT企業に勤める三七歳のタニーシャ・ゴードンがいた。彼女は前糖尿病状態にあってさえ、ハンバーガー、タコス、フライドチキンなどの食べ物に夢中だった。故郷の味がしたからである。ゴードンはオンラインメディアのハフィントン・ポストの記者に、主流文化が健康によい食べ物として売っているものは「白人の食べ物」にしか思えないと語った。「きざんだクルミとか酢漬けのタマネギとか、わけのわからない材料を使っているくせに、ばかみたいに高いサラダがあるでしょう」。ゴードンが食生活を変えられたのは、自分の食欲に訴えかけてくる健康的な食事法を見つけてからだった。ジョーンズは患者たちに、それぞれのソウルフードを健康的に調理する方法を教える。それは栄養に富んでいるだけでなく、安らぎも与えてくれる料理である。[39]

各国の政府が、高品質の食品——食欲をそそるのはもちろん、健康維持にも役立つ食品——は贅沢品ではなく必需品であると認めれば、こうした有意義な文化的変化は階層や人種を問わず国民に浸透していくだろう。一九四八年に採択された世界人権宣言は、食を基本的な人権と位置づけている。「すべて人は、衣食住……により、自己及び家族の健康及び福祉に十分な生活水準を保持する権利を……有する」。飢餓の撲滅が最優先事項だったその当時から数十年もの歳月が流れたのに、わたしたちは「十分な食の水準」をあまりに低く設定している。はためにもわかるほど飢えていないからといって、適切な栄養を摂取しているとはかぎらない。心臓専門医で栄養学者のダリッシュ・モザッファリアンは、ツイッターでこう述べている。「食べるものを与えられていても発育不全や糖尿病であるなら、偉大な勝利とはいえない」[40]

食料政策の専門家たちもようやく数年前から、貧困国で低栄養状態に苦しむ人々であろうと、富裕国や中所得国で肥満に悩む人々であろうと、すべての人々に対してより質の高い食生活を推奨する戦略に焦点を絞りはじめた。今村文昭の研究であきらかになったように、食生活の質にとっては、わたしたちが「実際に食べるもの」が、避けるべき食品と同じくらい重要なのである。貧しいアフリカ諸国のいくつかが、世界でもっとも健康によい食事方式を維持しているという研究結果についてはすでに述べた。そうした国々はダイエット専用の奇妙な食材を購入していたわけではない。さまざまな全粒穀物、野菜、豆類を今も日常的に摂取している、数少ない地域だったのだ。

食生活の質に焦点を戻すためには、特定の食品の摂取を減らすのと並行して、別の種類の食品摂取を増やすように奨励する方法を考えなくてはならないだろう。何を食べればいいのかを伝えるだけでなく、人々の嗜好が健康的な食生活に向くようにしなければならない。マサチューセッツ州のタフツ大学の科学者たちは、アメリカにおける年間の死亡者数について、加糖飲料の摂取量が多かった群（五万一六九四人）よりも、ナッツ類や種子の摂取量が少なかった群（五万九三七四人）のほうが多いと試算している。とはいえ、ヘーゼルナッツを食べたときの満足感や恩恵を宣伝する公衆衛生のキャンペーンを目にする機会が、どれほどあるだろう？[41]

アムステルダムの事例からわかるように、現代の食の問題に行政が介入する場合、一種類のみの対策では問題は解決できない。肥満に対処する賢明で効果的な食料政策とは、複数の現場で同時に取り組むものになるだろう。健康によい食品を好む習慣がもっと簡単に身につくような環境作りをめざすと同時に、さまざまな垣根を取りはらい、その食品を実際に買ったり食べたりしやすくすることも必要だ。また、農業従事者に生産量増加だけを目的とした助成をするのではなく、高品質の作物を栽培してもらうための方策も考えなくてはならない。人々が健康によい食品が選択しやすいように地域全体で取り組む必要もあるだろう。また、そうした食品を安価に購入できるような経済政策も欠かせない。身近なところでは、たとえばランチ休憩を取るのはやる気のなさではないと職場全体で考えを変えていけばいい。それが害になるわけではないのだから。[42]

あなたが食べ方を覚えた環境はあなたが選んだものではないし、あなたが行く食料品店はあなたが設計したわけでもない。あなたが砂糖や精製油をとりすぎているとしても、その行為があなたの人格をあらわしていると考えるより、あなたがそれを口にする世界のあり方をあらわしていると考えたほうがよい。食品市場によけいな口出しをするな、食生活は純粋に個人の責任の問題だ――この種の発言をかならず誰かがする。でもそれは、わたしたちが暮らす社会の食環境が自然と調和した健全な状態にあるという前提のもとに成り立っている発言だ。つまり、どの店の棚にも加糖飲料や甘いお菓子がならんでいるこの状況はまさに神の御心のとおり、といっているようなものである。違う。これまで見てきたように、わたしたちの現在の食べ方のほとんどすべてはごく最近になって身につけたものであり、数十年前だったら奇妙に思えただろうものだ。ならば、わたしたちの食習慣を次の栄養転換に向かって改善する、実際に改善できると考えてもよいはずだ。

これほど間食を好み、夢中になった世代は歴史上存在しない。これほど味気ないパンやバナナが多い時代もない。世界中で消費される食材の選択肢がこれほど少なくなったこともない。外食や宅配もかつてないほど増えている。スーパーフードやフライドポテトをこれほど大量に摂取したこともなければ、これほどのチキンを消費したこともない。数え切れないほどのダイエット方法。最新式製法（かつ高額）の野菜ジュース。食べ物とは、そして食とはいったい何なのか。これほどの混乱を体験することも過去になかった。

しかし、今の食べ方が永遠に続くとはかぎらない、と歴史は語っているように思える。現在の引き裂かれた食を考えるとき、それは大きな慰めだ。きっと明日は今日よりもよくなり、最悪の事態も永遠に続くことはない。今、どこで、どんな方法で食べていても、いつかはそれぞれのかぐわしい緑の草原にたどり着ける日が来ますように。

終章

昔の皿に新しい食べ物を

わたしたちがどのように食べるかは個人的な選択ではない、と述べた。しかしだからといって、よりよい食べ方に変えていくための努力が不必要なわけではない。改善された新しい食文化が現れるのを待つあいだ（それは長くかかるかもしれない）、現代の食品に飲みこまれることなく、その果実を味わうために自分なりにできる取り組みはたくさんある。それは個人的な、そして小さな試みでしかないかもしれない。しかし小さくはあっても、取るにたりないものではない。ときには小さな試みが唯一の方法となることもある。さて、この選択の世界を進んでいくための案をいくつか紹介したいと思う。何を食べるか食べないかという問題ほど個人的な事柄ではないし、気楽に読んで、自分にはあわないと思ったら無視してほしい。

◉昔の食器を使って食べる

わたしたちは祖父母時代の食事に戻れはしないが、その時代の皿（ならびにボウルとグラス）は使うことができる。現在は食器を使わずにすむ食事も多いため、食器の必要性も以前より感じなくなってきた。ボール紙の箱から指やプラスチックのフォークを使って食べ、終われば捨ててしまう（指ではなくフォークのことだ）。しかし、新しい方式がつねに最良とはかぎらない。陶器の皿はすばらしい威力を発揮する。再利用可能で耐久性があるうえ、愛らしい。すてきな皿――青と白の装飾でも真っ白でも――料理に立体感を与え、食べるときの気分を高めてくれる。

可能なときは、できるだけプラスチック容器ではなく陶器の食器やグラスを使おう。環境のためにもなるが、自分自身のためにもなる。性急なアメリカ文化に適応しようとしたために心疾患に苦しんだ、サンフランシスコの日系アメリカ人の事例を思いだしてほしい。食事の様式は重要だ。包みから取りだして手で食べるよりも、座って普通の食器から食べるほうが心に余裕が生まれる。もちろん日々の生活の局面では食器を使わない場合があるにしろ、ふだんの習慣に組みこめるなら、そのほうがずっといい。

では、なぜ昔の食器なのか？　大きな理由は、小さいからである。「スーパーサイズ」になったのはファストフードだけではない。愛すべき家庭料理も、ディナー皿が大きくなるにつれ、量がどんどん増えていった。一九五〇年代の大きめのディナー皿の直径が二五センチであるのに対し、現在は二八センチになった――皿の面積は相当に拡大した――ため、よそう量は自動的に必要以上に多くなる。[1]一九五〇年代の皿に盛ると十分なボリュームに見えるのに、現代の皿だと「たったこれだけ……」に感じられる。

ワイングラスの拡大はそれどころではない。ケンブリッジ大学の行動研究ユニットを統括するテレサ・マルトー教授がイギリスの平均的ワイングラスを一七〇〇年と現在で比較したところ、七倍の大きさになっていることがわかった。一七〇〇年の一般的なワイングラスは小さなゴブレットで、内容量は七〇ミリリットル。二〇一六～一七年に販売されたワイングラスの平均は四四九ミリリットルだった。このグラスを満杯にする人はいないことを差し引いても、増加の程度はいちじるしい。[2]

わたしの経験上、いったん昔の皿やグラスを使いはじめると、どの程度飲食するかという本能がリセットされてくる。外食で別の皿から食べているときでさえ、その影響が消えることはない。現在、普通の量という感覚は無きに等しくなってしまった――どの程度食べるかについて、市販食品がこれだけ奇怪なメッセージを送っている現状を考えれば無理はない。それでいて朝食用シリアルの箱が推奨する量は、往々にしてひじょうに少ない。実際の消費量よりも少なく見せるためである。二〇一〇年に一五〇〇人近くの韓国人高齢者を調査したところ、彼らがまだ伝統的な食生活を送っていたためだろう、分量に関しては驚くほどの共通認識を保っていた。彼ら「全員」が一人前の米飯だとしたのは七〇グラム。ホウレンソウは四二グラムだった。

最新流行の高額なダイエット食品を買いにいくかわりに、近所のガレージセールをのぞくかリサイクルショップへ行って、いちばん小さな皿を買おう。そんな店はたくさんあるし、とても安い。見つけた皿はあなたの友になるだろう。カロリー計算をしたり何かの食品をあきらめたりせずに、分量の感覚を身につけさせてくれるからだ。また、中国系のスーパーマーケットへ行って小さな皿を買いそろえ、アジア系の家庭の食事スタイルを取り入れてもいい。大皿料理をいくつか食卓にならべ、各自が小さな皿に取り分けて好きなだけ食べるようにする。もしくは、インドのターリーセットを買うのも一法だろう。ステンレス製の二五センチの盆に小さなボウルがいくつか乗っている。もともとターリーセットは、食べる量のコントロールをするためではなく、多様な味覚と食材をとるために考案された食器セットだ。

ボウルも忘れてはならない食器のひとつといえる。二〇一六年以降、食器のなかでボウルの注目度が急上昇した。とくに、「ボウルフード」を作る人々のあいだで人気が高い。穀物やシチュー、色とりどりの野菜をきれいに詰めて、健康的な一品を作れる。

こうした小さな皿やボウルには、その世界にふさわしい食材をのせるようにしよう。食事の建築家になった気分になり、何が必要だろう、と考えてみるのだ。肉の厚切りに少量の野菜のメニューでないとしたら、さあ、どうしようか？　野菜をメインにして、肉や魚でアクセントをつけてもいい。あるいは、ヌードルや米、ピクルスを使い、それにあった野菜や豆を料理したらおもしろいかも。自分がおいしい、あるいは満腹したと思えるものであれば何でもいい。祖父母が知る機会のなかった果物やスパイスもためしてみよう。ただ、炭水化物や脂肪をおそれないで。皿が正しい方向に導いてくれるのだから。

◉水以外の「水のようなもの」を飲まないようにする

ダイエット指導者のなかには、「高カロリー飲料を飲まないでください」と平然という人がいる。カプチーノや赤ワインがこの世に存在する以上、このアドバイスは非現実的に思える。また、「高カロリー飲料を飲まないでください」だと、人工甘味料などで甘みをつけたダイエットソーダの二リットル入りボトルが問題とならなくなってしまう。しかし人体が今の段階から進化を遂げて、液体から摂取したカロリーをきちんと認識できるようになるまでは、わたしたちの身体は甘い飲料（ジュースを含めて）を好むだろう。こうした飲料はひかえめにいっても、スナックのようなものだ。まず、自分自身に問いかけてみよう。のどが渇いているのか、おなかがすいているのか？　それとも、何かを飲みたいのには別に理由があるのか？　のどが渇いているのであれば、水以外は役に立たない。

炭酸飲料（およびフラペチーノの類）を避けるいちばんの方法は、自分でやってみたところ、そうした飲み物に魅力を感じなくなるまで「甘いものを飲まない」ことだ。もちろん、あたたかい飲み物にも砂糖を加えない。ほかの習慣を変えるときと同じように、自分の口がそうなるまでには時間がかかるし、最初は少しがまんがいる。しかしそこを超えて別の場所へ抜けると、自分がすっかり変わってしまって、すごく甘いものを飲むなんて想像もつかないことに気づくだろう。もし理想の社会が実現したら、政府がわたしたちや子供たちを凶悪な加糖飲料から守ってくれるに違いない。その日が来るまでは、ソーダを嫌いになり、のどが渇いたら水を飲むようにするのが、とりあえずはベストの戦略だ。

ただしお茶は例外である（中国で肥満が激増したのは緑茶でない飲み物を突然大量に飲むようになってから――つまり、そういうことだ）。あらゆる種類のお茶は――緑茶から紅茶、ハーブティーまで――余分な砂糖や人工甘味料を摂取せずに現代社会の多彩な飲料を楽しむ絶好の手段となるだろう。紅茶に少しミルクを入れてもミルク系のコーヒーよりはずっと低カロリーだ。また、煎じる時間によってカフェインの効果は弱まるし、ハーブティーであればゼロになる。ハーブティーはどうも刺激に欠けると思う場合は、フレッシュミントか、少量のショウガをおろしたものをお湯につけ、三分ほど浸してみるとよい。元気が出ると同時に心も落ち着く。

もうひとつ、自家製のフレーバーウォーターも問題ない。すでにジムやホテルなどでは一般的になってきている。冷水器にキュウリや柑橘類のスライスを適量入れ、砂糖や甘味料を加えることなく、水にさわやかな香りを添えられる。あるトルコ人のシェフは、彼が作るのは「永遠の水」だといった。

ある種のトルコ産の柿をみじん切りにして水に浸し、数時間後に濾す。最初、柿の風味はあるかなきか程度だが、時間がたつにつれて強くなり、やがて水全体に柿の芳醇さがしみわたっていくという。

◉間食への関心を減らし、食事への関心を高める

わたしたちが基本的な食事をおろそかにしなければ、間食がここまで食生活の大きな部分を占めることはなかっただろう。食事と食事のあいだの時間は、完璧な一〇〇キロカロリーのおやつとは何かに心を悩ませるのではなく、おいしい食事を作る計画に時間を費やすほうがいい。そういえば、コリーナ・ホークス教授は間食に関して、包装に「ヘルシー」の文字を入れて再登場したポップコーンなどの市販スナック食品は、精製油と精製穀物を使っているのに変わりはないのだから、食生活においては「まったく価値がない」とコメントしていた。第1章で述べたように、栄養転換には主食としてのパンの品質低下が大きくかかわっているが、そのパンでさえ、スナックに分類されている食品の九割方よりもずっとましだし、腹持ちもいい。「おなかが減ったら全粒粉パンを一枚食べましょう」とホークス教授は勧めている。[3]

◉食欲を変える

嫌いなものをいやいや食べるよりも、その食べ物をあなた好みに変えるほうがずっと簡単である。満足を得ることに問題があるかのような論調をよく耳にするが、まったく楽しめない食べ物は、厳密には食べ物とはいえまい。肥満の素が氾濫する世界でもっとも頼りになるのは、自分の身体のためになる食べ物を楽しめるように、味覚をきたえていくことだ。

現在の食に関する問題の多くは、「食べなければならない」と感じる食物と「食べたい」と感じる食物が分断されているところから来ている。カリフラワーに感じるのは強制。かたやチョコレートに感じるのは愛。消費者が市販スナック食品に愛を感じさせるように、食品業界はマーケティングに余念がない。しかし、カリフラワーが大好物に変身したら? 韓国の例が示すとおり、健康的な食品――たとえばキムチ――が大好きであれば、食べるのはずっとたやすい。

◉バランスを変える

自分が完璧な食生活をしているのかどうか、気にしすぎるのはよくない(完璧主義は食生活を灰色にする)。「絶対」のラインを引くのではなく、バランスを変えること、つまり食生活を健康な方向へ移動させることに集中しよう。たいていの場合、「肉を断つ」「砂糖を断つ」よりも「食べる量を少なくする」ほうが達成しやすい。超加工食品にしても同様だ。すべてを排除するのは困難にしても、摂取量を減らせばそれだけの効果はある。今村文昭の研究が示すように、重要なのは食のパターンなのだ。摂取量の半分以上が超加工食品の食生活(アメリカとイギリスの平均的個人の場合)と、摂取量の二割だけが超加工食品の食生活とでは、大きな差がある。

では、食生活の健康的なパターンとはどんなものだろう? 地中海式食生活――オリーブ油、魚、ナッツ、野菜、豆、果物が中心――をあげる栄養学者は多い。また最近は、北欧式食生活も注目を集めている。昔から、ベリー類や、ライ麦、大麦、オート麦などの褐色系の穀物、菜種油、ニシンやサケなどの脂肪分の多い魚をたくさん食べている。しかし地中海にも北欧にも住んでいない人間は、独自の食のパターンを作りださなければならないだろう。今村文昭の話では、彼が日本からアメリカとイギリスに来たとき、周囲の人々に健康的な地元の食生活について尋ねたそうだ。「でもね、誰も答えられなかったんですよ」。これこそが健康的なアメリカ式食生活、と答えられる人がいまだにいないという事実は不安をかきたてるが、それを機会ととらえることもできる。英米の食生活の未来は白紙であり、そこに自分たちのルールを自由に構築していけるのだから。

◉比率で食べ、絶対量で食べないようにする

現在多くの人が、自分のタンパク質摂取量が十分かどうか気にしている。すでに述べたように、食事に占める炭水化物の割合に比べ、タンパク質が若干少ない可能性はある。その比率は、ときどき食生活にちょっとした変更を加えれば調整できる。たとえば、マッシュポテトや米を豆類に置き換える、いつものサンドイッチをデンマーク式にスモークサーモンをのせたライ麦パンのランチにする、あるいは、香りのいいカレーとフラットブレッド一枚（量は普通のパンの半分だが楽しさは倍増）にしてもいい。

◉先にタンパク質と野菜を食べ、炭水化物をあとにする

西洋諸国では食事の最初にパンをまわすが、中国では伝統的に米や麺は食事の最後に食べる。ここには知恵が潜んでいる。二〇一七年に論文発表された、一六名の2型糖尿病患者を対象とした小研究で、炭水化物を食事の最後にしてタンパク質と野菜を先にした場合、先に炭水化物を摂取した場合に比べ、血糖値の上昇を効果的に抑えられることがわかった。[4] この食べ方にはうれしいおまけもつく。食事の最初はおなかがすいているから誰でもがつがつと食べてしまいがちになる。それならば、最初

に野菜を登場させれば、野菜の摂取量の増加につながるだろう。末っ子の野菜の好き嫌いが激しかった頃、わたしはこのトリックを使った。食事のときは手づかみで食べられる野菜の皿をいつも最初に出した。今はその習慣がすっかり身につき、皿の上の野菜を片付けなければほかのものに手をつけない。とはいえ、このルールは厳密に守らなくてもよい。一皿でおいしいものはたくさんある（シチューや餃子、ベトナムのフォーなど）。すべての具材がおいしく混ざりあっているのならば、そのほうがずっといい。[5]

◉いろいろな種類を食べる

本書で述べた「世界標準の食」の中心となる食材は、ごくわずかである。動物性食品、小麦、米、トウモロコシ、砂糖、精製植物油、そしキャベンディッシュ・バナナ。このような食材で構成された食生活が疫学的規模で人間の健康を蝕んでいるのだとすれば、食品の種類を増やし、標準食から少しでも離れるようにすれば、健康増進に役立つのはほぼ間違いないだろう。ただしそう簡単にいかないことも多い。多様な食品を取り入れたつもりでも原材料のレベルではあまり変わらない場合も多いし、選択肢はたいてい店側があらかじめ決めているからだ。それでもチャンスがあれば、自分の食生活の基本となる食材の種類を増やしていこう。ロンドン大学キングス・カレッジの遺伝疫学教授ティム・スペクターは、人が何かを食べるとき、それはわたしたちが自分自身に栄養を与えるだけでなく、じつは腸内細菌にも栄養を与えているのだと述べている。健康的な腸内細菌叢を形成するためには多様な食生活が必要だが、ピクルスやヨーグルトなどの一部の醗酵食品はおおいに役立つ。[6]プラムも梨も食べよう。小麦だけなくライ麦も。いろいろ種類のリンゴや、ふだんは食べないチーズも。そして、できうるかぎりさまざまな緑色野菜をとろう。自分の食生活を「トレンド」や高額な食材で組み立てなければ、と感じる必要はない。ニシンやイワシの缶詰だって生のサーモンと同じくらい有益だ。種のあるブドウを見つけたら買ってみよう。口のなかの種の存在を感じてみてほしい。

◉料理のための時間を見つける

仕事のパターンによっては、昼食や夕食の時間帯に料理をするのがむずかしい場合がある。それ以外の時間に料理をすませておくためには少々工夫が必要だが、できないことはない。時間にちょっとした余裕があるときは、それを食事の準備や、それを楽しむ時間にあてててもいいかもしれない。圧力鍋ならバターチキンカレーはすぐにできるし、残りは冷凍しておけば次にまた楽しめる。あるいは、一度に数日分のランチの下ごしらえをして、冷蔵庫に入れておくのも一法だ。最近はやりの「作り置き」は、食事と時間の問題を解決する手段になる。

◉凝った料理よりあり合わせのもので作れる料理をおぼえる

テレビや雑誌で見る料理は日常生活ではほとんど役に立たない。絹のように完璧なバタークリームの作り方をおぼえるよりは、あり合わせのものですませる炒め物やシチューの作り方を頭に入れておくほうが、何倍も役に立つ。

◉流行にまどわされない味覚を持つ

流行の食品は高いだけでなく、詐欺まがいのものも多い。むしろ流行にならない食品を選ぼう。お金の節約にもなるし、多様性に一票を投じることもできる。ケールのかわりに春野菜を。秋にブラックベリーを摘んで冷凍しておけば、高いブルーベリーやスーパーフードを買う必要はない。

◉何を食べているのかを知る

あなたの曾祖母があなたの食べているものが何かをわからなくて怪訝そうな顔をしていても、気に病む必要はない。しかし、あなたがいま食べている食べ物が何なのかをあなた自身がわからないときは、「これはいいことじゃない」と思うべきだ。

世界中に拡大した現代食料システムに対抗するには、「狩猟採集生活の復活」も有効な手段となる。二〇一七年の世界食料サミットで、デンマーク人のシェフ、レネ・レゼピ（コペンハーゲンのレストラン「ノーマ」の創業者）は「誰もが狩猟採集者になるべきだ」と述べた。レゼピは「食の自然界の探究」と「ガストロノミー（美食）の基礎としての地理学」の再生を信条としている。レゼピはデンマークの大地から、ひじょうに多彩な風味を持つ、多種多様の葉を採集する。その刺激的な味わいは、店で売られるロメインレタスの退屈さを嘲笑うかのようだ。レゼピは、トンカ豆［バニラ様の香りのする豆］に似た味わいのスイートクローバー、辛みのあるコショウソウ（クレス）、レモンのようにすっぱいスイバなどを使う。わたしは春に何度か野生のニンニクを採りにいったことがある。その味はひじょうに強く、青く、豊かで、これほどの風味が自然のなかで、しかも無料でわたしたちを待っていることに驚いた。

さて、ふだんの暮らしではどうすればいいだろう？　出勤前に採集に行ける人はあまりいない。それでも、食物に対する採集者の好奇心を胸に抱いておくことはできないことではない。たとえば、目の前の食物を見て食べられるものなのかどうか自問する。皿の上の料理の原材料を知ることも、第一歩になるだろう。

わたしたちは、グローバル市場から逃れて生きることも食べることもできない。原材料がわかったからといって、食生活の多様性と質の向上が保証されるわけでもない。それでも、少なくとも皿の上にあるものが何なのかを知ろうとすることはできる。

◉五感を使う

現代社会では、感覚を過剰に刺激する部分と遮断する部分が同時に存在する。現代の食についてもそれはあてはまる。広告やソーシャルメディアを通じて、食のイメージはかつてないほどわたしたちのまわりに氾濫している。その一方、自分の感覚を使って食物とふれあう機会は往々にして少ない。わたしたちは自分の感覚よりも、ラベルに書かれている情報に基づいて食品を選ぶ――プロテインバーの栄養成分表示とか。そんな食べ方はさびしいし、なんだか人間を無視しているようにも思える。

わたしたちはときどき食べすぎる。なぜ食べすぎるのだろう。理由はいくつかあるだろうが、少なくともひとつは、じつは味覚は問題ではなく、どうしても満たされない味覚以外の感覚のせいで妙に空腹感が消えないからだ。料理に時間をかけてみよう。手にした食材の匂いをかいだりさわったりしてみよう。料理をする行為そのものに心が満たされる感じがしてくるだろう。最終的に、食べる量は少なくなる。

たとえ忙しい日でも、食物の存在はわたしたちの五感を満たしてくれる。たとえば、キッチンや庭にハーブの鉢植えを置いておく。気分が沈んでいるとき、ミントの葉を一枚摘んで、手でこすり、その匂いを深く吸いこんでみてもいい。

口だけでなく、目、鼻、手で食物と知り合ってみよう。味わう前に匂いをかぎ、さわり、眺めてみよう。オレンジを剝いて、房が分かれていくときのようすを観察してみよう。新鮮なニンニクと古いニンニクの違い。レモンと酢の酸味の違い。甘さ以外の味覚の世界に身をゆだね、グレープフルーツやチコリの苦みを堪能し、良質なトーストをかじったときの音に耳を傾ける。シナモンの匂いをかいでから、お粥の鍋に入れる。五感全体を働かせてみてほしい。

謝辞

本書は数えきれないほどの会話によって完成した。さまざまな国の多くの人が、快く自分たちの食べ方を伝えてくれた。ここにお名前を記し忘れていたら、どうか許していただきたい。

異なる分野の大勢の研究者から、どれほどの恩恵をこうむったか伝えきれない。それぞれ、人間の食べ方の変遷と健康への影響について研究を重ね、人生を捧げてきた方々である。バリー・ポプキンの著作を読み、栄養転換の概念を学ぶことによって、大きな示唆を得た。世界と栄養の現状についてより深く知りたい方は、ポプキンの厖大な論文を参照することをお勧めする（ごく一部を参考文献に載せてある）。

異なる分野の専門家への取材をとおして知識を得ることができた。とくに、以下の皆様に心より感謝を捧げたい。エクトル・アバド・ファシオリンセ、リーザ・アベンド、グレイム・アレンゼ、イエムジ・アリビサラ、キャロル・ブラック、サーシャ・コレア、プラジュナ・デサイ、ヴィクラム・ドクター、リン・ドーンブレイザー、パトリック・ドレイク、クリス・エリオット、スチュアート・フリント、トリーネ・ヘーヌマン、ケリー・ハート、コリーナ・ホークス、ジュリアン・ハーン、オリア・ハーキュリーズ、今村文昭、キャスリーン・ケリッジ、コリン・コーリー、マイケル・クロンドル、アントワン・ルイス、マイケル・マーモット、ルネ・マクレガー、テレサ・マルトー、キアラ・

メシネオ、ジェイソン・オローク、バリー・ポプキン、ラッド・センターのレベッカ・プール、アン・マリー・ラファティ、ナンナ・ログンバルザルドッティル、ニランジャナ・ロイ、アレックス・ラッシュマー、ジョアン・スラヴィン、ザック・スズリーター、エンリコ・ヴィンニョーリ、ダン・ワン、アラン・ワーデ、エディ・ユン。

本書の一部は、ジャーナリズム界の初発記事に基づいている。記事内容の掲載を許可してくださった編集者と出版社にお礼を申し上げる。第7章のウエルネスを志向する食生活の項は、ガーディアン紙に二〇一七年八月一一日に掲載された記事「われわれはなぜクリーンイーティングにはまるのか」を参照した（編集者のクレア・ロングリグとジョナサン・シャイニンに感謝する）。栄養代替食に関しては、タンク誌の二〇一六年八月号掲載「未来の食物」から知識を得た（編集者のトーマス・ルーシェに感謝する）。第3章のパンの歴史の部分は、著者がロンドン・エッセイズ誌に寄稿した「市販のパンはもういらない」（二〇一六年六月二一日掲載）に基づいた。第8章のプラジュナ・デサイのムンバイ料理プロジェクトを初めて紹介したのは、オブザーバー紙の二〇一七年六月一八日の記事「ソーシャルメディアと偉大なるレシピの登場」だった（編集者のガレス・グランディとアラン・ジェンキンズに感謝する）。

食に対するわたしの考えは、友人、同僚、家族との無数の会話によって深まり、また変化した。キャサリン・ブライズ、キャロライン・ボワロー、シーラ・ディロン、ミランダ・ドイル、ロザリンド・ダン、ソフィー・ハナ、ルーシー・ジョンストン、イングリッド・コップ、ヘンリエッタ・レイク、アナベル・リー、ランジタ・ローハン、ピーター・マクマナス、アン・マルコム、エルフリーダ・パウナル、サラ・レイ、キャシー・ランシマン、リサ・ランシマン、ルース・ランシマン、ギャリー・

ランシマン、ナターシャ・ランシマン、アンディ・ソーンダーズ、アビー・スコット、ルース・スカー、シルヴァーナ・トマゼルリ、アンドルー・ウィルソン、エマ・ウルフの皆様である。また、「テイスティッド」と「サペーレ・インターナショナル」の友人や同僚——ジェイソン・オローク、ルース・プラット、そしてセント・マシュー幼稚園の先生方と生徒たちに感謝を捧げたい。

主題が扱う範囲が厖大なため、アイデアが生まれてから書き終わるまで、これまでに執筆したどの本よりも刺激的な旅をした。大西洋をはさんだふたつの国で、著者の考えと言葉がまとまるように助言し、支援してくださった両出版社に厚くお礼を申し上げる。ベイシック・ブックス社のララ・ヘイマートとフォース・エステイト社のルイーズ・ヘインズほどすぐれた編集者は、望んでも得られないだろう。フォース・エステイト社では、サラ・シケット、パトリック・ハーガドン、ジュリアン・ハンフリーズのほか、校閲者のスティーブ・ゴーブ、校正者のモラグ・ライアルにも感謝する。ベイシック・ブックス社の担当者であるケイティ・ラムライト、ケルシー・オドルツィク、リズ・ウェッツェル、イッシー・アイビンス、ナンシー・シェパード、アリー・フィンケルにも感謝する。すばらしいカバーデザインを制作してくださったチンイー・レイには、感謝してもしきれない。

優秀なエージェント二社に出会えたのは大きな幸運だった。ニューヨークのゾーイ・パーニャメンタと、ロンドンのユナイテッド・エージェンツ社のサラ・バラードは、助言と支援をおしまなかった。またユナイテッド・エージェンツ社では、エリ・ケレンにもお世話になった。

草稿の一部もしくはすべてに目をとおし、改善点を指摘してくださったエリ・ケレン、カロ・ボワロー、トム・ランシマン、デイビッド・ランシマン、エミリー・ウィルソンに心からの感謝を捧げる。いうまでもなく、なんらかの間違いがあった場合はすべて著者の責任である。

訳者あとがき

本書『「食べる」が変わる「食べる」を変える——豊かな食に殺されないための普通の方法』(*The Way Eat Now: Strategies for Eating in a World of Change*, 4th Estate, London, 2019) は、イギリスの著名なフードライター、ビー・ウィルソンの最新作です。

著者は一九七四年に作家の父と英文学者の母のあいだに生まれ、一九九八年からフードライターとして活動をはじめました。これまでに年間最優秀フードジャーナリストに三回選ばれており、本書を含めて六冊の著書を発表しています。ケンブリッジ大学で歴史学を専攻したという経歴や、両親からの影響もあるのでしょう、文献を駆使して根拠を求める著述スタイルは本書でも健在です。母親目線で食の問題を多角的に論じた前作『人はこうして「食べる」を学ぶ』(原書房/二〇一七年)(*First Bite: How We Learn to Eat*, Basic Books, New York, 2015) は高い評価を受け、料理とワインについての良書を選定するアンドレ・シモン賞特別賞 (二〇一五年) ほかを受賞しました。

著者は今回、「現代社会でよりよく食べていくにはどうすればよいか」をテーマに掲げました。その背景には、世界における肥満と過体重の急増、とくに都市部で認められる肥満でありながら栄養失調という健康問題、食由来の疾患 (2型糖尿病など) の世界的な広がりに対する危機意識があります。

肥満や過体重による健康リスクは、もちろん成人の場合も問題ですが、子供の将来を大きく左右します。肥満の子供は肥満な大人になりやすいためです。二〇一七年に医学誌『ランセット』に掲載された論文によれば、幼児から一〇代までの未成年者の肥満者数は世界で一億二四〇〇万人にのぼり、イギリスでは五歳から一九歳の未成年者の一〇人にひとりが肥満だといいます。日本の現状はどうかというと、文部科学省「平成三〇年度　学校保険統計調査」のデータでは、肥満傾向児の割合は二〇〇三年頃から減少傾向にあるものの、五歳では男女ともに二パーセント台、一七歳では男子の約一〇パーセント、女子の約八パーセントが肥満傾向との結果が出ています。「肥満や過体重はほんとうに個人の意志の弱さが原因なのか？　家庭の責任なのか？　そうではないだろう、これは社会全体の問題であり、世界経済の仕組みが大きくかかわっているだろう」と著者は説き、おもに四つの視点から食の現状と未来を論じていきます。

第一は、均質化した世界の食料供給と食生活の問題です。ノースカロライナ大学の栄養学教授バリー・ポプキンの「栄養転換」（現在は超加工食品主体のステージⅣに該当）の概念を軸に、第二次世界大戦後から続く「質より量」の農業政策や、多様性が失われた農作物、精製植物油（おもに大豆油）の生産と使用の激増、多国籍食品企業のスナック食品や加糖飲料が中所得国や貧困国にまで浸透している現状などを示します。このなかで、「量ではなく質において、世界でもっとも健康的な食生活を送っているのは富裕国ではなく、アフリカのサハラ以南の諸国に多い」という論文を発表した、ケンブリッジ大学の栄養疫学者今村文昭へのインタビューが掲載されているのも興味深いところです。

第二は、スピードや効率化を重視する現代特有の食生活の実態です。間食の増加、食事時間の概念の稀薄化、時間に追われる感覚、そして社会の経済格差の問題。著者はもう一度立ち止まろうと訴えますが、けっして批判一辺倒ではありません。栄養代替食（ミール・リプレイスメント）の液体飲料、簡単に料理できる宅配食事キット、あるいは料理の宅配（現代版の出前）が登場した背景やそれらが支持される理由を丁寧に探っていきます。

第三は、クリーンイーティングに代表される絶対主義的なダイエット法への警鐘です。わたしたちは不健康になるのを恐れるあまり、食物を極端に排斥しているのではないか、ほんとうにその必要があるのだろうか、食べるよろこびを失ってはいないだろうか、と著者は問いかけます。

第四は、未来への希望です。この「かならず未来は開ける」という姿勢が著者の真骨頂といえましょう。たとえば、経済発展を遂げても自国の伝統料理を維持しようとした韓国の取り組み。南米有数の肥満大国だったチリが自国民の健康を守るために課した砂糖税、食品パッケージからの漫画キャラクターの追放、食品に提示を義務づけた原材料警告ラベル（たとえば「糖分が多い」など）。アムステルダムの経済支援を交えた健康対策と食育。著者はこうした事例を紹介しながら、食由来の肥満や疾病を個人の問題にすり替えず、国や自治体や社会全体が協力すれば、現在の問題はたとえ時間がかかっても克服していけると力強く語ります。

社会全体の意識の変化が必要というのは、そのとおりでしょう。日本でも節分の「恵方巻き」の廃棄量の多さが問題となり、二〇二〇年からは予約販売等の動きが生まれました。食品ロス全体の問題の大きさからすればこれはささやかな一歩かもしれませんが、こうした取り組みを続けていくことで大きな変化が生まれていくに違いありません。

著者はわたしたちを絵本『三びきのやぎのがらがらどん』の山羊にたとえます。わたしたちはかぐわしい緑の草原をめざす山羊、彼らの前に立ちはだかる醜いトロルは「食にかかわる現代の問題」です。それは無数の頭を持つトロルですが、わたしたちが日常レベルで「やっつけられる」ものもあると著者はいいます。それは、料理とは、食とは「こうあるべきだ」という概念を捨てて、現代の便利さを取り入れながら料理を楽しみ、ときには外食や出前に頼りつつ、食のバランスをよい方向へ傾けていくことです。それは流行に流されないことでもあります。今の一歩が明日につながる、という著者のメッセージは前を向く勇気を与えてくれるでしょう。

本書の訳出にあたっては多くの方々の協力を得ました。とくに翻訳家の友人である鈴木彩織、真喜志順子、濱田伊佐子、田栗美奈子の諸姉に厚くお礼申し上げます。長年にわたる友人の金沢医科大学麻酔科学教室秘書の平村瑞代さんには今回もお世話になりました。また、原書房の中村剛さんは最後まで訳者を支えて力になってくださいました。この場をお借りして、すべての皆様に心よりの感謝を捧げます。

二〇二〇年二月

堤　理華

注

序章　食物に「追いつめられる」現代人

1 Fahey and Alexander 2015; Zaraska 2017.
2 Food and Agriculture Organization of the United Nations 2016; Seccia, Santeramo, and Nardone 2015.
3 Murray et al. 2016; Gakidou 2017.
4 Micha, Khatibzadeh, et al. 2015.
5 Lang and Mason 2017.
6 Cited in Rogers, Woodward, et al. 2018.
7 Rogers, Woodward, et al. 2018; Jacobs and Richtel 2017.
8 Cardello 2010, 19; Jacobs and Richtel 2017.
9 Cardello 2010, 10.
10 Moss 2014.
11 Jahns, Siega-Riz, et al. 2001.
12 Sarah Boseley, 2018, "'The Mediterranean Diet Is Gone': Region's Children Are Fattest in Europe," *The Guardian*, May 24, https://www.theguardian.com/society/2018/may/24/the-mediterranean-diet-is-gone-regions-children-are-fattest-in-europe.
13 Konnikova 2018.
14 Warde and Yates 2015.
15 Gakidou 2017; Micha, Shulkin, et al. 2017.
16 Simpson and Raubenheimer 2012.
17 Simpson and Raubenheimer 2012.

第１章　食の変貌――栄養転換と均質化

1 Caballero and Popkin 2002.
2 Nicholas Kristof, 2017, "Why 2017 May Be the Best Year Ever," *New York Times*, January 21, https://www.nytimes.com/2017/0l/21/opinion/sunday/why-2017-may-be-the-best-year-ever.html?_r=0.
3 Norberg 2016.
4 Smil 2002.
5 Norberg 2016.
6 Nick Squires, 2006, "Overweight People Now Outnumber the Hungry," *The Telegraph*, August 15, http://www.telegraph.co.uk/news/uknews/1526403/Overweight-people-now-outnumber-rhe-hungry.html.
7 Haddad, Hawkes, et al. 2016; Micha, Khatibzadeh, et al. 2015.

8 Ley, Pan, et al. 2016; Imamura, O'Connor, et al. 2015; Popkin 2009, 17.
9 "Diabetes UK comments on the Rise in Type 2 Diabetes in Children," Diabetes UK, August 12, 2017, accessed November 2018, https://www.diabetes.org.uk/about_us/news/type-2-diabetes-in-children.
10 Imamura, Micha, et al. 2015.
11 Micha and Mozaffarian 2010.
12 Willett 2013; Van Dam and Hunter 2012; Imamura, Micha, et al. 2015.
13 Micha, Khatibzadeh, et al. 2015; Imamura, Micha, et al. 2015.
14 Micha, Khatibzadeh, er al. 2015.
15 La Vecchia and Majem 2015.
16 Lily Juo, 2015, "West Africans Have Some of the Healthiest Diets in the World," Quartz Africa, August 6, https://qz.com/473598/west-africans-have-some-of-the-healthiest-diets-in-the-world.
17 Vorster, Kruger, et al. 2011.
18 From a conversation with Mpho Tshukudu, quoted in Tshukudu and Trapido 2016.
19 Tshukudu and Trapido 2016; Haggblade, Duodu, er al. 2016.
20 Tshukudu and Trapido 2016.
21 Haggblade, Duodu , et al. 2016.
22 Popkin 2009.
23 Popkin 2009.
24 Popkin 2001; Popkin 2002; Popkin 2011; Popkin et al. 2012.
25 "About the Changing Global Diet," International Center for Tropical Agriculture (hereafter, CIAT), a CGIAR Research Center, accessed August 2018, https://ciat.cgiar.org/the-changing-global-diet/about/; Khoury, Bjorkman, et al. 2014.
26 "About the Changing Global Diet," CIAT, accessed August 2018, https://ciat.cgiar.org/the-changing-global-diet/about/.
27 Khoury, Achinacoy, et al. 2016.
28 "About the Changing Global Diet," CIAT, accessed August 2018, https://ciat.cgiar.org/the-changing-global-diet/about/.
29 Saladino 2017; Spector 2017.
30 Kammlade and Khoury 2017; Khoury 2017.
31 "Plants," Biodiversity Group, Food and Agriculture Organization of the United Nations, accessed July 2018, http://www.fao.org/biodiversity/components/plants/en/.
32 "Country Exploration," CIAT, accessed August 2018, https://ciat.cgiar.org/the-changing-global-diet/counrry-exploration/.
33 Mikkila, Vepsalainen, et al. 2015.
34 Mikkila, Vepsalainen , et al. 2015; Adair and Popkin 2012.
35 Khoury, Achicanoy, et al. 2016.

36 "The Mythical Banana Kingdom of Iceland," 2013, *Reykjavik Grapevine*, December 2, accessed October 2018, https://grapevine.is/mag/articles/2013/12/02/the-mythical-banana-kingdom-of-iceland/; Kasper Friis, 2016, "A Banana Grows in Iceland," Atlas Obscura, March 8, http://www.atlasobscura.com/articles/bananas-in-iceland.
37 "Iceland's Bananas," Quite Interesting forum, accessed May 2017, http://old.qi.com/talk/viewtopic.php?t=33214&start=0&sid=7c40f7412386dffcc75c72aa66bee5d6; "Mythical Banana Kingdom of Iceland," 2013.
38 "Mythical Banana Kingdom of Iceland," 2013.
39 "Banana: Statistical Compendium, 2015-16," Food and Agriculture Organization of the United Nations, accessed August 2018, http://www.fao.org/3/a-i7409e.pdf.
40 Dunn 2017.
41 Dunn 2017.
42 Lawrence 2004.
43 Rögnvaldardóttir 2002.
44 Rögnvaldardóttir 2002.
45 Lawrence 2004; Walvin 2018.
46 Roberts 2008.
47 Lawrence 2004; Roberts 2008.
48 Walvin 2008; Lang and Mason 2017.
49 Hawkes 2006.
50 "Country Exploration," CIAT, accessed July 2018, https://ciat.cgiar.org/the-changing-global-diet/country-exploration/.
51 Hawkes 2006.
52 Hawkes 2006.
53 Lopez and Jacobs 2018; Hawkes 2006; Eckhardt et al. 2006.
54 Doak, Adair, et al. 2005.
55 Bagni, Luis, er al. 2011.
56 Constance L. Hays and Donald G. McNeil Jr., 1998, "Putting Africa on Coke's Map: Pushing Soft Drinks on a Continent That Has Seen Hard, Hard Times," *New York Times*, May 26, https://www.nytimes.com/1998/05/26/business/putting-africa-coke-s-map-pushing-soft-drinks-continent-that-has-seen-hard-hard.html.
57 Jacobs and Richtel 2017.
58 "Door-to-Door Sales of Fortified Products," Nestlé website, accessed April 2018, https://www.nestle.com/csv/case-studies/allcasestudies/door-to-doorsalesoffortified-products,brazil; Jacobs and Richtel 2017.
59 Popkin 2009; Kelly et al. 2010.
60 Popkin 2002; Wang, Leung, et al. 2014.
61 Kim, Moon, and Popkin 2000.

62 Lee, Popkin, and Kim 2002.
63 Lee, Popkin, and Kim 2002.
64 Lee, Popkin, and Kim 2002.
65 Kim, Moon, and Popkin 2000.
66 Popkin 2009; Kim, Moon, and Popkin 2000.
67 Lee, Duffey, and Popkin 2012.
68 Wiggins and Keats 2015.
69 Keats and Wiggins 2014.
70 Hahnemann 2016.
71 Keats and Wiggins 2014.

第２章　ミスマッチ——肥満・渇き

1 Emily Rosen, "What Is Ancestral Eating?," Institute for the Psychology of Eating, accessed April 2018, http://psychologyofeating.com/ancestral-eating/.
2 Popkin, Adair, and Ng 2012.
3 Fresco 2015.
4 Yajnik 2018.
5 Yajnik 2018.
6 Yajnik, Fall, and Coyaji 2003.
7 Yajnik 2018.
8 Yajnik 2018.
9 Yajnik and Yudkin 2004.
10 Yajnik and Yudkin 2004.
11 "India's Missing Middle Class," 2018, *The Economist*, January 11, accessed April 2018, https://www.economist.com/news/briefing/21734382-multinational-businesses-relying-indian-consumers-face-disappointment-indias-missing-middle; Popkin, Adair, and Ng 2012.
12 "The New Face of Diabetes," *Vice*, produced by Elliot Kirschner, accessed October 2018, https://video.vice.com/en_us/video/the-new-face-of-diabetes/57fbfd04117c9766b44ad74b.
13 Nielsen and Popkin 2004.
14 Popkin 2009; Wolf, Bray, and Popkin 2008; Popkin and Hawkes 2016; DiMeglio and Mattes 2000.
15 Popkin 2009; Emiko Terazono and Neil Hume, 2016, "Are the Sweet Days Over for Orange Juice?" *Financial Times*, April 21, accessed October 2018, https://www.ft.com/content/c4bc7f92-0791-11e6-9b51-0fb5e65703ce.
16 Popkin 2009.
17 "Soft Drinks in Latin America: Keeping a Global Bright Spot Bright," 2014, Euromon-

itor International, January, accessed July 2018, http://www.euromonitor.com/soft-drinks-in-latin-america-keeping-a-global-bright-spot-bright/report.

18 Wolf, Bray, and Popkin 2008.

19 Wolf, Bray, and Popkin 2008.

20 Wolf, Bray, and Popkin 2008; Mattes 2006.

21 Wolf, Bray, and Popkin 2008.

22 Mattes 2006.

23 Mattes 2006.

24 Victoria Richards, 2015, "Starbucks' New Frappuccinos Contain 'as Much Sugar as a Litre of Coke,'" *The Independent*, June 10, accessed June 2018, https://www.independent.co.uk/life-style/food-and-drink/news/starbucks-new-frappuccinos-contain-as-much-sugar-as-a-litre-of-coke-10310044.html.

25 Richardson, Goodman, et al. 1961.

26 Cahnman 1968.

27 Brewis, Wutich, et al. 2011; Tomiyama 2014.

28 "Should We Officially Recognise Obesity as a Disease?" 2017.

29 Puhl and Heuer 2010.

30 Tomiyama 2014; Brewis et al. 2014.

31 Puhl and Heuer 2010.

32 Brewis 2014.

33 UConn Rudd Center for Food Policy & Obesity, accessed May 2018, www.uconnruddcenter.org.

34 Cahnman 1968.

第３章　食の経済学――過剰供給がもたらしたもの

1 De Vries, de Hoog, et al. 2016.

2 "The Changing Global Diet," CIAT, accessed August 2018, https://ciat.cgiar.org/the-changing-global-diet/.

3 Levy-Costa et al. 2005.

4 "The Changing Global Diet," CIAT, accessed August 2018, https://ciat.cgiar.org/the-changing-global-diet/.

5 Hawkes 2006.

6 Markley 1951.

7 Soskin 1988.

8 Hawkes 2006.

9 Simon Atkinson, 2017, "Why Are China Instant Noodle Sales Going Off the Boil?," BBC News, December 20, accessed July 2018, https://www.bbc.com/news/business-42390058.

10 Menzel and D'Aluiso 2005.
11 Hawkes 2004; Hawkes 2006.
12 Hawkes 2006.
13 Hawkes 2006.
14 Monteiro 2009; Monteiro, Cannon, et al. 2016.
15 Fiolet, Srour, et al. 2018.
16 Coudray 2017.
17 Fiolet, Srour, et al. 2018.
18 Monteiro, Moubarac, et al. 2013; Walvin 2018, 229.
19 Monteiro, Cannon, et al. 2016.
20 Sarah Boseley, 2018, "'Ultra-Processed' Products Now Half of All UK Family Food Purchases," *The Guardian*, February 2, accessed July 2018, https://www.theguardian.com/science/2018/feb/02/ulcra-processed-products-now-half-of-all-uk-family-food-purchases.
21 Morley 2016.
22 Burnett 1983.
23 Burnett 1983; Anna-Louise Taylor, 2012, "Why Is Bread Britain's Most Wasted Food?," BBC News, March 15, accessed November 2017, http://www.bbc.co.uk/news/magazine-17353707.
24 "The Changing Global Diet," CIAT, accessed August 2018, https://ciat.cgiar.org/the-changing-global-diet/.
25 Burnett 1983.
26 FAO.org, accessed November 2017.
27 Millstone and Lang 2008.
28 Natalie Lobel, 2017, "Bread's Not Bad for You. It's the Flour," The Daily Meal, November 27, https://www.thedailymeal.com/cook/bread-s-not-bad-you-it-s-flour.
29 Lang and Mason 2017.
30 Hansen 2013.
31 Clements and Chen 2009.
32 Clements and Chen 2009.
33 Clements and Chen 2009; USDA Economic Research Service, based on data from Euromonitor; "Food Prices and Spending," United States Department of Agriculture, accessed June 2018, https://www.ers.usda.gov/data-products/ag-and-food-statistics-charting-the-essentials/food-prices-and-spending/.
34 USDA Economic Research Service, based on data from Euromonitor.
35 Hansen 2013; Wiggins and Keats 2015.
36 Hansen 2013, chapter 1.
37 Antoine Lewis, a.k.a. the Curly-Haired Cook, accessed August 2018, https://an-

toinelewis.com/.
38 Fu, Ghandi, et al. 2012; Zaraska 2016.
39 Fu, Ghandi, et al. 2012; Zaraska 2016.
40 O'Brien 2013.
41 Hansen 2013; Lawler 2016.
42 Hansen 2013.
43 Rachel Hosie, 2017, "KFC's Double Down Burger: Is Bacon and Cheese Sandwiched between Chicken as Good as It Sounds?," *The Independent*, October 9, accessed November 2017, http://www.independent.co.uk/life-style/food-and-drink/kfc-double-down-burger-uk-launch-chicken-bacon-burger-taste-review-a7991121.html.
44 Lymbery and Oakeshott 2014, 167.
45 Lang and Mason 2017.
46 Lang and Mason 2017.
47 Jessica B. Harris, 2018, "Leah Chase: Queen of Creole Cuisine," *Garden & Gun*, August/September, accessed July 2018, https://gardenandgun.com/articles/leah-chase-queen-creole-cuisine/.
48 Tamar Haspel, 2017, "Junk Food Is Cheap and Healthful Food Is Expensive, but Don't Blame the Farm Bill," *Washington Post*, December 4, accessed August 2018, https://www.washingtonpost.com/lifestyle/food/im-a-fan-of-michael-pollan-but-on-one-food-policy-argument-hes-wrong/2017/12/04/c7188lca-d6cd-lle7-b62d-d9345ced896d_story.html?utm_term=.lal6a77fcd0a.
49 Wiggins and Keats 2015.
50 Wiggins and Keats 2015.
51 Cowen 2012.
52 Bloodworth 2018.
53 Powell and Bao 2009.
54 Wiggins and Keats 2015.
55 Wilson 2008.

第４章　時間がない——「どう」食べるか

1 Marmot and Syme 1976.
2 Quoted in Yano, Blackwelder, et al. 1979.
3 Jastran, Bisogni, et al. 2009.
4 Trentmann 2016, 443; "Average Annual Hours Actually Worked per Worker," Organization for Economic Co-Operation and Development, accessed April 2017, https://stats.oecd.org/lndex.aspx?DataSetCode=ANHRS.
5 Trentmann 2016.
6 Email correspondence between Frank Trentmann and the author, April 2017.

7 Carroll 2013.

8 15か国とは，ベルギー，ブルガリア，エストニア，フィンランド，フランス，ドイツ，イタリア，ラトビア，リトアニア，ノルウェー，ポーランド，スロベニア，スペイン，スウェーデン，イギリスである。

9 Harmonised European Time Use Survey, “Areagraf-How Time Is Used During the Day,” accessed November 2018, https://www.h6.scb.se/tus/tus/AreaGraphCID.html.

10 Brannen, O'Connell, and Mooney 2013.

11 Brannen, O'Connell, and Mooney 2013, 427.

12 Richard James, 2013, “Fat NHS Doctors Setting Bad Example in ‘Poorly Developed’ Obesity Services,” *Metro*, January 1, http://metro.co.uk/2013/01/01/fat-nhs-doctors-setting-bad-example-in-poorly-developed-obesity-services-3333903/.

13 Bonnell, Huggins, et al. 2017.

14 Bonnell, Huggins, et al. 2017.

15 Townsend 2015.

16 Child 1832.

17 Robinson and Godbey 1997.

18 “India Tackles Food Waste Problem,” 2014, video, BBC News, July 3, accessed May 2018, http://www.bbc.co.uk/news/av/business-28139586/india-tackles-food-waste-problem.

19 Becker 1965.

20 Becker 1965.

21 Becker 1965.

22 Trentmann 2016.

23 Jabs and Devine 2006.

24 Becker 1965.

25 Pomiane 2008.

26 Kant and Graubard 2015.

27 Watt 2015.

28 C. Shivkumar, “Funds Drop State Securities from Portfolio,” *Business Standard*, January 27, 2013, accessed February 2017, http://www.business-standard.com/article/specials/funds-drop-state-securities-from-portfolio-199101501061_1.html.

29 Zhai, Du, et al. 2014; Wang, Zhai, et al. 2012.

30 Wang, Horst, et al. 2018.

31 Popkin 2009.

32 Hawkes 2006.

33 Hawkes 2006.

34 Fisher, Wright, er al. 2015.

35 Hess and Slavin 2014.

36 Datamonitor 2015; Mintel 1985.

37 "As Snackification in Food Culture Becomes More Routine, Traditional Mealtimes Get Redefined," 2016, Hartman Group, February 16, accessed June 2017, http://www.hartman-group.com/hartbeat/638/as-snackification-in-food-culture-becomes-more-routine-traditional-mealtimes-get-redefined.

38 Choi, Choi, et al. 2008.

39 Tim Henderson, 2014, "More Americans Living Alone, Census Says," *Washington Post*, September 28, accessed December 2017, https://www.washingtonpost.com/politics/more-americans-living-alone-census-says/2014/09/28/67eld02e-473a-lle4-b72e-d60a9229cc10_story.html?utm_term=.8d3a1f52l6bf.

40 Hong 2016.

41 Basu 2016.

42 Manjoo 2017.

43 Hess 2017.

44 Hess 2017.

45 Johansen 2018.

46 Fulkerson, Larson, et al. 2014.

47 Oliver Burkeman, 2016, "Why Time Management Is Ruining Our Lives," *The Guardian*, December 22, accessed August 2018, https://www.theguardian.com/technology/2016/dec/22/why-time-management-is-ruining-our-lives.

第５章　移り気な消費者——流行

1 Dan Barber, 2009, "Tuscan Kale Chips," *Bon Appétit*, February, accessed April 2018, https://www.bonappetit.com/recipe/tuscan-kale-chips; Abend 2013; Mari Uyehara, 2017, "The 10th Anniversary of the Kale Salad as We Know It," *Taste*, October 24, accessed April 2018, https://www.tastecooking.com/10th-anniversary-kale-salad-know.

2 Kamp 2006 .

3 "Get Ready for Some Serious Food Envy: The 20 Most Instagrammed Meals from around the World," 2016, *Daily Mail*, May 15.

4 Saffron Alexander, 2017, "Cloud Eggs: Instagram's Favourite New Food Fad," *Daily Telegraph*, May 8.

5 Jesse Szewczyk, 2017, "Rainbow Food Is Literally Garbage," BuzzFeed, April 7, accessed December 2017, https://www.buzzfeed.com/jesseszewczyk/its-official-hipsters-have-taken-rainbow-food-too-fucking?utm_term=.cndMEW5BD2#.ogQJ3Q2WMr.

6 Oliver 2016.

7 Harvey 2017.

8 Phil Lempert, 2016, "Food Trends vs. Food Fads," *Forbes*, June 16, accessed October 2017, https://www.forbes.com/sites/phillempert/2016/06/16/food-trends-vs-food-

fads/#c0a619036550.

9 Sax 2014, introduction.

10 Van den Bos 2015.

11 Van den Bos 2015.

12 Van den Bos 2015; Mellentin 2018.

13 Mead 2013.

14 Lucy Rennick, 2018, "Why African Food Is the Next Big Thing," SBS, February 23, accessed July 2018, https://www.sbs.corn.au/food/article/2018/02/23/why-african-food-next-big-thing.

15 "Now Comes Quinoa," 1954, *New York Times*, March 7.

16 Jacobsen 2011.

17 Tom Philpott, 2013, "Quinoa: Good, Evil, or Just Really Complicated?," *The Guardian*, January 25, accessed October 2017, https://www.theguardian.com/environment/2013/jan/25/quinoa-good-evil-complicated.

18 Hamilton 2014.

19 Lenny Flank, 2016, "Avocados and the Mexican Drug Cartels," Hidden History, July 8, accessed October 2017, https://lflank.wordpress.com/2016/07/08/avacados-and-the-mexican-drug-cartels/; "Mexico: Deforestation for Avocados Much Higher Than Thought," 2016, Associated Press, October 31, https://www.voanews.com/a/mexico-deforestation-avocados/3574039.html.

20 "Mexico's Avocado Army: How One City Stood Up to the Drug Cartels," 2017, *The Guardian*, May 18, accessed October 2017, https://www.theguardian.com/cities/2017/may/18/avocado-police-tancitaro-mexico-law-drug-cartels; Flank 2016.

21 Chris Elliott, 2014, "Elliott Review into the Integrity and Assurance of Food Supply Networks-Final Report: A National Food Crime Prevention Framework," July HM Government, accessed October 2017, https://www.gov.uk/government/uploads/system/uploads/attachment_data/file/350726/elliot-review-final-report-july2014.pdf; Whittle 2016.

22 Packer 2013.

23 Packer 2013.

24 "Global Coconut Water Market Forecast for Growth of Over 25%," 2017, FoodBev Media, February 7, accessed October 2017, https://www.foodbev.com/news/global-coconut-water-market-forecast-for-growth-of-over-25/.

25 David Derbyshire, 2017, "Coconut Oil: Are the Health Benefits a Big Fat Lie?," *The Guardian*, July 9, accessed October 2017, https://www.theguardian.com/lifeandstyle/2017/jul/09/coconut-oil-debunked-health-benefits-big-fat-lie-superfood-saturated-fats-lard.

26 Nestle 2018.

第6章　自由——外食・宅配・スーパーマーケット

1 Derek Thompson, 2013, "Cheap Eats: How America Spends Money on Food," *The Atlantic*, March 8, accessed October 2018, https://www.theatlantic.com/business/archive/2013/03/cheap-eats-how-america-spends-money-on-food/273811/.

2 Angela Monaghan, 2017, "Britons Spend More on Food and Leisure, Less on Booze, Smoking and Drugs," *The Guardian*, February 16, accessed August 2018, https://www.theguardian.com/business/2017/feb/16/britons-spending-more-on-food-and-leisure-than-booze-smoking-and-drugs.

3 Maumbe 2012; Nago, Lachat, et al. 2010.

4 Menzel and d'Aluisio 2005.

5 Popkin 2009.

6 Burnett 2004; Jacobs and Scholliers 2003.

7 Burnett 2004.

8 Lang and Millstone 2008.

9 "Wing Yip," Revolvy, accessed December 2017, https://www.revolvy.com/main/index.php?s=Wing%20Yip&item_type=topic; Burnett 2004.

10 Millstone and Lang 2008.

11 Warde and Martens 2009.

12 Lang and Mason 2017.

13 Guthrie 2002; Kant and Graubard 2004.

14 Orfanos er al. 2007.

15 "Veg Facts: A Briefing by the Food Foundation," 2016, The Food Foundation, November, accessed December 2017, http://foodfoundation.org.uk/wp-content/uploads/2016/11/FF-Veg-Doc-V5.pdf.

16 Krishnan, Coogan, et al. 2010.

17 Bahadoran, Mirmiran, et al. 2015; Nguyen and Powell 2014.

18 Krishnan, Coogan, et al. 2010.

19 Newman, Howlett, and Burton 2014; Currie, DellaVigna, et al. 2010.

20 Currie, DellaVigna, et al. 2010.

21 Hawkes 2006.

22 Simon Goodley, 2017, "Deliveroo Valuation Hits £1.5bn after Food Delivery Firm Raises New Funds," *The Guardian*, September 24, accessed December 2017, https://www.theguardian.com/business/2017/sep/24/deliveroo-valuation-hits-2bn-after-food-delivery-firm-raises-new-funds; Olson 2016.

23 "Consumer Spending on Pizza Delivery in the United States from 2004 to 2017 (in Billion US Dollars)," https://www.statista.com/statistics/259168/pizza-delivery-consumer-spending-in-the-us/; Dunn 2018.

24 Dunn 2018.

25 Khaleeli 2016.

26 Cuadra 2006; Food Stories, accessed December 2017, http://www.bl.uk/learning/resources/foodstories/index.html.

27 Tandoh 2018; Lang and Mason 2017.

28 Sole-Smith 2018.

29 Zhou, Du, et al. 2015; Tiffany C. Wright, "What Is the Profit Margin of a Supermarket?," azcentral, accessed August 2018, https://yourbusiness.azcentral.com/profit-margin-supermarket-17711.html.

30 Meades 2014.

31 Bowlby 2000.

32 Bowlby 2000.

33 Bowlby 2000.

34 Demmler, Ecker, et al. 2018.

35 "Eataly World and the Future of Food," Gastropodcast, October 10, 2017.

36 David 2010.

37 John Lanchester, 2018, "After the Fall," *London Review of Books* 40, no. 13, July 5, accessed August 2018, https://www.lrb.co.uk/v40/n13/john-lanchester/after-the-fall.

38 Cambridge Sustainable Food Hub, accessed December 2017, https://cambridgefoodhub.org/impacts/good-food-for-all/.

39 Biggs 2013.

40 "Foodbank Demand Soars across the UK," 2017, The Trussell Trust, November 7, accessed December 2017, https://www.trusselltrust.org/2017/11/07/foodbank-demand-soars-across-uk/.

41 Whitney Pipkin, 2016, "Why This Food Bank Is Turning Away Junk Food," Civil Eats, August 15, accessed August 2018, https://civileats.com/2016/08/15/why-this-food-bank-is-turning-away-junk-food/.

42 Hu 2016.

43 Hu 2016.

第７章　戒律的な食べ方――「排除」と「代替」

1 Schwartz 2004.

2 Angela Palm, 2017 "Hierarchy of Needs," Longreads, Winter, accessed April 2018, https://longreads.com/2018/02/13/hierarchy-of-needs/.

3 Denise Lee Yohn, 2011, "Trader Joes, Where Less Is More," *Business Insider*, May 31, accessed April 2018, http://www.businessinsider.com/trader-joes-where-less-is-more-2011-5?IR=T; Andrea Felstead, "Day of the Discounters," *Financial Times*, December 10, 2014, accessed November 2018, https://www.ft.com/content/be5e8d52-7ec6-lle4-b83e-00144feabdc0.

4 Lindsay Whipp and Scheherezade Daneshkhu, "Big Business Identifies Appetite for Plant-Based Milk," *Financial Times*, July 15, 2016, accessed November 2018, https://www.ft.com/content/7df72c04-491a-lle6-8d68-72e921le86ab.

5 "Is Celiac Disease on the Rise?," 2017, Beyond Celiac, June 1, accessed August 2018, https://www.beyondceliac.org/research-news/View-Research-News/1394/postid--81377/; Clifton, Carter, et al. 2015.

6 "Year-on-Year Growth of Top Volume Food Trend Dietary Restrictions Search Queries in the United States via Google as of February 2016," accessed June 2018, https://www.statista.com/statistics/612166/us-food-releated-dietary-restrictions-searches/.

7 Laurie Budgar, 2011, "Veganism on the Rise among Health-Conscious Consumers," New Hope Network, June 8, accessed June 2018, http://www.newhope.com/food/veganism-rise-among-health-conscious-consumers; Dan Hancox, 2018, "The Unstoppable Rise of Veganism: How a Fringe Movement Went Mainstream," *The Guardian*, April 1, accessed September 2018, https://www.theguardian.com/lifeandstyle/2018/apr/01/vegans-are-coming-millennials-health-climate-change-animal-welfare.

8 Kateman 2017.

9 "Products," The Vegetarian Butcher, accessed November 2017, https://www.thevegetarianbutcher.com/products; Linette Lopez, 2016, "We Just Tried the 'Impossible Burger'-The Meatless Burger NYC Has Been Waiting For," *Business Insider*, July 27, accessed August 2018, http://uk.businessinsider.com/what-the-impossible-burger-tastes-like-2016-7.

10 McGregor 2017.

11 McGregor 2017.

12 Erikson 2004; Mintel data cited in email to author from Melissa Kvidahl.

13 De Crescenzo 2017.

14 Quoted in Kvidahl 2017.

15 Erikson 2004, 155.

16 Olivia Solon, 2017, "The Silicon Valley Execs Who Don't Eat for Days: 'It's Not Dieting, It's Biohacking,'" *The Guardian*, September 4, accessed September 2018, https://www.theguardian.com/lifeandstyle/2017/sep/04/silicon-valley-ceo-fasting-trend-diet-is-it-safe.

17 Floris Wolswijk, 2016, "Soylent Eater Survey—The Results Are In!," Queal.com, June 20, accessed June 2018, https://queal.com/soylent-eater-survey-results/; Eliza Barclay, 2015, "Are Women Better Tasters Than Men?," NPR, August 31, accessed August 2017, https://www.npr.org/sections/thesalt/2015/08/31/427735692/are-women-better-tasters-than-men.

18 Widdecombe 2014.

第８章　料理への回帰

1 Perelman 2018.

2 Roberto A. Ferdman, 2015, "The Slow Death of the Home-Cooked Meal," *Washington Post*, March 5, accessed October 2018, https://www.washingtonpost.com/news/wonk/wp/2015/03/05/the-slow-death-of-the-home-cooked-meal/?utm_term=.b6ef4lbff48e; Pollan 2013.

3 Pollan 2013, 3.

4 著者による取材，November 1, 2017; Yoon 2017.

5 著者による取材，November 1, 2017; Yoon 2017.

6 Pollan 2013.

7 Emmie Martin, 2017, "90 Percent of Americans Don't Like to Cook—and It's Costing Them Thousands Each Year," CNBC, September 27, accessed October 2018, https://www.cnbc.com/2017/09/27/how-much-americans-waste-on-dining-out.html.

8 Anita Singh, 2009, "Delia Effect Strikes Again," *The Telegraph*, December 3, accessed August 2018, https://www.telegraph.co.uk/culture/tvandradio/6709518/Delia-Effect-strikes-again.html; Marina O'Loughlin, 2014, "Siam Smiles, Manchester—Restaurant Review," *The Guardian*, October 3, accessed August 2018, https://www.theguardian.com/lifeandstyle/2014/oct/03/siam-smiles-manchester-restaurant-review-marina-oloughlin.

9 Bech Kowitt, 2015, "The War on Big Food," *Fortune*, May 21, accessed October 2018, http://fortune.com/2015/05/21/the-war-on-big-food/; Caroline O'Donovan, 2016, "In Blue Apron's Chaotic Warehouses, Making Dinner Easy Is Hard Work," BuzzFeed News, October 2, accessed November 2017, https://www.buzzfeed.com/carolineodonovan/the-not-so-wholesome-reality-behind-the-making-of-your-meal?utm_term=.mjYOqRKla#.etQDGWN9g.

10 Caroline O'Donovan, 2016, "In Blue Apron's Chaotic Warehouses, Making Dinner Easy Is Hard Work," BuzzFeed News ,October 2, accessed November 2017, https://www.buzzfeed.com/carolineodonovan/the-not-so-wholesome-reality-behind-the-making-of-yourmeal?utm_term=.mjYOqRKla#.etQDGWN9g; Dan Orlando, 2017, "Meal Kits Will Help Amazon Infiltrate Traditional Grocery Market," July 17, accessed October 2018, https://www.supermarktnews.com/online-retail/analyst-meal-kits-will-help-amazon-infiltrate-traditional-grocery-market.

11 Short 2006.

12 Rachel Roddy, 2016, "Rachel Roddy's Potato Gnocchi Recipe," *The Guardian*, January 12, accessed November 2017, https://www.theguardian.com/lifeandstyle/2016/jan/12/potato-gnocchi-recipe-rachel-roddy.

13 Laudan 2016.

14 Laudan 2016.

15 Matthew Holehouse, 2014, "Poor Going Hungry Because They Can't Cook, Says Tory Peer," *The Telegraph*, December 8, accessed August 2018, https://www.telegraph.co.uk/news/politics/11279839/Poor-going-hungry-because-they-cant-cook-says-Tory-peer.html.

16 Smith, Ng, et al. 2013; Adams and White 2015.

17 Kathleen Kerridge, 2017, "A Veg (or Five) Too Far: Why 10 Portions a Day Is Way Too Much to Ask," *The Guardian*, February 23, accessed June 2018, https://www.theguardian.com/commentisfree/2017/feb/23/austerity-britain-10-portions-fruit-and-veg.

18 Desai 2015.

19 Aribisala 2016.

20 Aribisala 2017.

21 Brigid Schulte, 2015, "What Gay Couples Get about Relationships that Straight Couples Often Don't," *Washington Post*, June 4, accessed May 2018, https://www.washingtonpost.com/news/wonk/wp/2015/06/04/what-gay-couples-get-about-relationships-that-straight-couples-often-dont/?utm_term=.24d60b53ddcl.

22 Ascione 2014.

第９章 「食べる」を変える

1 "Global Hunger Index 2015 Fact Sheet," 2015, International Food Policy Research Institute, October 12, accessed August 2018, http://www.ifpri.org/news-release/global-hunger-index-2015-fact-sheet; "World Hunger Again on the Rise, Driven by Conflict and Climate Change, New UN Report Says," 2017, World Health Organization, September 15, accessed April 2018, http://www.who.int/mediacentre/news/releases/2017/world-hunger-report/en/.

2 Barber 2014.

3 Popkin 2009.

4 Felicity Lawrence, 2018, "Fat May Feel Like a Personal Issue-But Policy Is to Blame," *The Guardian*, May 11, accessed August 2018, https://www.theguardian.com/commentisfree/2018/may/ll/cutting-out-chocolate-obesity-obesogenic-environment.

5 Michael M. Grynbaum, 2012, "New York Plans to Ban Sale of Big Sizes of Sugary Drinks," *New York Times*, May 30, accessed August 2018, https://www.nytimes.com/2012/05/31/nyregion/bloomberg-plans-a-ban-on-large-sugared-drinks.html; Peter Roff, 2013, "Americans Don't Want a Bloomberg Nannystate," *U.S. News*, March 12, accessed August 2018, https://www.usnews.com/opinion/blogs/peter-roff/2013/03/12/bloomberg-soda-ban-fail-a-victory-for-personal-freedom.

6 Cooper 2000; Ed Grover, 2016, "Researchers Call for Urgent Shift in Food Research to Address World's 'Rising Nutrition Crisis,'" City University of London, November 30,

accessed May 2018, https://www.city.ac.uk/news/2016/november/researchers-call-for-urgent-shift-in-food-research-to-address-worlds-rising-nutrition-crisis.

7 Caro, Ng, et al. 2017.

8 Andrew Jacobs, 2018, "In Sweeping War on Obesity, Chile Slays Tony the Tiger," *New York Times*, February 7, accessed October 2018, https://www.nytimes.com/2018/02/07/health/obesity-chile-sugar-regulations.html.

9 Jacobs 2018.

10 Hawkes, Smith, et al. 2015.

11 Bodzin 2014.

12 Deborah A. Cohen, 2018, "Fighting Obesity: Why Chile Should Continue Placing 'Stop Signs' on Unhealthy Foods," RAND, March 19, accessed September 2018, https://www.rand.org/blog/2018/03/fighting-obesity-why-chile-should-continue-placing-stop.html; Jacobs 2018.

13 Jacobs 2018.

14 Popkin and Hawkes 2016.

15 Colchero, Molina, et al. 2017.

16 Tina Rosenberg, 2015, "How One of the Most Obese Countries on Earth Took on the Soda Giants," *The Guardian*, November 3, accessed August 2018, https://www.theguardian.com/news/2015/nov/03/obese-soda-sugar-tax-mexico.

17 Behaviour Change by Design, accessed September 2018, https://www.behaviourchange-bydesign.iph.cam.ac.uk.

18 Hollands, Shemilt, et al. 2013; Zupan, Evans, et al. 2017.

19 Bettina Elias Siegel, 2018, "Under Betti Wiggins, Houston ISD Signs $8 Million Contract for Domino's 'Smart Slice' Pizza," The Lunch Tray, August 2, accessed August 2018, https://www.thelunchtray.com/houston-isd-8-million-contract-for-dominos-smart-slice-pizza-betti-wiggins/.

20 "Flavour School: Making Sense of the Sapere Method," accessed August 2018, https://www.flavourschool.org.uk/.

21 "Time to Get Tough," Amsterdam.nl/zoblijvenwijgezond, December 2017.

22 "Healthy Weight Programme, Amsterdam: Urban Snapshot," NYC food policy newsletter, July 25, 2017.

23 Boseley 2017.

24 Boseley 2017.

25 "Time to Get Tough," Amsterdam.nl/zoblijvenwijgezond, December 2017.

26 Boseley 2017; "Amsterdam's Jump-In Programme," Obesity Action Scotland, accessed September 2018, http://www.obesityactionscotland.org/international-learning/amsterdam/amsterdams-jump-in-programme/.

27 "Time to Get Tough," Amsterdam.nl/zoblijvenwijgezond, December 2017; "Amsterdam

Children Are Getting Healthier," City of Amsterdam, April 2017; "Review 2012-2017, Amsterdam Healthy Weight Programme."
28 Warren 1958.
29 "Veg Facts: A Briefing by the Food Foundation," 2016, Food Foundation, November, accessed June 2018, https://foodfoundation.org.uk/wp-content/uploads/2016/11/FF-Veg-Doc-V5.pdf.
30 "Veg Facts: A Briefing by the Food Foundation," 2016, Food Foundation, November, accessed June 2018, https://foodfoundation.org.uk/wp-content/uploads/2016/11/FF-Veg-Doc-V5.pdf.
31 "Veg Facts: A Briefing by the Food Foundation," 2016, Food Foundation, November, accessed September 2018, https://foodfoundation.org.uk/wp-content/uploads/2016/11/FF-Veg-Doc-V5.pdf.
32 Sarika Bansal, 2012, "The Healthy Bodegas Initiative: Bringing Good Food to the Desert," *The Atlantic*, April 3, accessed September 2018, https://www.theatlantic.com/health/archive/2012/04/the-healthy-bodegas-initiative-bringing-good-food-to-the-desert/255061/
33 Lloyd 2014.
34 Whitney 2017.
35 Whitney 2017.
36 Kludt and Geneen 2018.
37 Rao 2018.
38 Kludt and Geneen 2018.
39 Kirsten Aiken, 2018, "'White People Food' Is Creating an Unattainable Picture of Health," HuffPost, September 17, accessed August 2018, https://www.huffingtonpost.co.uk/entry/white-people-food_us_5b75c270e4b0df9b093dadbb.
40 @dmozaffarian, August 23, 2018.
41 "Food Is Medicine: Key Faces," Friedman School of Nutrition, Tufts University, accessed August 2018, https://nutrition.tufts.edu/sites/default/files/documents/FIM%20Infographic-Web.pdf.
42 Hawkes, Smith, et al. 2015.

終章　昔の皿に新しい食べ物を

1 Bee Wilson, Jay Rayner, Tamal Ray, and Gizzi Erskine, 2016, "Our Gigantic Problem with Portions: Why Are We All Eating Too Much?," *The Guardian*, April 25, accessed May 2018, https://www.theguardian.com/lifeandstyle/2016/apr/25/problem-portions-eating-too-much-food-control-cutting-down.
2 Zupan, Evans, et al. 2017.
3 Sarah Boseley, 2018, "'Ultra-Processed' Products Now Half of All UK Family Food Pur-

chases," *The Guardian*, February 2, accessed May 2018, https://www.theguardian.com/science/2018/feb/02/ultra-processed-products-now-half-of-all-uk-family-food-purchases.

4 Shukler, Andono, et al. 2017.

5 Shukler, Andono , et al. 2017.

6 Spector 2015.

参考文献

Abend, Lisa. 2013. “Dan Barber. King of Kale.” *TIME*, November 18.

Adair, Linda S., and Barry Popkin. 2012. “Are Child Eating Patterns Being Transformed Globally?” *Obesity Research* 13: 1281-1299.

Adams, Jean, and Martin White. 2015. “Prevalence and Socio-Demographic Correlates of Time Spent Cooking by Adults in the 2005 UK Time Use Survey.” *Appetite* 92: 185-191.

Aribisala, Yemisi. 2016. *Longthroat Memoirs: Soups, Sex and Nigerian Taste Buds*. London: Cassava Republic Press.

Aribisala, Yemisi. 2017. *Chimurenga Chronic: We Make Our Own Food*. Self-published, Cape Town, April 2017.

Ascione, Elisa. 2014. “Mamma and the Totemic Robot: Towards an Anthropology of Bimby Food Processors in Italy.” In *Food and Material Culture: Proceedings of the Oxford Symposium on Food and Cookery*, edited by Mark McWilliams, 62-69. Devon, UK: Prospect Books.

Bagni, U.V., Luis, R.R. et al. 2013. “Overweight is Associated with Low Haemoglobin Levels in Adolescent Girls.” *Obesity Research and Clinical Practice* 7: e218-e229

Bahadoran, Zahra, Parvin Mirmiran, et al. 2015. “Fast Food Pattern and Cardiometabolic Disorders: A Review of Current Studies.” *Health Promotion Perspectives* 5: 231-240.

Barber, Dan. 2014. *The Third Plate: Field Notes on the Future of Food*. New York: Little, Brown. ［ダン・バーバー『食の未来のためのフィールドノート――「第三の皿」をめざして』小坂恵理訳／NTT 出版／2015年］

Basu, Tanya. 2016. “How Recipe Videos Colonised Your Facebook Feed.” *The New Yorker*, May 18.

Becker, Gary. 1965. “A Theory of the Allocation of Time.” *Economic Journal* 75: 4935-4917.

Biggs, Joanna. 2013. “Short Cuts.” *London Review of Books* 32 (23): 29.

Bloodworth, James. 2018. *Hired: Six Months Undercover in Low-Wage Britain*. London: Atlantic. ［ジェームズ・ブラッドワース著『アマゾンの倉庫で絶望し，ウーバーの車で発狂した――潜入・最低賃金労働の現場』濱野大道訳／光文社／2019年］

Bodzin, Steve. 2014. “Label It: Chile Battles Obesity.” *Christian Science Monitor*, January 6.

Bonnell, E. K., C. E. Huggins, et al. 2017. “Influences on Dietary Choices during Day versus Night Shift in Shift Workers: A Mixed Methods Study.” *Nutrients* 26: 9.

Boseley, Sarah. 2017. “Amsterdam's Solution to the Obesity Crisis: No Fruit Juice and Enough Sleep.” *The Guardian*, April 14.

Bowlby, Rachel. 2000. *Carried Away: The Invention of Modern Shopping*. London: Faber and Faber.l

Brannen, Julia, Rebecca O'Connell, and Ann Mooney. 2013. "Families, Meals and Synchronicity: Eating Together in British Dual Earner Families." *Community, Work and Family* 16: 417-434.

Brewis, Alexandra. 2014. "Stigma and the Perpetuation of Obesity." *Social Science Medicine* 118: 152-158.

Brewis, Alexandra A., Amber Wutich, Ashlan Falletta-Cowden, et al. 2011. "Body Norms and Fat Stigma in Global Perspective." *Current Anthropology* 52: 269-276.

Burnett, John. 1983. *Plenty and Want: A Social History of Food in England from 1815 to the Present Day*. Abingdon: Routledge.

Burnett, John. 2004. *England Eats Out: A Social History of Eating Out in England from 1830 to the Present Day*. London: Routledge.

Caballero, Benjamin, and Barry Popkin. 2002. *The Nutrition Transition: Diet and Disease in the Developing World*. Cambridge, MA: Academic Press.

Cahnman, Werner. 1968. "The Stigma of Obesity." *Sociological Quarterly* 9: 283-299.

Cardello, Hank. 2010. *Stuffed: An Insider's Look at Who's (Really) Making America Fat and How the Food Industry Can Fix It*. New York: Ecco.

Caro, Juan Carlos, Shu Wen Ng, Lindsey Smith Taillie, and Barry Popkin. 2017. "Designing a Tax to Discourage Unhealthy Food and Beverage Purchases: The Case of Chile." *Food Policy* 71: 86-100.

Carroll, Abigail. 2013. *Three Squares: The Invention of the American Meal*. New York: Basic Books.

Child, Lydia. 1832. *The Frugal Housewife: Dedicated to Those Who Are Not Ashamed of Economy*. London: T. T. and J. Tegg.

Choi, S. K., H. J. Choi, et al. 2008. "Snacking Behaviours of Middle and High School Students in Seoul." *Korean Journal of Community Nutrition* 13: 199-206.

Clements, Kenneth W., and Dongling Chen. 2010. "Affluence and Food: A Simple Way to Infer Incomes." *American Journal of Agricultural Economics* 92 (4): 909-926.

Clifton, Peter, Sharayah Carter, et al. 2015. "Low Carbohydrate and Ketogenic Diets in Type 2 Diabetes." *Current Opinion in Lipidology*, 26: 594-595.

Colchero, M. A., Marina Molina, et al. 2017. "After Mexico Implemented a Tax, Purchases of Sugar-Sweetened Beverages Decreased and Water Increased." *Journal of Nutrition*, 147: 1552-1557.

Cooper, Derek. 2000. *Snail Eggs and Samphire: Dispatches from the Food Front*. London: Macmillan.

Coudray, Guillaume. 2017. *Cochonneries: Comment la charcuterie est devenue un poison*. Paris: La Découverte.

Cowen, Tyler. 2012. *An Economist Gets Lunch: New Rules for Everyday Foodies*. New York: Plume. [タイラー・コーエン『エコノミストの昼ごはん——コーエン教授のグルメ経済学』田中秀臣監訳/浜野志保訳/作品社/2016年]

Cuadra, Cruz Miguel Ortiz. 2006. *Eating Puerto Rico: A History of Food, Culture, and Identity*. Translated by Russ Davidson. Chapel Hill: University of North California Press.

Currie, Janet, Stefano DellaVigna, Enrico Mofretti, er al. 2010. "The Effect of Fast Food Restaurants on Obesity and Weight Gain." *American Economic Journal* 2: 32-63.

Datamonitor. 2015. "Savoury Snack Industry Profile USA." November.

David, Elizabeth. 2010. *Spices, Salt and Aromatics in the English Kitchen*. London: Grub Street.

De Crescenzo, Sarah. 2017. "Perfect Bar Finds Missing Ingredient." *San Diego Business Journal*, July 27.

Demmler, Kathrin, Olivier Ecker, et al. 2018. "Supermarket Shopping and Nutritional Outcomes: A Panel Data Analysis for Urban Kenya." *World Development* 102: 292-303.

Desai, Prajna. 2015. *The Indecisive Chicken: Stories and Recipes from Eight Dharavi Cooks*. Mumbai: SNEHA.

De Vries, Gerard, Josta de Hoog, et al. 2016. *Towards a Food Policy*. The Hague: Netherlands Scientific Council.

DiMeglio, D. P., and R. D. Mattes. 2000. "Liquid versus Solid Carbohydrate: Effects on Food Intake and Body Weight." *International Journal of Obesity Related Metabolic Disorders* 24: 794-800.

Doak, Colleen, Linda Adair, Carlos Monteiro, and Barry Popkin. 2000. "Overweight and Underweight Coexist within Households in Brazil, China and Russia." *Journal of Nutrition* 130: 2965-2971.

Dunn, Elizabeth. 2018. "How Delivery Apps May Put Your Favorite Restaurant Out of Business." *The New Yorker*, February 3.

Dunn, Rob. 2017. *Never Out of Season: How Having the Food We Want When We Want It Threatens Our Food Supply and Our Future*. New York: Little, Brown and Company. [ロブ・ダン『世界からバナナがなくなるまえに——食糧危機に立ち向かう科学者たち』高橋洋訳/青土社/2017年]

Eckhardt, Cara. 2006. "Micronutrient Malnutrition, Obesity and Chronic Disease in Countries Undergoing the Nutrition Transition: Potential Links and Programme/Policy Implications." International Food Policy Research Institute, FCND discussion papers.

Erikson, Gary. 2004. *Raising the Bar: Integrity and Passion in Life and Business; The Story of Clif Bar Inc*. New York: Jossey-Bass.

Fahey, Jed, and Eleanore Alexander. 2015. "Opinion: Current Fruit Breeding Practices:

Fruitful or Futile?" October 19. Accessed October 2018. https://www.freshfruirportal.com/news/2015/10/19/opinion-current-fruit-breeding-practices-fruitful-or-futile.
Fiolet, Thibault, Bernard Srour, et al. 2018. "Consumption of Ultra-Processed Foods and Cancer Risk: Results from NutriNet-Santé Prospective Cohort." *British Medical Journal* 360: k322.
Fisher, J. O., G. Wright, A. N. Herman, et al. 2015. "'Snacks Are Not Food': Low-Income, Urban Mothers' Perceptions of Feeding Snacks to Their Pre-School Children." *Appetite* 84: 61-67.
Food and Agriculture Organization of the United Nations. 2016. "Table and Dried Grapes: FAO-OIV Focus 2016." FAO and OIV. Accessed October 2018. http://www.fao.org/3/a-i7042e.pdf.
Fresco, Louise. 2015. *Hamburgers in Paradise: The Stories behind the Food We Eat*. Princeton, NJ: Princeton University Press.
Fu, Wenge, Vasant P. Gandhi, Lijuan Cao, Hongbo Liu, and Zhangyue Zhou. 2012. "Rising Consumption of Animal Products in China and India: National and Global Implications." *China and World Economy*, 20: 88-106.
Fulkerson, J. A., N. Larson, et al. 2014. "A Review of Associations between Family or Shared Meal Frequency and Dietary and Weight Status Outcomes across the Lifespan." *Journal of Nutrition Education and Behavior* 46: 2-19.
Gakidou, Emmanuela. 2017. "Global, Regional, and National Comparative Risk Assessment of 84 Behavioural, Environmental and Occupational, and Metabolic Risks or Clusters of Risks, 1990-2016: A Systematic Analysis for the Global Burden of Disease Study 2016." *Lancet* 390: 1345-422. Accessed September 2018. https://www.thelancet.com/pdfs/journals/lancet/PIIS0140-6736(17)32366-8.pdf.
Guthrie, J. F. 2002. "Role of Food Prepared Away from Home in the American Diet, 1977-8 versus 1994-6: Changes and Consequences." *Journal of Nutrition Education and Behavior* 34: 140-150.
Haddad, Lawrence, Corinna Hawkes, Patrick Webb, et al. 2016. "A New Global Research Agenda for Food." *Nature*, November 30: 30-32.
Haggblade, S., K. G. Duodu, er al. 2016. "Emerging Early Actions to Bend the Curve in Sub-Saharan Africa's Nutrition Transition." *Food Nutrition Bulletin* 37: 219-241.
Hahnemann, Trine. 2016. *Scandinavian Comfort Food: Embracing the Art of Hygge*. London: Quadrille.
Hamilton, Lisa. 2014. "The Quinoa Quarrel: Who Owns the World's Greatest Superfood?" *Harper's Magazine*. May. Accessed October 2018. https://harpers.org/archive/2014/05/the-quinoa-quarrel/.
Hansen, Henning O. 2013. *Food Economics: Industry and Markets*. Abingdon: Routledge.
Harvey, Simon. 2017. "Strong UK Performance Boosts Arla Foods' Figures." *Just-Food*

Global News, August 27.

Hawkes, Corinna. 2004. "The Role of Foreign Direct Investment in the Nutrition Transition." *Public Health Nutrition* 8: 357-365.

Hawkes, Corinna. 2006. "Uneven Dietary Development: Linking the Policies and Processes of Globalization with the Nutrition Transition, Obesity, and Diet-Related Chronic Diseases." *Globalization and Health* 2: 4.

Hawkes, Corinna. 2012. "Food Policies for Healthy Populations and Healthy Economies." *British Medical Journal* 344: 27-29.

Hawkes, Corinna, T. G. Smith, J. Jewell, et al. 2015. "Smart Policies for Obesity Prevention." *Lancet* 385: 2410-2421.

Hawkes, Corinna, Sharon Friel, Tim Lobstein, and Tim Lang. 2012. "Linking Agricultural Policies with Obesity and Noncommunicable Diseases: A New Perspective for a Globalizing World." *Food Policy* 37: 343-353.

Hercules, Olia. 2015. *Mamushka: Recipes from Ukraine and Beyond.* London: Mitchell Beazley.

Hess, Amanda. 2017, "The Hand Has Its Social Media Moment." *New York Times*, October 11.

Hess, Julie, and Joanne Slavin. 2014. "Snacking for a Cause: Nutritional Insufficiencies and Excesses of U.S. Children, a Critical Review of Food Consumption Patterns and Macronutrient and Micronutrient Intake of U.S. Children." *Nutrients* 6: 4750-4759.

Hollands, Gareth J., Ian Shemilt, Theresa Marteau, et al. 2013. "Altering Micro-Environments to Change Population Health Behaviour: Towards an Evidence Base for Choice Architecture." *British Medical Council Public Health* 12: 1218.

Hong, E. 2016. "Why Some Koreans Make $10,000 a Month to Eat on Camera." https://qz.com/592710/why-some-koreans-make-10000-a-month-to-eat-on-camera/.

Hu, Winnie. 2016. "With Food Hub, Premium Produce May Reach More New Yorkers' Plates." *New York Times*, September 5.

Imamura, Fumiaki, Renata Micha, Shahab Khatibzadeh, et al. 2015. "Dietary Quality among Men and Women in 187 countries in 1990 and 2010: A Systematic Assessment." *Lancet Global Health* 3: e132-42.

Imamura, Fumiaki, Laura O'Connor, Zheng Ye, et al. 2015. "Consumption of Sugar-Sweetened Beverages, Artificially Sweetened Beverages and Fruit Juice and Incidence of Type 2 Diabetes." *British Medical Journal* 351: h3576.

Jabs, J., and C. M. Devine. 2006. "Time Scarcity and Food Choices: An Overview." *Appetite* 47: 196-204.

Jacobs, Andrew. 2018. "In Sweeping War on Obesity, Chile Slays Tony the Tiger." *New York Times*, February 7. Accessed October 2018. https://www.nytimes.com/2018/02/07/health/obesity-chile-sugar-regulations.html.

Jacobs, Andrew, and Matt Richtel. 2017. "How Big Business Got Brazil Hooked on Junk Food." *New York Times*, September 16.
Jacobs, Marc, and Peter Scholliers, eds. 2003. *Eating Out in Europe: Picnics, Gourmet Dining and Snacks since the Late Eighteenth Century*. London: Berg.
Jacobsen, Sven-Erik. 2011. "The Situation for Quinoa and Its Production in Southern Bolivia: From Economic Success to Environmental Disaster." *Journal of Agronomy and Crop Science*, May 22.
Jahns, Lisa, Anna Maria Siega-Riz, and Barry Popkin. 2001. "The Increasing Prevalence of Snacking among US Children from 1977 to 1996." *Journal of Pediatrics* 138: 493-498.
Jastran, Margaret, Carole Bisogni, et al. 2009. "Eating Routines: Embedded, Value Based, Modifiable and Reflective." *Appetite* 52: 127-136.
Johansen, Signe. 2018. *Solo: The Joy of Cooking for One*. London: Bluebird.
Kammlade, Sarah, and Colin Khoury. 2017. "Five Surprising Ways People's Diets Have Changed over the Past Fifty Years." International Center for Tropical Agriculture (CIAT), a CGIAR Research Center. https://blog.ciat.cgiar.org/five-surprising-ways-peoples-diets-have-changed-over-the-past-50-years/.
Kamp, David. 2006. *The United States of Arugula: The Sun Dried, Cold Pressed, Dark Roasted, Extra Virgin Story of the American Food Revolution*. New York: Broadway Books.
Kant, Ashima, and Barry I. Graubard. 2004. "Eating Out in America 1987-2000: Trends and Nutritional Correlates." *Preventive Medicine* 38: 243-249.
Kant, Ashima, and Barry Graubard. 2015. "40 Year Trends in Meal and Snack Eating Behaviors of American Adults." *Journal of the Academy of Nutrition and Dietetics*, 2212-2672.
Kateman, Brian, ed. 2017. *The Reducetarian Solution*. New York: Tarcher/Putnam.
Kearney, John. 2010. "Food Consumption Trends and Drivers." *Philosophical Transactions of the Royal Society of London B* 365 (September 27): 2793-2807.
Keats, Sharada, and Steve Wiggins. 2014. *Future Diets: Implications for Agriculture and Food Prices*. London: Overseas Development Institute.
Kelly, Bridget, Jason C. G. Halford, Emma J. Boyland, et al. 2010. "Television Food Advertising to Children: A Global Perspective." *American Journal of Public Health* 100 (9): 1730-1736.
Khaleeli, Homa. 2016. "The Truth about Working for Deliveroo, Uber and the On-Demand Economy." *The Guardian*, June 15.
Khoury, Colin. 2017. "How Diverse Is the Global Diet?" International Center for Tropical Agriculture (CIAT), a CGIAR Research Center. http://blog.ciat.cgiar.org/how-diverse-is-the-global-diet/.
Khoury, Colin, Anne D. Bjorkman, et al. 2014. "Increasing Homogeneity in Global Food

Supplies and the Implications for Food Security." *Proceedings of the National Academy of Sciences of the United States of America* 111: 4001-4006.
Khoury, Colin, Harold A. Achicanoy, et al. 2016. "Origins of Food Crops Connects Countries Worldwide." *Proceedings of the Royal Society B* 283.
Kim, Soowon, Soojae Moon, and Barry Popkin. 2000. "The Nutrition Transition in South Korea." *American Journal of Clinical Nutrition* 71: 44-53.
Kludt, Amanda, and Daniel Geneen. 2018. "Dan Barber Wants to Revolutionize the Way the World Grows Vegetables." Eater.com, March 1.
Konnikova, Maria. 2018. *The Confidence Game: The Psychology of the Con and Why We Fall for It Every Time*. London: Canongate Books. ［マリア・コニコヴァ『The Confidence Game——信頼と説得の心理学』片桐恵理子訳／ダイレクト出版／2019年］
Krishnan, Supriya, Patricia F. Coogan, et al. 2010. "Consumption of Restaurant Foods and Incidence of Type 2 Diabetes in African American Women." *American Journal of Clinical Nutrition* 91: 465-471.
Kvidahl, Melissa. 2017. "Market Trends: Bars." *Snack Food and Wholesale Bakery* 106: 14-20.
Lang, Tim, and Pamela Mason. 2017. *Sustainable Diets: How Ecological Nutrition Can Transform Consumption and the Food System*. Abingdon: Routledge.
Lang, Tim, and Erik Millstone. 2008. *The Atlas of Food: Who Eats What, Where, and Why*. London: Routledge. ［エリック・ミルストーン／ティム・ラング『食料の世界地図 第2版』大賀圭治監訳／中山里美・高田直也訳／丸善／2009年］
Laudan, Rachel. 2016. "'A Good Cook': On My Mother's Hundredth Birthday." www.rachellaudan.com, October 12.
Lawrence, Felicity. 2004. *Not on the Label: What Really Goes into the Food on Your Plate*. London: Penguin.［フェリシティ・ローレンス『危ない食卓——スーパーマーケットはお好き？』矢野真千子訳／河出書房新社／2005年］
La Vecchia, Carlo, and Luis Serra Majem. 2015. "Evaluating Trends in Global Dietary Patterns." *Lancet Global Health* 3: e114-el15.
Lawler, Andrew. 2016. *How the Chicken Crossed the World: The Story of the Bird That Powers Civilisations*. London: Gerald Duckworth.
Lee, H. S., K. J. Duffey, and Barry Popkin. 2012. "South Korea's Entry to the Global Food Economy: Shifts in Consumption of Food between 1998 and 2009." *Asia Pacific Journal of Clinical Nutrition* 21: 618-629.
Lee, Min-June, Barry Popkin, and Soowon Kim. 2002. "The Unique Aspects of the Nutrition Transition in South Korea: The Retention of Healthful Elements in Their Traditional Diet." *Public Health Nutrition* 5: 197-203.
Levy-Costa, Renata, et al. 2005. "Household Food Availability in Brazil: Distriburion and Trends（1974-2003）." *Rev. Saúde Pública* 39（4）: 530-540.

Ley, Sylvia H., An Pan, et al. 2016. "Changes in Overall Diet Quality and Subsequent Type 2 Diabetes Risk: Three U.S. Prospective Cohorts." *Diabetes Care*. http://care.diabetes-journals.org/content/39/11/201l.

Lloyd, Susan. 2014. "Rose Vouchers for Fruit and Veg-An Evaluation Report." City University, London. www.alexandrarose.org.uk.

Lopez, Oscar, and Andrew Jacobs. 2018. "In a Town with Little Water, Coca-Cola Is Everywhere. So Is Diabetes." *New York Times*, July 14. Accessed October 2018. https://www.nytimes.com/2018/07/14/world/americas/mexico-coca-cola-diabetes.html.

Lymbery, Philip, with Isabel Oakshott. 2014. *Farmageddon: The True Cost of Cheap Meat*. London: Bloomsbury.［フィリップ・リンベリー／イザベル・オークショット『ファーマゲドン——安い肉の本当のコスト』野中香方子訳／日経BPマーケティング／2015年］

McGregor, Renee. 2017. *Orthorexia: When Healthy Eating Goes Bad*. London: Nourish Books.

Manjoo, Farhad. 2017. "How Buzzfeed's Tasty Conquered Online Food." *New York Times*, July 27.

Markley, Klare S. 1951. *Soybeans and Soybean Products*. New York: Interscience Publishers.

Marmot, Michael, and S. L. Syme. 1976. "Acculturations and Coronary Heart Disease in Japanese-Americans." *American Journal of Epidemiology* 104: 225-247.

Mattes, R. D. 2006. "Fluid Energy—Where's the Problem?" *Journal of the American Dietietic Association* 106: 1956-1961.

Maumbe, Blessing. 2012. "The Rise of South Africa's Quick Service Restaurant Industry." *Journal of Agribusiness in Developing and Emerging Economies* 2: 147-166.

Mead, Rebecca. 2013. "Just Add Sugar." *The New Yorker*, November 4.

Meades, Jonathan. 2014. *An Encyclopedia of Myself*. London: Fourth Estate.

Mellentin, Julian. 2018. "Keeping Trend Connecting: Both Siggi's and Noosa Have Been Successful in the US by Leveraging Key Trends in Dairy." *Dairy Industries International* 83: 14.

Mendis, Shanti, et al. 2014. "Global Status Report on Non-Communicable Diseases." World Health Organization.

Menzel, Peter, and Faith d'Aluiso. 2005. *Hungry Planet: What the World Eats*. New York: Ten Speed Press.

Micha, Renata, Shahab Khatibzadeh, Peilin Shi, et al. 2015. "Global, Regional and National Consumption of Major Food Groups in 1990 and 2010: A Systematic Analysis Including 266 Country-Specific Nutrition Surveys Worldwide." *British Medical Journal Open* 5 (9). https://bmjopen.bmj.com/content/5/9/e008705.

Micha, Renata, and Dariush Mozaffarian. 2010. "Saturated Fat and Cardiometabolic Risk Factors: Coronary Heart Disease, Stroke and Diabetes: A Fresh Look at the Evidence."

Lipids 45 (10): 893-905.
Micha, Renata, Masha L. Shulkin, et al. 2017. "Etiologic Effects and Optimal Intakes of Foods and Nutrients for Risk of Cardiovascular Diseases and Diabetes: Systematic Reviews and Meta-Analyses from the Nutrition and Chronic Diseases Expert Group (NutriCoDE)." *Public Library of Science*, April 27.
Mikkila, V., H. Vepsalainen, et al. 2015. "An International Comparison of Dietary Patterns in 9-11-year-old children." *International Journal of Obesity Supplements* 5: S17-S21.
Millstone, Erik, and Tim Lang. 2008. *The Atlas of Food: Who Eats What, Where and Why*. 2nd ed. London: Routledge.［エリック・ミルストーン／ティム・ラング『食料の世界地図 第2版』大賀圭治監訳／中山里美・高田直也訳／丸善／2009年］
Mintel. 1985. *Crisps, Nuts and Savoury Snacks*. London: Mintel Publications.
Monteiro, Carlos. 2009. "Nutrition and Health: The Issue Is Not Food, nor Nutrients, So Much as Processing." *Public Health Nutrition* 12: 729-731.
Monteiro, Carlos, Geoffrey Cannon, et al. 2016. "NOVA: The Star Shines Bright." *World Nutrition* 7, nos. 1-3 (January-March). Accessed July 2018. http://archive.wphna.org/wp-content/uploads/2016/0l/WN-2016-7-1-3-28-38-Monteiro-Cannon-Levy-et-al-NOVA.pdf.
Monteiro, C. A., J.-C Moubarac, G. Cannon, S. W. Ng, and Barry Popkin. 2013. "Ultra-Processed Products Are Becoming Dominant in the Global Food System." *Obesity Reviews* 14: 21-28.
Morley, Katie. 2016. "Smoothie Craze Sees Berry Sales Reach £ lbn—Overtaking Apples and Bananas." *Daily Telegraph*, 23 May.
Moss, Michael. 2014. *Salt, Sugar, Fat: How the Food Giants Hooked Us*. London: W. H. Allen.［マイケル・モス『フードトラップ——食品に仕掛けられた至福の罠』本間徳子訳／日経 BP マーケティング／2014年］
Murray, Christopher, et al. 2016. "Global, Regional, and National Comparative Risk Assessment of 79 Behavioural, Environmental and Occupational, and Metabolic Risks or Clusters of Risks, 1990-2015: A Systematic Analysis for the Global Burden of Disease Study 2015." *Lancet* 388: 1639-1724.
Nago, Eunice, Carl Lachat, et al. 2010. "Food, Energy and Macronutrient Contribution of Out-of-Home Foods in School-Going Adolescents in Cotonou, Benin." *British Journal of Nutrition* 103: 281-288.
Nestle, Marion. 2018. *Unsavory Truth: How Food Companies Skew the Science of What We Eat*. New York: Basic Books.
Nguyen, Binh, and Lisa Powell. 2014. "The Impact of Restaurant Consumption among US Adults: Effects on Energy and Nutrient Intakes." *Public Health Nutrition* 17: 2445-2452.
Nielsen, Samara Joy, and Barry Popkin. 2004. "Changes in Beverage Intake between 1977

and 2001." *American Journal of Preventive Medicine* 27: 205-210.
Norberg, Johan. 2016. *Progress: Ten Reasons to Look Forward to the Future*. London: Oneworld Publications.［ヨハン・ノルベリ『進歩——人類の未来が明るい10の理由』山形浩生訳／晶文社／2018年］
"Now Comes Quinoa: It's a Substitute for Spinach, Dear Children All." 1954. *New York Times*, March 7.
O'Brien, Charmaine. 2013. *The Penguin Food Guide to India*. London: Penguin.
Oliver, Brian. 2016. "Welcome to Skyr, the Viking 'Superfood' Waking Up Britain." *Observer*, November 27.
Olson, Parmy. 2016. "Here's How Deliveroo Built an Army of 5000 Drivers in Just 3 Years." *Forbes*, February 17.
Orfanos, P., et al. 2007. "Eating Out of Home and Its Correlates in 10 European Countries." *Public Health and Nutrition* 10: 1515-1525.
Packer, Robert. 2013. "Pomegranate Juice Adulteration." *Food Safety Magazine*, February, online edition.
Perelman, Deb. 2018. "Never Cook at Home." *New York Times*, August 25.
Piernas, Carmen, and Barry Popkin. 2009. "Snacking Increased among U.S. Adults between 1977 and 2006." *Journal of Nutrition* 140（2）: 325-332.
Piernas, Carmen, and Barry Popkin. 2010. "Trends in Snacking among U.S. Children." *Health Affairs* 29: 398-404.
Pomiane, Edouard de. 2008. *Cooking in Ten Minutes; or, The Adaptation to the Rhythm of Our Time*. Translated by Peggie Benton. London: Serif.
Popkin, Barry. 2001. "The Nutrition Transition and Obesity in the Developing World." *Journal of Nutrition* 131: 871S-873S.
Popkin, Barry. 2002. "The Dynamics of the Dietary Transition in the Developing World." In *The Nutrition Transition: Diet and Disease in the Developing World*, edited by Benjamin Caballero and Barry Popkin, 111-128. Cambridge, MA: Academic Press.
Popkin, Barry. 2009. *The World Is Fat: The Fads, Trends, Policies, and Products That Are Fattening the Human Race*. New York: Avery.［バリー・ポプキン『あなたは，なぜ太ってしまうのか？——肥満が世界を滅ぼす！』古賀林幸訳／朝日新聞出版／2009年］
Popkin, Barry. 2011. "Contemporary Nutrition Transition: Determinants of Diet and Its Impact on Body Composition." *Proceedings of the Nutrition Society* 70: 82-91.
Popkin, Barry, Linda Adair, and Shu Wen Ng. 2012. "Now and Then: The Global Nutrition Transition: The Pandemic of Obesity in Developing Countries." *Nutrition Review* 70: 3-21.
Popkin, Barry, Shufa du Fengying, and Zhai Bing Zhang. 2010. "Cohort Profile: The China Health and Nutrition Survey—Monitoring and Understanding Socio-Economic

and Health Chang in China, 1989-2011." *International Journal of Epidemiology* 39: 1435-1440.
Popkin, Barry, and P. Gordon-Larsen. 2004. "The Nutrition Transition: Worldwide Obesity Dynamics and Their Determinants." *International Journal of Obesity* 28: S2-S9.
Popkin, Barry, and Corinna Hawkes. 2016. "Sweetening of the Global Diet, Particularly Beverages: Patterns, Trends and Policy Responses." *Lancet Diabetes Endocrinology* 4: 174-186.
Pollan, Michael. 2013. *Cooked: A Natural History of Transformation*. New York: Penguin Books. ［マイケル・ポーラン『人間は料理をする』野中香方子訳／NTT 出版／2014年］
Powell, L. M., and Y. Bao. 2009. "Food Prices, Access to Food Outlets and Child Weight." *Economics and Human Biology* 7: 64-72.
Puhl, Rebecca, and Chelsea Heuer. 2010. "Obesity Stigma: Important Considerations for Public Health." *American Journal of Public Health* 100: 1019-1028.
Rao, Tejal. 2018. "Seeds Only a Plant Breeder Could Love, until Now." *New York Times*, February 27.
Roberts, Paul. 2008. *The End of Food*. New York: Houghton, Mifflin Harcourt. ［ポール・ロバーツ『食の終焉——グローバル経済がもたらしたもうひとつの危機』神保哲生訳／ダイヤモンド社／2012年］
Rögnvaldardóttir, Nanna. 2002. *Icelandic Food and Cookery*. New York: Hippocrene Books.
Rogers, Anthony, Alistair Woodward, Boyd Swinburn, and William Dietz. 2018. "Prevalence Trends Tell Us What Did Not Precipitate the US Obesity Epidemic." *Lancet* 3, no. 4 (April): 162-163. https://www.thelancet.com/journals/lanpub/article/PIIS2468-2667(18)30021-5/fulltext.
Richardson, S. A., N. Goodman, et al. 1961. "Cultural Uniformity in Reaction to Physical Disabilities." *American Sociological Review* 26: 241-247.
Rickertsen, Kyrre, and Wen S. Chern. 2003. *Health, Nutrition and Food Demand*. Wallingford: Cabi International.
Robinson, John, and Geoffrey Godbey. 1997. *Time for Life: The Surprising Ways Americans Use Their Time*. Philadelphia: Penn State University Press.
Saladino, Dan. 2017. "Hunting with the Hadza." BBC Radio 4 *Food Programme*. First broadcast July 2.
Sax, David. 2014. *The Tastemakers: Why We're Crazy for Cupcakes but Fed Up with Fondue*. New York: Public Affairs.
Schmit, Todd M., and Harry M. Kaiser. 2003. "The Impact of Dietary Cholesterol Concerns on Consumer Demand for Eggs in the USA." In *Health, Nutrition and Food Demand*, edited by Wen S. Chern and Kyrre Rickertsen, 203-222. Wallingford: Cabi International.

Schwartz, Barry. 2004. *The Paradox of Choice: Why Less Is More*. New York: Harper Perennial.
Seccia, Antonio, Fabio G. Santeramo, and Gianluca Nardone. 2015. "Trade Competitiveness in Table Grapes: A Global View." *Outlook on Agriculture* 44: 127-134.
Severson, Kim. 2016. "The Dark (and Often Dubious) Art of Forecasting Food Trends." *New York Times*, December 27.
"Should We Officially Recognise Obesity as a Disease?" 2017. Editorial, *Lancet Diabetes and Endocrinology* 5 (June 7).
Short, Frances. 2006. *Kitchen Secrets: The Meaning of Cooking in Everyday Life*. London: Berg.
Shukla, Alpana P., Jeselin Andono, et al. 2017. "Carbohydrate-Last Meal Pattern Lowers Postprandial Glucose and Insulin Excursions in Type 2 Diabetes." *BMJ Open Diabetes Research Care* 5 (1): 1-5.
Smil, Vaclav. 2002. "Food Production." In *The Nutrition Transition: Diet and Disease in the Developing World*, edited by Benjamin Caballero and Barry Popkin, 25-50. Cambridge, MA: Academic Press.
Smith, L. P., S. W. Ng, and B. M. Popkin. 2013. "Trends in U.S. Home Food Preparation and Consumption. Analysis of National Nutrition Surveys and Time Use Studies from 1965-6 to 2007-8." *Nutrition Journal* 12: 45.
Sole-Smith, Virginia. 2018. *The Eating Instinct: Food Culture, Body Image and Guilt in America*. New York: Henry Holt and Co.
Soskin, Anthony B. 1988. *Non-traditional Agriculture and Economic Development: The Brazilian Soybean Expansion 1962-1982*. Westport, CT: Praeger.
Spector, Tim. 2015. *The Diet Myth: The Real Science behind What We Eat*. London: Weidenfeld and Nicolson. [ティム・スペクター『ダイエットの科学──「これを食べれば健康になる」のウソを暴く』熊谷玲美訳/白揚社/2017年]
Spector, Tim. 2017. "I Spent Three Days as a Hunter-Gatherer to See If It Would Improve My Gut Health." *The Conversation*, June 30. https://theconversation.com/i-spent-three-days-as-a-hunter-garherer-to-see-if-it-would-improve-my-gut-health-78773.
Steel, Carolyn. 2013. *Hungry City: How Food Shapes Our Lives*. Reissue. London: Vintage.
Tandoh, Ruby. 2018. *Eat Up: Food, Appetite and Eating What You Want*. London: Serpent's Tail.
Thornhill, Ted. 2014. "Crumbs, Would You Pay £2.40 for a Slice of TOAST? New 'Artisanal Toast Bars' Springing Up in San Francisco Selling Posh Grilled Bread." *Daily Mail*, January 25. Accessed October 2018. https://www.dailymail.co.uk /news/article-2545832/The-new-artisanal-toast-bars-springing-San-Francisco-UK.html.
Tomiyama, A. Janet. 2014. "Weight Stigma Is Stressful: A Review of Evidence for the Cyclic Obesity/Weight-Based Stigma Model." *Appetite* 82: 8-15.

Townsend, N. 2015. "Shorter Lunch Breaks Lead Secondary-School Students to Make Less Healthy Dietary Choices: Multilevel Analysis of Cross-Sectional National Survey Dara." *Public Health Nutrition* 18: 1626-1634.

Trentmann, Frank. 2016. *Empire of Things: How We Became a World of Consumers, from the Fifteenth Century to the Twenty-First*. London: Penguin.

Tshukudu, Mpho, and Anna Trapido. 2016. *Eat Ting: Lose Weight. Gain Health. Find Yourself.* Cape Town: Quivertree Publications.

Van Dam, Rob M., and David Hunter. 2012. "Biochemical Indicators of Dietary Intake." In *Nutritional Epidemiology*, edited by Walter Willett, 150-213. Oxford: Oxford Scholarship Online.

Van den Bos, Lianne. 2015. "The War of 'Origin' Yoghurts." *Food Magazine*, July 28.

Vorster, Hester H., Annamarie Kruger, et al. 2011. "The Nutrition Transition in Africa: Can It Be Steered in a More Positive Direction?" *Nutrients* 3: 429-441.

Walvin, James. 2018. *Sugar: The World Corrupted, from Obesity to Slavery*. New York: Pegasus.

Wang, Dantong, Klazine van der Horst, et al. 2018. "Snacking Patterns in Children: A Comparison between Australia, China, Mexico and the U.S." *Nutrients* 10: 198.

Wang, Dong D., Cindy Leung, et al. 2014. "Trends in Dietary Quality among Adults in the United States 1999 through 2010." *JAMA International Medicine* 174: 1587-1595.

Wang, Zhihong, Fengying Zhai, Bing Zhang, and Barry Popkin. 2012. "Trends in Chinese Snacking Behaviors and Patterns and the Social-Demographic Role between 1991 and 2009." *Asia Pacific Journal of Clinical Nutrition* 21: 253-262.

Warde, Alan. 2016. *The Practice of Eating*. Cambridge: Polity.

Warde, Alan, and Lydia Martens. 2009. *Eating Out: Social Differentiation, Consumption and Pleasure*. Cambridge: Cambridge University Press.

Warde, Alan, and Luke Yates. 2015. "The Evolving Content of Meals in Great Britain: Results of a Survey in 2012 in Comparison with the 1950s." *Appetite* 84: 299-308.

Warde, Alan, and Luke Yates. 2016. "Understanding Eating Events: Snacks and Meal Patterns in Great Britain." *Food, Culture & Society* 20 (1): 15-35.

Warren, Geoffrey. 1958. *The Foods We Eat*. London: Cassell.

Watt, Abigail. 2015. "India's Confectionery Market to Grow 71% in 4 Years." *Candy Industry* 180 (3): 12-13.

Whitney, Alyse. 2017. "Honeynut Squash Is a Tiny Squash with a Big History." *Bon Appétit*, November 30.

Whittle, Natalie. 2016. "The Fight against Food Fraud." *Financial Times*, March 24.

Widdecombe, Lizzie. 2014. "The End of Food." *The New Yorker*, May 5.

Wiggins, Steve, and Sharada Keats. 2015. *The Rising Cost of a Healthy Diet: Changing Relative Prices of Foods in High-Income and Emerging Economies*. London: Overseas Devel-

opment Institute.

Willett, Walter. 2013. *Nutritional Epidemiology*. 3rd ed. New York: Oxford University Press.

Wilson, Bee. 2008. *Swindled: From Poison Sweets to Counterfeit Coffee*. London: John Murray.［ビー・ウィルソン『食品偽装の歴史』高儀進訳／白水社／2009年］

Winson, Anthony. 2013. *The Industrial Diet: The Degradation of Food and the Struggle for Healthy Eating*. Vancouver: UBC Press.

Wolf, A., G. A. Bray, and B. M. Popkin. 2008. "A Short History of Beverages and How Our Body Treats Them." *Obesity Reviews* 9: 151-164.

Yano, K., W. C. Blackwelder, et al. 1979. "Childhood Cultural Experience and the Incidence of Coronary Heart Disease in Hawaii Japanese Men." *American Journal of Epidemiology* 109: 440-450.

Yajnik, C. S. 2018. "Confessions of a Thin-Fat Indian." *European Journal of Clinical Nutrition* 72: 469-473.

Yajnik, C. S., and John S. Yudkin. 2004. "The Y-Y Paradox." *Lancet* 363: 163.

Yajnik, C. S., C. H. D. Fall, and K. A. Coyaji. 2003. "Neonatal Anthropometry: The Thin-Fat Indian Baby. The Pune Maternal Nutrition Study." *International Journal of Obesity* 27: 173-180.

Yoon, Eddie. 2017. "The Grocery Industry Confronts a New Problem: Only 10% of Americans Love Cooking." *Harvard Business Review*, September 27.

Zaraska, Marta. 2016. *Meathooked: The History and Science of Our 2.5-Million-Year Obsession with Meat*. New York: Basic Books.［マルタ・ザラスカ『人類はなぜ肉食をやめられないのか――250万年の愛と妄想のはてに』小野木明恵訳／インターシフト／2017年］

Zaraska, Marta. 2017. "Bitter Truth: How We're Making Fruit and Veg Less Healthy." *New Scientist*, September 2.

Zhai, F. Y., S. F. Du, et al. 2014. "Dynamics of the Chinese Diet and the Role of Urbanicity, 1991-2011." *Obesity Reviews* 1: 16-26.

Zhou, Yijing, Shufa Du, et al. 2015. "The Food Retails Revolution in China and Its Association with Diet and Health." *Food Policy* 55: 92-100.

Zupan, Z., A. Evans, D.-L. Couturier, and Theresa Marteau. 2017. "Wine Glass Size in England from 1700 to 2017: A Measure of Our Time." *British Medical Journal* 359. https://www.bmj.com/content/359/bmj.j5623.

ビー・ウィルソン（Bee Wilson）

1974年生まれ。イギリスのフードジャーナリスト。ケンブリッジ大学トリニティ・カレッジ卒業。『サンデー・テレグラフ』紙に毎週フードコラム「キッチン・シンカー」を寄稿しており，このコラムで2004年，2008年，2009年にギルド・オブ・フードライターズ・フードジャーナリスト・オブ・ザ・イヤーを受賞。本書を含めて６冊の著書を上梓。『人はこうして「食べる」を学ぶ』（原書房／2017年）は，料理とワインについての良書を選定するアンドレ・シモン賞特別賞（2015年），ロンドンの老舗百貨店が主催するフォートナム・アンド・メイソン・フード＆ドリンク賞（フードブック部門／2016年）を受賞した。ほかの邦訳書に『食品偽装の歴史』（白水社／2009年），『キッチンの歴史――料理道具が変えた人類の食文化』（河出書房新社／2014年），『「食」の図書館　サンドイッチの歴史』（原書房／2015年）がある。

堤 理華（つつみ・りか）

神奈川県生まれ。金沢医科大学卒業。麻酔科医，翻訳家。訳書に，ダン・ジョーンズ，マリナ・アマラル共著『彩色写真で見る世界の歴史』，ビー・ウィルソン著『人はこうして「食べる」を学ぶ』，ボブ・ホルムズ著『風味は不思議――多感覚と「おいしい」の科学』，アンドリュー・ソロモン著『真昼の悪魔――うつの解剖学』（以上原書房），ライオネル・シュライヴァー著『少年は残酷な弓を射る』（イーストプレス／共訳），ブレット・フォレスト著『サッカー界の巨大な闇――八百長試合と違法賭博市場』（作品社）ほか多数。「ダンスマガジン」（新書館）等で舞踊評翻訳なども手がけている。

「食《た》べる」が変《か》わる 「食《た》べる」を変《か》える
豊《ゆた》かな食《しょく》に殺《ころ》されないための普通《ふつう》の方法《ほうほう》

●

2020年2月28日 第1刷

著者………ビー・ウィルソン
訳者……… 堤《つつみ》 理華《りか》
装幀………佐々木正見
発行者………成瀬雅人
発行所………株式会社原書房
〒160-0022 東京都新宿区新宿1-25-13
電話・代表03(3354)0685
振替・00150-6-151594
http://www.harashobo.co.jp

印刷………新灯印刷株式会社
製本………東京美術紙工協業組合

ISBN978-4-562-05723-8 Printed in Japan

人はこうして「食べる」を学ぶ
ビー・ウィルソン著　堤理華訳

肥満、偏食、拒食、過食……わかってはいるけど、ではどうすればいい？　日本やフィンランドの例も紹介しつつ、食に関する最新の知見と「食べる技術／食べさせる知恵」を〝母親目線〟で探るユニークな書！２８００円

紅茶スパイ　英国人プラントハンター中国をゆく
サラ・ローズ著　築地誠子訳

19世紀、中国がひた隠しにしてきた茶の製法とタネを入手するため、凄腕プラントハンターが中国奥地に潜入した。激動の時代を背景にミステリアスな紅茶の歴史を描く、面白さ抜群の歴史ノンフィクション。２４００円

世界の茶文化図鑑
ティーピッグズ／チードル＆キルビー著　伊藤はるみ訳

世界のお茶を総合的かつヴィジュアルにガイドする。茶葉の知識や種類、レシピ、また各地の生産者へのインタビューやお茶を飲む文化・習慣を通して、お茶が世界中の生活に息づいていることが理解できる。５０００円

図説 世界史を変えた50の食物
ビル・プライス著　井上廣美訳

トウモロコシ、麺、ジャガイモ、オリーヴオイル、ハンバーガー…有史以来、人間は食卓を彩るさまざまな食物を生み出してきた。文明の発展に大きな影響をおよぼした食物を紹介する魅力的で美しい案内書。２８００円

スパイス三都物語　ヴェネツィア・リスボン・アムステルダムの興亡の歴史
マイケル・クロンドル著　木村／田畑／稲垣訳

十字軍が持ち帰った異国の財宝によって富んだ三つの都市……香辛料貿易で発展した三都を料理史家が実際に訪れて資料を渉猟、香辛料がもたらした栄枯盛衰は都市と人間をどのように変えたのかをたどる。２８００円

（価格は税別）

ケーキの歴史物語　《お菓子の図書館》
ニコラ・ハンブル／堤理華訳
ケーキって一体なに？　いつ頃どこで生まれた？　フランスは豪華でイギリスは地味なのはなぜ？　始まり、作り方と食べ方の変遷、文化や社会との意外な関係など、実は奥深いケーキの歴史を楽しく説き明かす。　２０００円

アイスクリームの歴史物語　《お菓子の図書館》
ローラ・ワイス／竹田円訳
アイスクリームの歴史は、多くの努力といくつかの素敵な偶然で出来ている。「超ぜいたく品」から大量消費社会に至るまで、コーンの誕生と影響力など、誰も知らないトリビアが盛りだくさんの楽しい本。　２０００円

チョコレートの歴史物語　《お菓子の図書館》
サラ・モス、アレクサンダー・バデノック／堤理華訳
マヤ、アステカなどのメソアメリカで「神への捧げ物」だったカカオが、世界中を魅了するチョコレートになるまでの激動の歴史。原産地搾取という「負」の歴史、企業のイメージ戦略などについても言及。　２０００円

パイの歴史物語　《お菓子の図書館》
ジャネット・クラークソン／竹田円訳
サクサクのパイは、昔は中身を保存・運搬するただの入れ物だった!?　中身を真空パックする実用料理だったパイが、芸術的なまでに進化する驚きの歴史。パイにこめられた庶民の知恵と工夫をお読みあれ。　２０００円

パンケーキの歴史物語　《お菓子の図書館》
ケン・アルバーラ／関根光宏訳
甘くてしょっぱくて、素朴でゴージャス――変幻自在なパンケーキの意外に奥深い歴史。あっと驚く作り方・食べ方から、社会や文化、芸術との関係まで、パンケーキの楽しいエピソードが満載。レシピ付。　２０００円

（価格は税別）